U0347754

ZHONGGUO REQU SHUIGUO
YAOYONG TONGJIAN

中国热区水果

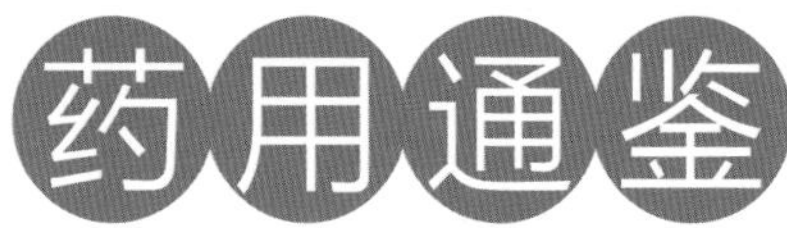

张以山　明建鸿　主编

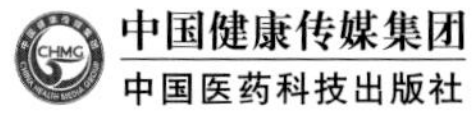

内容提要

这是一本关于中国热区（中国热带和南亚热带地区）水果药用方面知识的普及读物。全书共选择收集热区栽培、半野生水果等119种，按照热（温）性水果、平（凉性水果）、寒性水果进行分类，每种从简介、成分与药用、性味、功效与主治、用法、验方应用、食用注意、由来与传说等方面进行介绍，同时每种水果配有多幅精美彩图，让读者更直观地认识热区水果，了解与水果相关的生活、药用常识。本书内容丰富，图文并茂，通俗易懂，可作为广大读者们的热区水果食用指南。

图书在版编目（CIP）数据

中国热区水果药用通鉴 / 张以山，明建鸿主编. —北京: 中国医药科技出版社，2020.12

ISBN 978-7-5214-2246-7

Ⅰ.①中… Ⅱ.①张… ②明… Ⅲ.①热带及亚热带果 — 食物疗法 — 中国 — 普及读物 Ⅳ.①R247.1-49

中国版本图书馆CIP数据核字（2020）第264281号

美术编辑 陈君杞
版式设计 姿 兰

出版 **中国健康传媒集团** | 中国医药科技出版社
地址 北京市海淀区文慧园北路甲22号
邮编 100082
电话 发行：010-62227427 邮购：010-62236938
网址 www.cmstp.com
规格 880 × 1230 mm 1/32
印张 8 3/8
字数 201千字
版次 2020年12月第1版
印次 2020年12月第1次印刷
印刷 三河市万龙印装有限公司
经销 全国各地新华书店
书号 ISBN 978-7-5214-2246-7
定价 98.00元

获取新书信息、投稿、为图书纠错，请扫码联系我们。

编委会

主编介绍

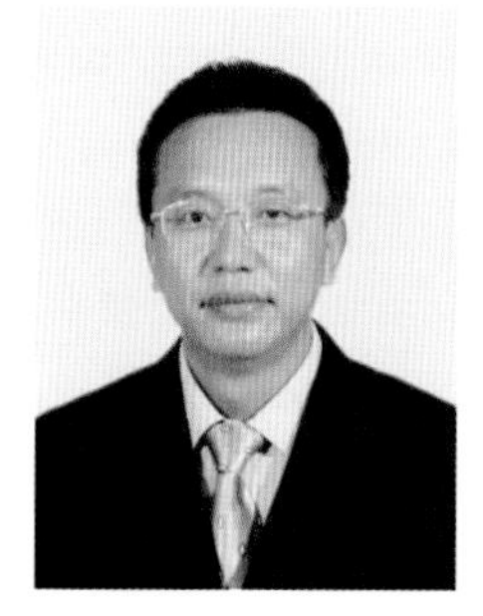

张以山　云南景谷傣族彝族自治县人，二级研究员，海南省杰出人才，现任中国热带农业科学院副院长，兼任国家重要热作工程技术研究中心主任、海南儋州国家农业科技园区管理委员会主任、中国热带农业科学院云南研究院院长、海南中热发农业科技有限公司董事长等职。曾任华南热带农业大学经贸学院政治辅导员、副书记、书记及专任教师，学校办公室主任，新海南大学党委联合办公室主任，中国热带农业科学院橡胶研究所党委书记等职。长期从事农业经济和农业机械化研究，共主持完成各类课题22项，其中国家重点研发计划项目1项，发表学术论文48篇，获国家专利21项，出版专著5部。

主编介绍

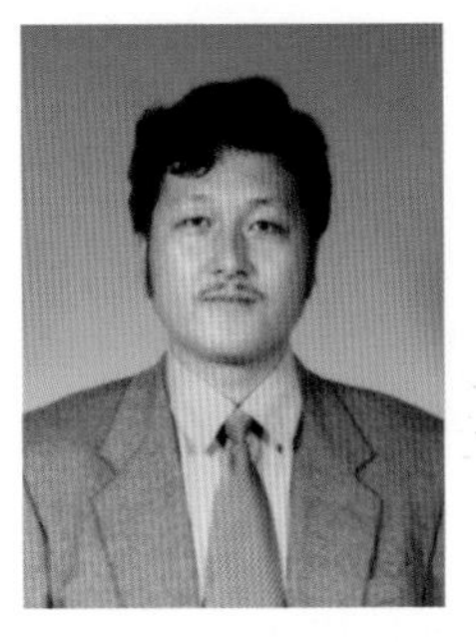

明建鸿 云南人，研究员，海南省高层次人才，历任华南热带作物研究院海南经济植物园主任、四川攀枝花仁和区人民政府副区长（挂职），中国热带农业科学院科技处副处长、调研员及开发处处长、“三农”办公室主任、热带果树研究所党委书记等职，兼任海南省“三农”研究会理事、热带农业发展研究所特邀专家。现任中国热带农业科学院热带果树研究所党委委员。长期从事热带作物科技管理及技术推广研究，共主持和参与完成科技部、农业农村部“948”、科技成果转化、重大技术推广等项目研究20余项，发表学术论文20余篇，参与出版专著3部，作为主要完成人获全国农牧渔业丰收奖之农技推广合作奖一等奖、海南省科技成果转化奖特等奖、海南省科技进步奖一等奖等。

前 言

中国热区是指一个地理区域，即中国热带地区和南亚热带地区的统称（以下简称“热区”）。其主要分布在我国海南、广东、广西、云南、贵州、福建、香港等13个省区，面积达50多万平方千米。人们到热区旅游除了饱览热区风光外，吃遍各种热区水果也是一项重要内容。

顾名思义，热区水果是指在热区种植或生长的可以食用的植物果实和种子的统称。常见的热区水果主要有香蕉、芒果、荔枝、龙眼、菠萝、橙子、腰果、澳洲坚果等；较少见的热区水果主要有椰子、莲雾、火龙果、菠萝蜜、人心果、木瓜、西番莲、番石榴、柠檬、榴莲、牛油果、番荔枝、红毛丹、毛叶枣、黄皮、猕猴桃、树番茄、神秘果等；半野生的热区水果主要有酸角、酸木瓜、面包果、猴面包、刺梨果、霹雳果等；野生的热区水果主要有桃金娘、余甘子、野樱桃、少花龙葵、滇藏杜英、水茄、黄泡果等。

在我国历史上，自古就有对水果药用功能的记载，如《黄帝内经》和《本草纲目》等书中就分门别类地详析了食物的性味归经、保健功效、宜忌搭配等内容，说明了食用水果具有的各种药用功效。中国是重要的热区水果生产与消费国家，热区水果含有多种人体需要的糖、维生素、微量元素、蛋白质等营养和功能性物质，且品种丰富，具有较高的营养价值和药用功能，因此深受人们的青睐。另外，热区水果内含丰富的有机酸、矿物质，具有一定的延缓衰老、减肥瘦身、皮肤保养、明目、降低胆固醇、补充维生素等作用，有一定的药用价值。因此正确食用水果既可以补充营养，又可以辅助治疗疾病，达到食而补身、食而治病的目的。

本书共选择收集热区栽培、半野生、野生水果等119种，按照热（温）性水果、平（凉）性水果、寒性水果进行分类，每种从简介、成分与药用、性味、功效与主治、用法、验方应用、食用注意、由来与传说等方面进行介绍，内容丰富，层次清楚。同时，书中精心收集了400多幅精美的热区水果彩图，图文并茂，帮助读者更直观地认识热区水果，以及与水果相关的生活、药用常识，进而深入了解热区水果的营养价值和药用价值，认识到科学食用水果与身体健康的重要性。

希望本书的出版能够增强读者对热区水果的认识和了解，更加重视热区水果的药用价值，并能针对自身的身体状况，正确选用合适的水果，在享受美味的同时吃出健康、呵护身体。

编　者

2020年7月

目　录

热（温）性水果

平（凉）性水果

寒性水果

热（温）性水果

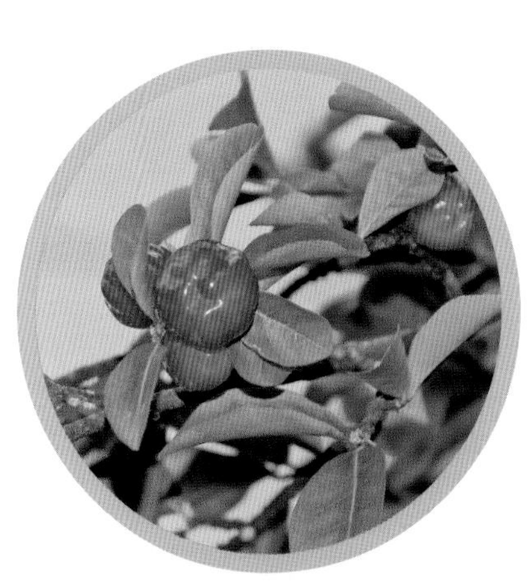

1 荔枝

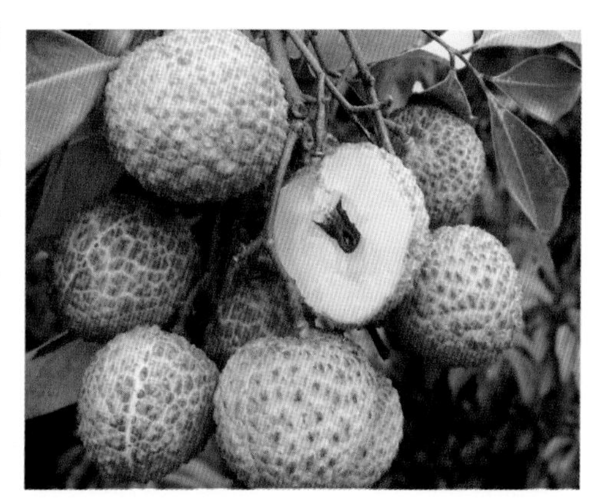

［简介］荔枝，别名丹荔、丽枝、离枝、火山荔、勒荔等，是无患子科荔枝属常绿乔木的果实。果皮有鳞斑状突起，鲜红或紫红，成熟时为鲜红色。果肉新鲜时呈半透明凝脂状，味香美，但不耐储藏。荔枝起源于中国南方，栽培历史可追溯到汉代，其与香蕉、菠萝、龙眼常被称为“南国四大果品”。

［成分与药用］荔枝肉含丰富的钙、磷、果胶、果糖、胡萝卜素以及柠檬酸铁、粗纤维及维生素C、游离氨基酸等，其中α-次甲基丙环基甘氨酸物质，能显著改善患者血糖指标。另外，荔枝肉中还富含维生素B_1、苹果酸、葡萄糖、蛋白质，对哮喘、失眠、贫血、心悸患者有改善作用。

［性味］味甘、微酸，性温，无毒。

［功效与主治］生津止渴，补脾益血。用于久病体虚、烦渴、呃逆、胃痛、外伤出血等。

［用法］生食，煎汤或煮粥食。每次鲜品100～200克，干品10～30克。

[验方应用]

1. 脾虚泄泻：荔枝肉三钱，扁豆六钱，水煎，日一服。

2. 风火牙痛：大荔枝一个，剔开，填盐满壳，煅研，搽于患处。

3. 老人五更泻：荔枝干、大枣，每次各五枚，酌加山药、莲子合煮粥食，日一服，连服三次。

4. 肾肿大：荔枝核、青皮、舶上茴香等分，锉散，炒出火毒，为末，酒下二钱，日三服。

5. 癣疾：荔枝核三钱，晾干捣碎研末，米醋调和涂于患处，日一服。

6. 呃逆不止：荔枝七个，连皮核烧存性，为末，白汤调下。

7. 腹胃脘久痛：荔枝核一钱，木香八分，为末，每服一钱，清汤调服。

8. 妇女血气刺疼：荔枝核烧存性，取半两；香附子炒一两，研成末，每服二钱，盐或米汤调服。

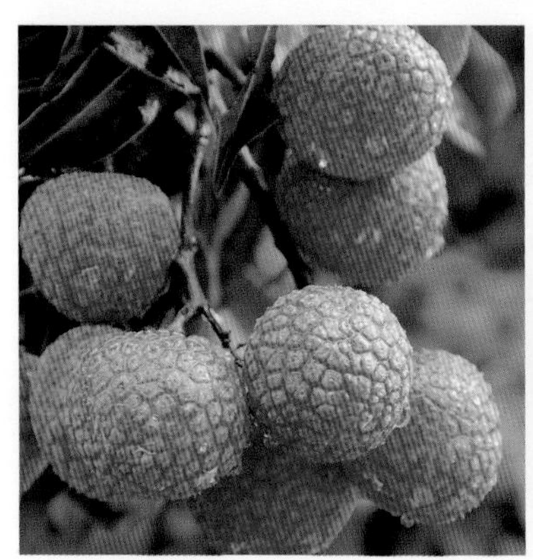

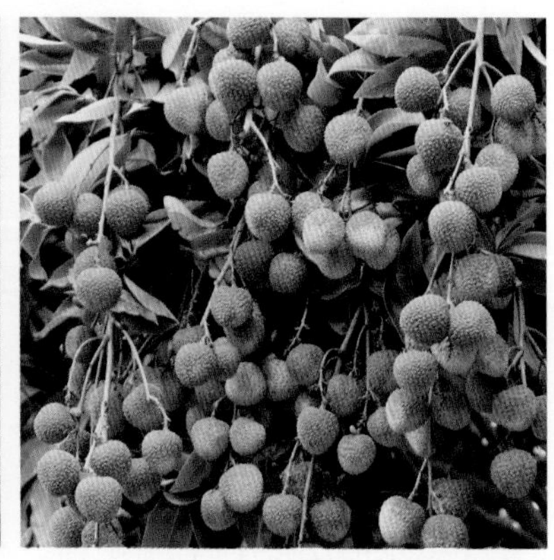

[食用注意] 多食易上火。热性病、阴虚火旺者，不宜服。

[由来与传说] 据说唐明皇与杨贵妃为吃南方鲜荔枝，下令各驿站快马加鞭地传送荔枝，因而有“一骑红尘妃子笑，无人知

是荔枝来”的千古佳句。

荔枝中的珍稀品种“增城挂绿”深入人心。广东增城有棵极为罕见而又珍贵的古荔枝树——挂绿荔枝。这棵古树所结荔枝都有一道绿痕，故名“挂绿”。传说是何仙姑大会群仙于寺时，曾在此树下乘凉，将一条绿衣带挂在树上，使此树沾染了“仙气”，结出的果都有一条绿痕。

2 龙眼

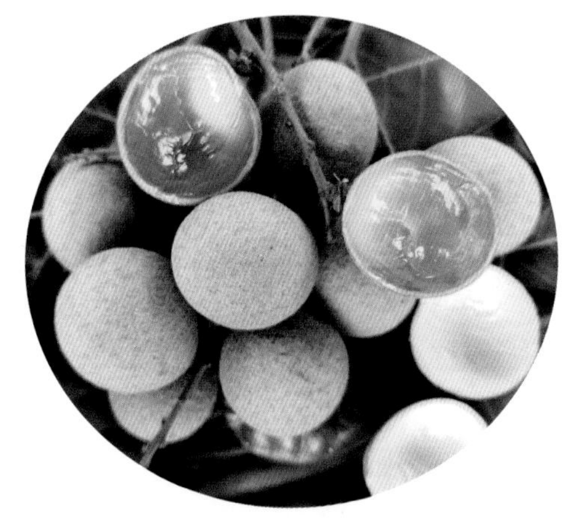

［简介］龙眼，别名桂圆、龙目、比目等，是无患子科龙眼属常绿乔木的果实，为四大岭南佳果之一。我国龙眼栽培面积和产量均居世界首位，其中以福建省的栽培面积最大、质量最好，产量占全国的一半以上，是世界上最大的龙眼集中产地。新鲜的龙眼肉质极嫩，汁多甜蜜。鲜龙眼烘成干果后即为中药里的桂圆。

［成分与药用］龙眼果肉含全糖、还原糖、全酸、维生素C、维生素K等。其有壮阳益气、补益心脾、养血安神、润肤美容等功效，可用于贫血、心悸、失眠、健忘、神经衰弱、产后身体虚

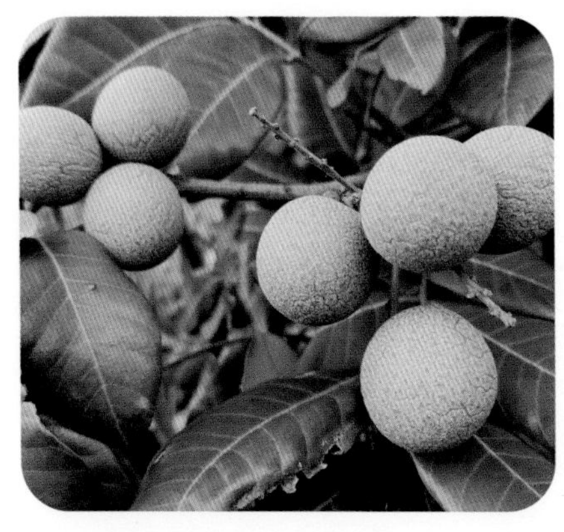

弱等症。

[性味] 味甘，性温。

[功效及主治] 补血安神，健脑益智，补养心脾。用于思虑过度，劳伤心脾，健忘怔忡，虚烦不眠，自汗惊悸等。

[用法] 生食，煎汤或炖熟食。每次10～30克。

[验方应用]

1. 治贫血、心悸怔忡、自汗盗汗、神经衰弱：龙眼肉15克，莲子、芡实各20克，同煮汤食用。每日1～2次。

2. 治肝癌手术后气阴两虚者：龙眼肉50克，猪脊骨（连肉带髓）250克，乌龟500克，盐、冷水适量。先将龙眼肉洗净，猪脊骨剁碎，乌龟杀后去肠杂并切块。把三者放入锅中，加水适量文火煎熬至肉烂，放盐调味，佐膳食用。

3. 治脑肿瘤贫血、低热不退者：龙眼肉30克，西洋参10克，蜂蜜少许。将龙眼肉、西洋参、蜂蜜放入杯中，加凉开水少许，置沸水锅内蒸40～50分钟即成。每日早、晚口服。龙眼肉和西洋参可吃。

4. 治气血两虚、头晕眼花、神疲乏力：龙眼肉30克，羊腿肉750克，党参15克，红枣10枚，生姜4片，米酒20毫升。将羊肉洗净、切块、油炒，用姜、米酒爆炒。龙眼肉、党参、红枣（去核）洗净，与羊肉一起放入锅内，加清水适量，武火煮沸后，文火煲3小时，调味佐膳。

5. 治妊娠水肿：龙眼干30克，生姜5片，大枣15枚。水煎服，每日1～2次。

6. 治巨幼细胞贫血：龙眼肉15克，桑椹子30克，加蜂蜜适量炖服，每日1剂，疗程不限。

［食用注意］脾胃虚寒者不宜多服。

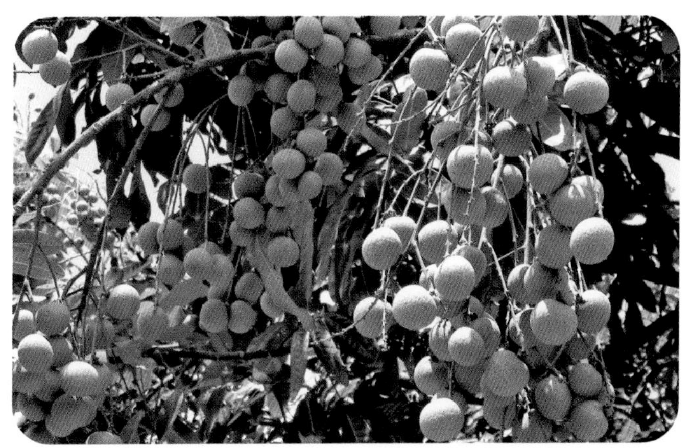

［由来与传说］传说很早以前，在福建一带，有条恶龙，每逢八月海水大潮就兴风作浪，毁坏庄稼，糟蹋房屋，人畜被害不计其数。周围的百姓只好逃离家园，在石洞里躲起来。当地有一个武艺高强的少年，名叫桂圆。他看到恶龙兴风作浪，决心为民除害，与恶龙搏斗一番。一年八月，待海水大潮来了，他就准备好酒、猪肉、羊肉，把它们混合在一起。恶龙上岸后，一看到猪、羊肉就馋得口水直往下淌，几口就把肉吃光了。因为猪、羊肉是用大量酒泡过的，所以没等恶龙走多远，就躺在地上不动了。这时桂圆举起钢刀，朝龙的左眼刺去，龙眼被刺了出来，恶龙痛得来回翻滚，正要逃跑时，桂圆揪住龙角，骑在龙身上，当恶龙极力想摆脱桂圆时，桂圆用钢刀刺向其右眼。经过一阵搏斗，恶龙因流血过多而死。桂圆由于在搏斗中负伤过重，也去世了。于是，在这个地方长出了一种果品，人们称之为“龙眼”，也叫“桂圆”。

3 榴莲

[简介] 榴莲，别名韶子、麝香猫果，是木棉科热带常绿乔木的果实。榴莲果肉营养丰富，有“水果之王”的美称。

[成分与药用] 榴莲果肉富含糖分、蛋白质、淀粉、脂肪、维生素A、维生素B、维生素C、钙、钾等，可以提高人体免疫力，抑癌抗癌。中医学认为，经常食用榴莲可以强身健体，健脾补气，补肾壮阳，属滋补有益的水果。榴莲性热，可以活血散寒，缓解痛经，特别适合受痛经困扰的女性食用。另外，它还能改善腹部寒凉，促进体温上升，是寒性体质者的理想补品。

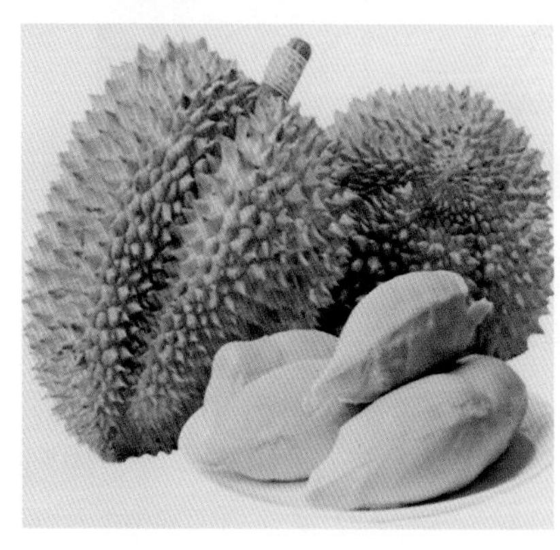

[性味] 味辛、甘，性热。

[功效与主治] 滋阴强壮，疏风清热，利胆退黄，杀虫止痒，补益身体。榴莲皮可滋润养阴，用榴莲皮内肉煮鸡汤喝，可作为妇女的滋补汤，能去胃寒。榴莲果核可温和补肾，将榴莲核晒干煮汤有补肾、健脾的作用，可用于精血亏虚之须发早白、衰老，风热证、黄疸、疥癣、皮肤瘙痒等。

[用法] 内服：6～9克，煎服。外用：煎水洗或入浴。榴莲皮只食用里面白色的部分，用榴莲的白色皮肉加适量瘦肉或者鸡肉一起煲汤，味道十分鲜甜，而且很清热，在炎炎的夏天能起到

降火的作用，具有补血益气、滋润养阴等的作用。

［食用注意］榴莲适宜偏寒体质者食用。病后及女性产后宜用之补养身体。热性体质、喉痛咳嗽、风热感冒、阴虚体质、气管敏感、糖尿病等人群不宜吃榴莲。

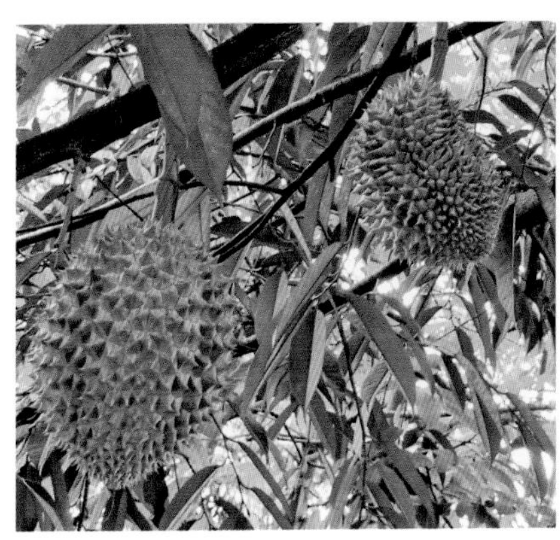
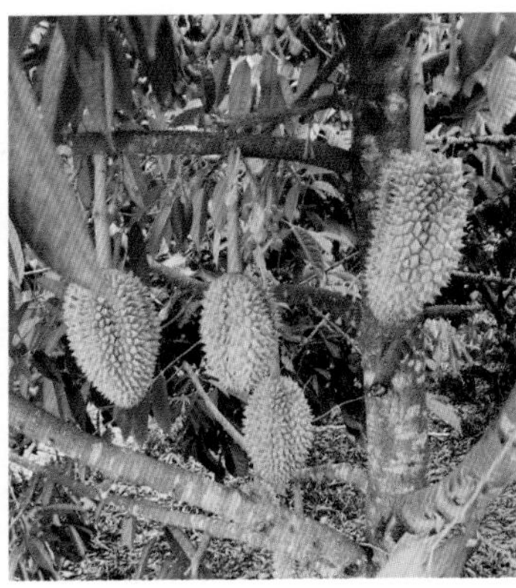

［由来与传说］明朝航海家郑和率船队三下南洋，由于出海时间太长，船员们思乡心切，乡愁浓郁，归心似箭。有一天，郑和在岸上发现一种奇异的果子，就带回几个同大伙一起品尝，许多船员吃后对这种水果称赞不已，竟把思乡的念头一时淡化了。有人问郑和："这果子叫什么名字?"，他随口答道："流连。""榴莲"与"流连"同音，后来人们就将它称为"榴莲"。

4 椰子

［简介］椰子，是棕榈科椰子属植物，为世界四大木本油料作物之一，其果实呈圆形或椭圆形，也有少量为三菱形。其由外

果皮、中果皮、内果皮（椰壳）、种皮、固体胚乳（椰肉）、液体胚乳（椰子水）和胚组成，能食用的部分主要是固体胚乳（椰肉）和液体胚乳（椰汁）。

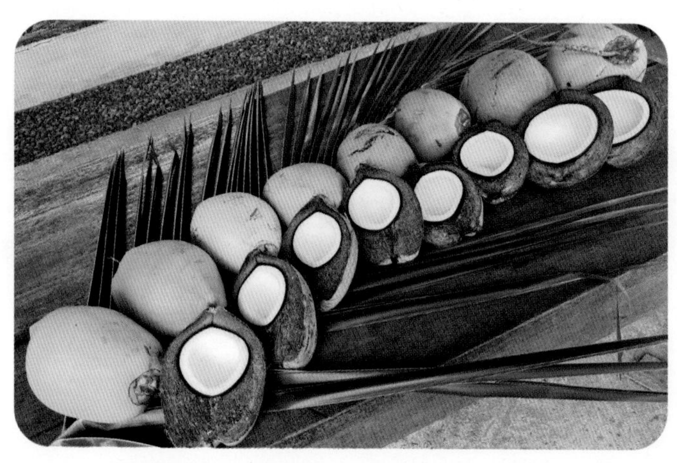

［成分与药用］椰汁及椰肉含大量蛋白质、果糖、葡萄糖、蔗糖、脂肪、维生素B_1、维生素E、维生素C、钾、钙、镁等。椰肉色白如玉、芳香滑脆，椰汁清凉甘甜，均是老少皆宜的美味佳品。每100克椰子中，能量可达900多千焦，并含有蛋白质4克、脂肪12克、膳食纤维4克，以及多种微量元素、碳水化合物。

［性味］椰肉味甘，性平；椰汁味甘，性温。

［功效与主治］椰肉可补脾益胃、杀虫清疳，主治绦虫病、姜片虫病、小儿疳积、营养不良、食欲不振等病症；椰汁可补充营养、清暑降温、生津利尿、杀虫消疳、驻颜美容、延年益寿，主治暑热烦渴、吐泻伤津、浮肿尿少等病症。《中国医药大辞典》介绍，"椰壳熬青之后，涂癣疾"。椰子根能止痢，椰子花可解热。

［用法］直接食用。

［食用注意］凡大便清泄者忌食椰肉。椰汁性偏温热，不宜过量饮用。病毒性肝炎、脂肪肝、支气管哮喘、高血压、胰腺炎

和糖尿病等患者也忌食椰子。

［由来与传说］ 根据历史记载，椰子在海南已有2000多年的栽培历史。几千年来，椰树和海南尤其是文昌人民结下了不解之缘，椰子几乎渗透到人们生活的方方面面。人们习惯在田园、土地、住宅边种上椰树，称“地界椰”；每年收获椰果时，挑选大而长芽壮的为苗种，称“留种椰”；男女双方结婚前，男方到女方家下聘礼时，要带去两棵长势兴旺的椰苗，称“定婚椰”；结婚时，夫妻要共同栽下两棵椰树，称“结婚椰”或“夫妻椰”；待到孩子出生满月时，父母会为子女种上两棵椰树，称“子女椰”，希望他们茁壮成长，造福社会；如有贵宾、海外亲人来访，人们喜欢种“纪念椰”。这些风俗习惯，千百年来世代相传，已成为海南人生活中不可分离的部分。

相传，在战争年代医疗物资极为匮乏的情况下，参战受伤军人曾使用椰汁代替盐水、葡萄糖注射液静脉输注用于急救，成功救治了伤员。

［常见品种］

1. 高种椰子：植株高大，成龄植株高可达20米以上，基部有膨大的“葫芦头”，种植后6~8年开花结果，一般先开雄花，

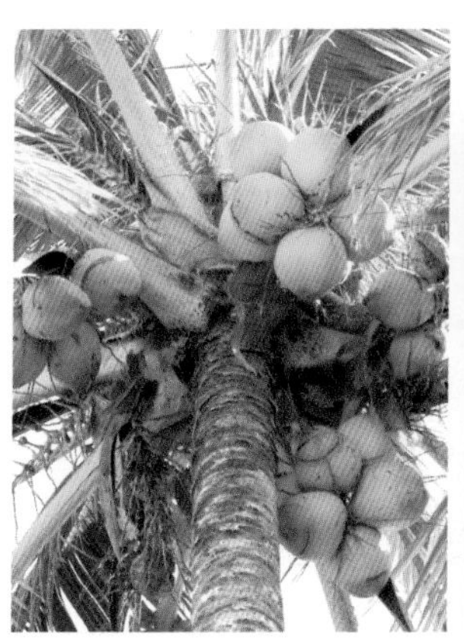

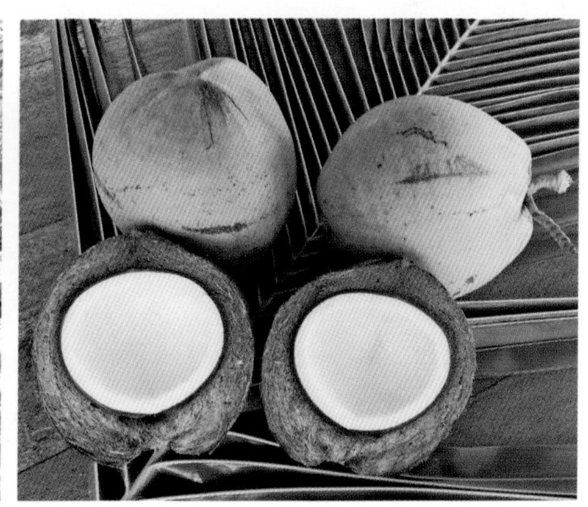

后开雌花，常异花授粉。其果型较大，椰干含量高，含油率高；具有较高的抗风抗寒能力，经济寿命长达70年左右；不足之处是非生产期较长，需要种植后6~8年才结果，单株产量较低，年平均产果约50个。

2. 文椰2号：是从引进的“马来亚黄矮”椰子中选育而成的优良品种，于2013年7月通过全国热带作物品种审定委员会审定。其植株较矮，茎干较细，基部膨大不明显，无葫芦头；嫩果皮和叶柄均呈浅黄色；果实小，椭圆形，果皮和种壳薄，鲜椰肉细腻松软，甘香可口；投产早，种植后3~4年开花结果，8年后达到高产期，平均每年每株产果约115个。

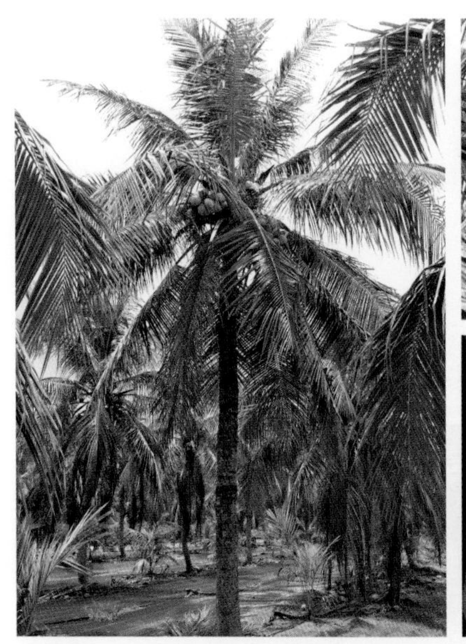

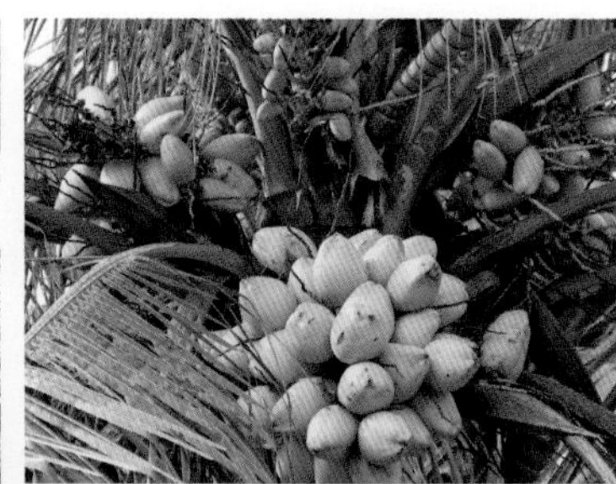

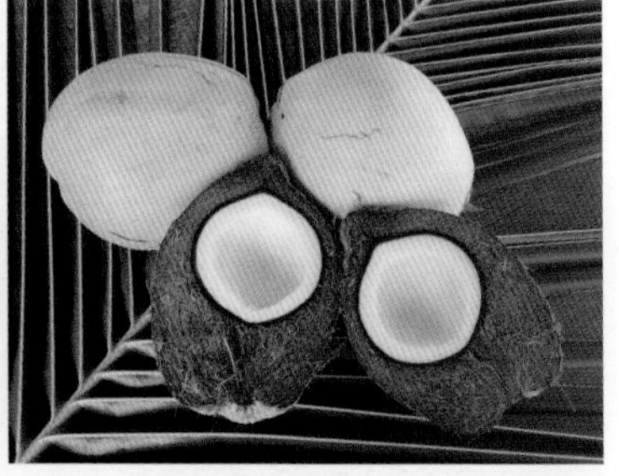

3. 文椰3号：是从引进的“马来亚黄矮”椰子中选育而成的优良品种，于2007年11月通过海南省农作物品种审定委员会认定。其植株较矮，茎干较细，基部膨大不明显，无葫芦头；嫩果皮和叶柄均呈橙红色；果实小，近圆形，果皮和种壳薄，鲜椰肉

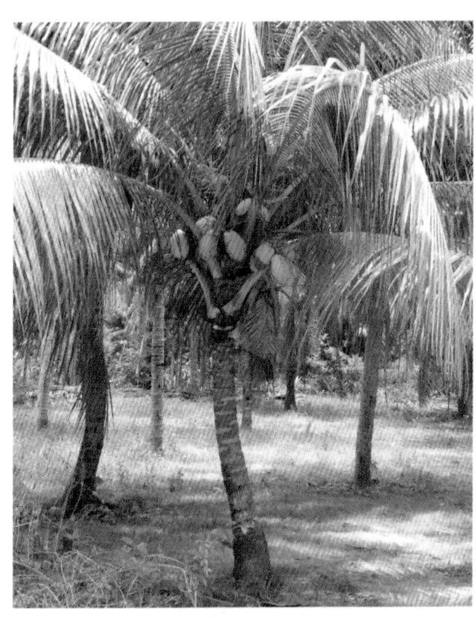
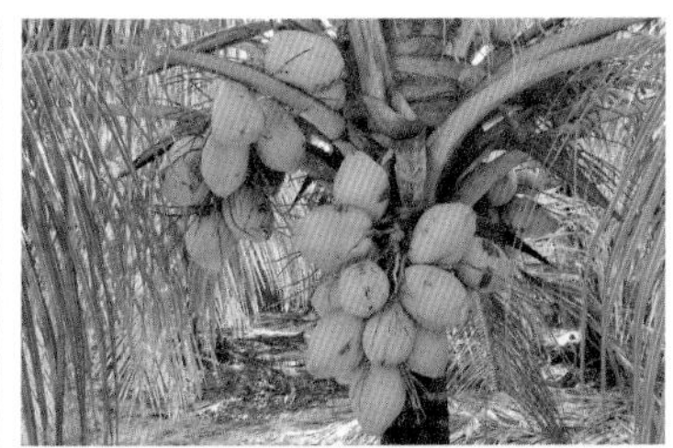
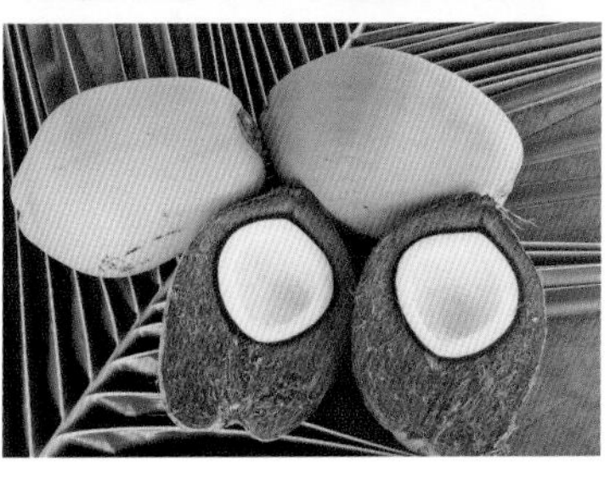

细腻松软，甘香可口；投产早，种植后3～4年开花结果，8年后达到高产期，平均每年每株产果约105个。

4. 文椰4号：是从引进的香水椰子中选育而成的优良品种，于2014年6月通过全国热带作物品种审定委员会审定。其植株较

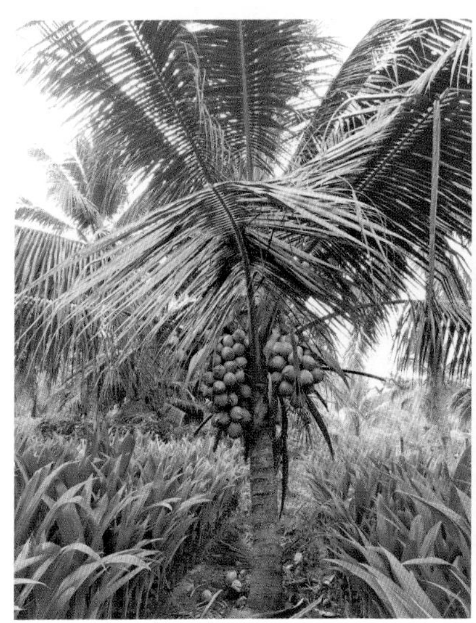
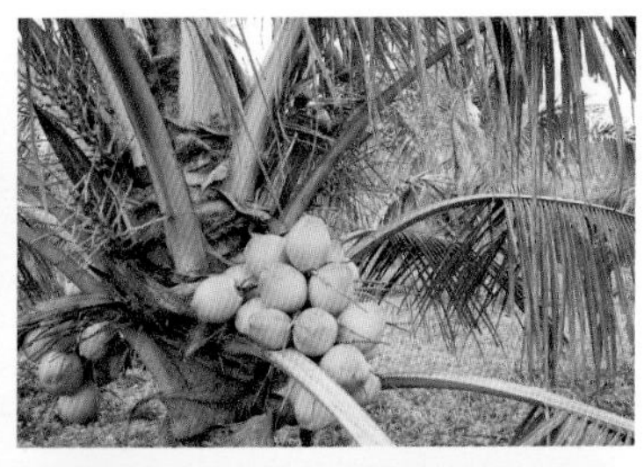
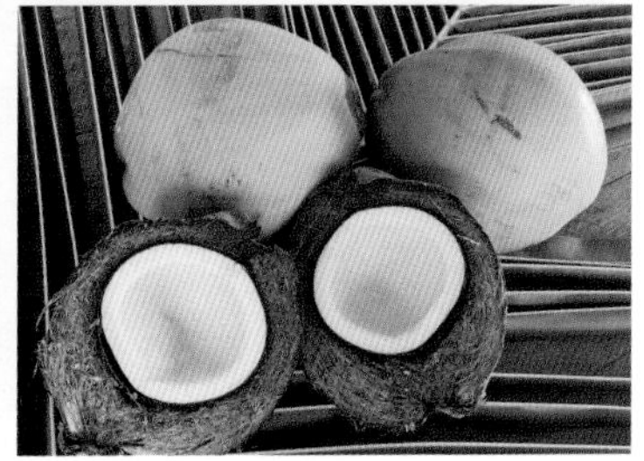

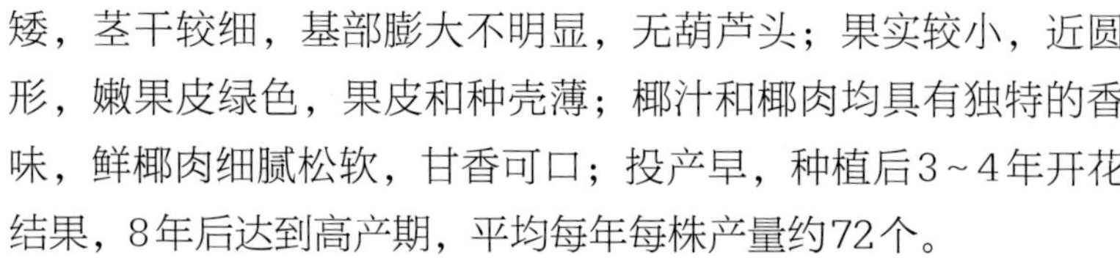

矮，茎干较细，基部膨大不明显，无葫芦头；果实较小，近圆形，嫩果皮绿色，果皮和种壳薄；椰汁和椰肉均具有独特的香味，鲜椰肉细腻松软，甘香可口；投产早，种植后3～4年开花结果，8年后达到高产期，平均每年每株产量约72个。

5 香橼

［简介］ 香橼，别名香园、枸橼、钩缘子、香泡树、香橼柑，是芸香科柑橘属植物的成熟果实，主要生长在海拔350～1750米的高温多湿环境。其果呈椭圆形、近圆形或两端狭窄的纺锤形，重可达2000克；果皮淡黄色，粗糙，难剥离，果肉无色，近于透明或淡乳黄色，爽脆，味酸或略甜，有香气；种子小，平滑。

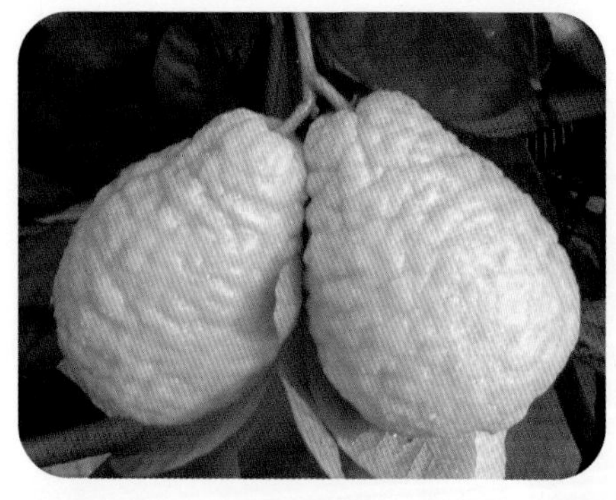

［成分与药用］ 香橼果肉中含有丰富的维生素C，能改善心肌功能，增强体质，预防疾病。香橼中还有大量的果胶，能降低人体血中胆固醇的浓度，防止脂肪在血管壁上堆积，对胃肠道消化系统具有良好的清理作用。另外，香橼富含的橙皮苷、柠檬酸、苹果酸，有助于血管健康，具有理气宽中、疏肝解郁的功效；d-柠檬烯、柠檬醛、水芹烯和柠檬油素等挥发油，可用于治疗鼓胀、咳嗽、气逆、不进饮食或呕哕、气逆呕吐、饮食不佳、腹胀

嗳气等，具有良好的医药价值。

［性味］味辛、苦、酸，性温。

［功效与主治］疏肝理气，宽中化痰。用于肝胃气滞，胸胁胀痛，脘腹痞满，呕吐噫气，痰多咳嗽等。

［用法］3~9克，水煎服，或入丸、散。

［食用注意］阴虚血燥及孕妇气虚者慎服。

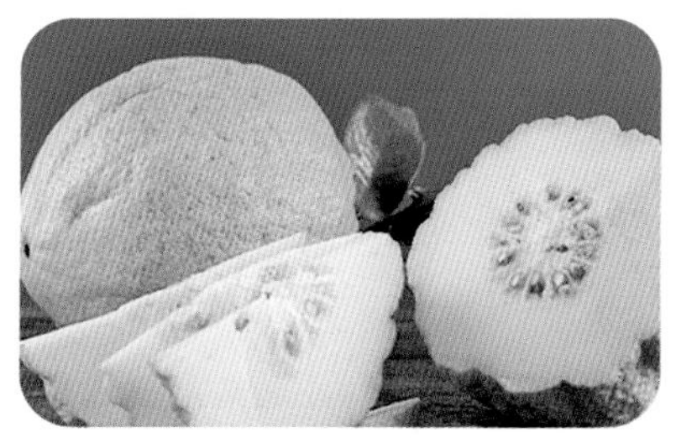

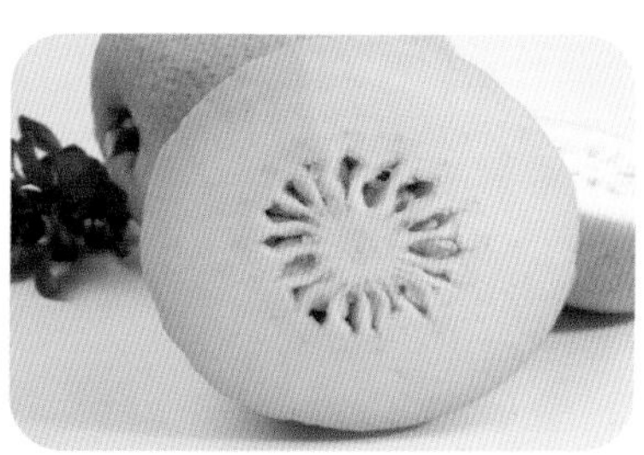

［由来与传说］《本草图经》曰："枸橼，如小瓜状，皮若橙，而光泽可爱，肉甚厚，切如萝卜，虽味短而香氛，大胜柑橘之类。今闽、广、江西皆有，彼人但谓之香橼子，或将至都下，亦贵之。"《本草纲目》曰："枸橼，产闽、广间。木似朱栾而叶尖长，枝间有刺，植之近水乃生，其实状如人手，有指，俗呼为佛手柑；有长一尺四、五寸者，皮如橙、柚而厚，皱而光泽，其色如瓜，生绿熟黄，其核细，其味不甚佳而清香袭人。"

6 佛手

［简介］佛手，别名广佛手、佛手果、五指柑、佛手柑、密罗柑，为芸香科常绿灌木或小乔木的果实，果实在成熟时因其果

顶分裂，或张开状似观音手指，或握拳如如来拳头而得名。其果皮鲜黄色，皱而有光泽，顶端分歧，果实肉白，无种子。佛手为常用的药食同源中药，通常用作中药，或因其果形奇特，而作为观赏植物。佛手柑被大量制作成凉果食用。

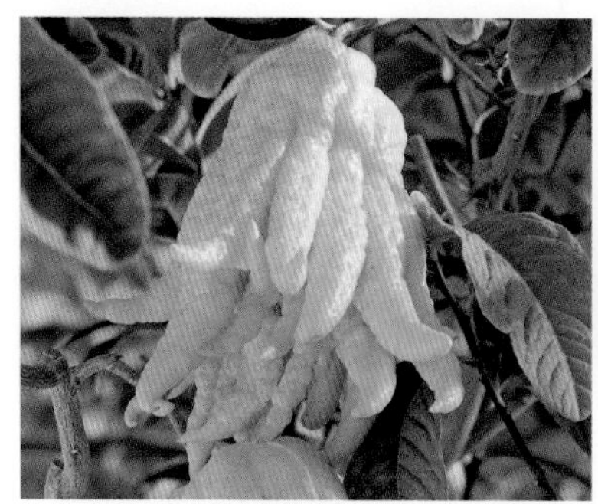
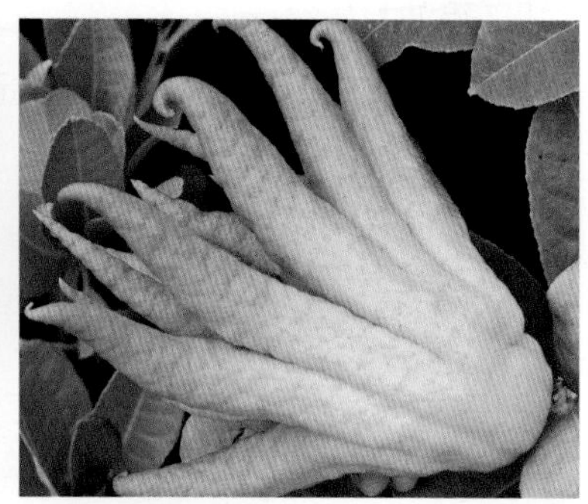

［成分与药用］佛手含挥发油、黄酮、香豆精、多糖、橙皮苷、柠檬油素、6,7-二甲氧基香豆素、香叶木素、香叶木苷、白当归素、5-甲氧基糠醛等成分。现代研究证明，佛手具有理气化痰、止呕消胀、疏肝健脾和胃等多种功效，与历代本草所载一致。此外，佛手的根、茎、叶和花均可药用。

［性味］味辛、苦、酸，性温。

［功效与主治］疏肝理气，和胃止痛，燥湿化痰。用于肝胃气滞，胸胁胀痛，胃脘痞满，食少呕吐，咳嗽痰多等。

［用法］3~9克，煎服，用治肝胃气滞、胸胁胀痛、胃脘痞满、食少呕吐。陈佛手2~3钱，水煎服，用治痰气咳嗽。

［食用注意］阴虚有火、无气滞症状者慎服。

［由来与传说］相传很久以前，金华的一座高山下，住着母子二人。母亲久病缠身，终日双手抱胸，自觉胸腹胀闷不舒。孝顺的儿子为了给母亲治病，四处求医无效。一天夜里，儿子梦见一位美丽的仙女，赐给他一只犹如仙女手样的果子，经母亲一

闻，病就好了。醒来后，救母心切的儿子下决心要找到梦中所见的果子。经过数日翻山越岭，儿子始终没有找到，正在一筹莫展之时，一只美丽的仙鹤在他的头顶盘旋，仙鹤一边飞一边唱道：“金华山上有金果，金果能救你老母亲。明晚子时山门口，大好时机莫错过。”

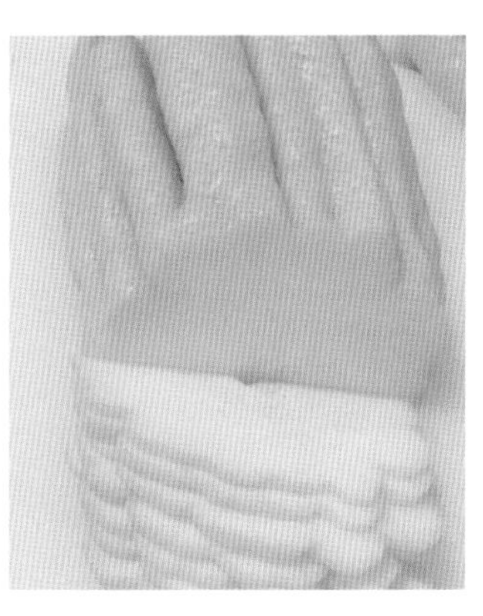

第二天午夜，儿子爬上金华山，只见金花遍地，金果满枝，金光耀眼。一位美丽的女子飘然而来，正是梦中所见的仙女。仙女说道：“你的孝心感人，今天送你天橘一只，可治好你母亲的病。”儿子感激不尽，恳求仙女再赐给他一棵天橘苗，以便母亲天天能闻到天橘之香，永解病痛。仙女满足了他的要求。儿子回来后，将天橘给母亲服用，母亲病痛消失。天橘苗经过辛勤培植，很快就遍及山村，福及乡民。乡亲们认为，这位仙女就是救世观音，因为所结的天橘像观音的玉手，因此称之为“佛手”。

7 金橘

［简介］金橘，又称金桔，为芸香科金橘属常绿灌木的果实，原产中国，至今已有1700多年的栽培历史。其果呈椭圆形或卵状椭圆形，橙黄至橙红色，果皮味甜；种子呈卵形，子叶及胚均

为绿色，单胚或偶有多胚。中国南方各地栽种，以台湾、福建、广东、广西栽种较多。金橘以甘草作调料，可制成凉果。

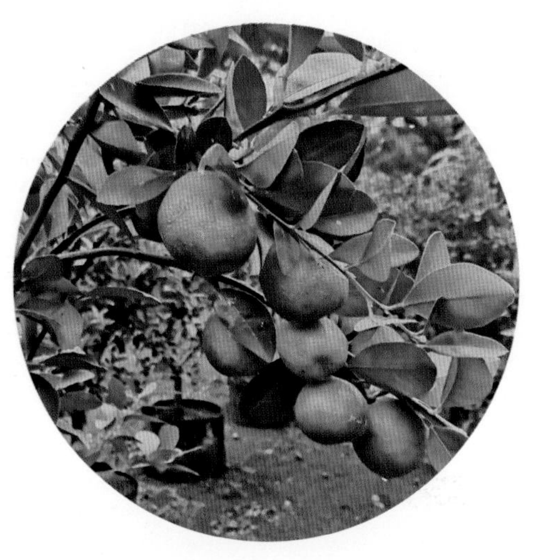

［成分与药用］金橘果实含丰富的维生素A，可预防色素沉淀、增进皮肤光泽与弹性、延缓衰老、避免肌肤松弛生皱，也可预防哮喘、支气管炎、血管病变及癌症等，更能理气止咳、健胃化痰。金橘亦含维生P，是维护血管健康的重要营养素，能强化微血管弹性，可作为高血压、血管硬化、心脏疾病之辅助调养食物。金橘果实含有丰富的维生素C、金橘苷等成分，对维护心血管功能，防止血管硬化、高血压等疾病有一定的疗效。作为食疗保健品，金橘蜜饯可以开胃，饮金橘汁能生津止渴，加萝卜汁、梨汁饮服能治咳嗽。

［性味］味酸、甘，性温，无毒。

［功效与主治］理气解郁，化痰止渴，消食醒酒。金橘能增强机体抗寒能力，可以防治感冒、降低血脂。用于胸闷郁结，不思饮食，或伤食饱满，醉酒口渴，急、慢性气管炎，肝炎，胆囊炎，高血压，血管硬化等。

［用法］

1. 治慢性支气管炎：用金橘加冰糖隔水炖服。

2. 治消化不良：用金橘、焦麦芽、焦山楂水煎服。

3. 治慢性肝炎：可用金橘与半枝莲熬成浓汁，加糖服用。

4. 治胃部冷痛：可用金橘、吴茱萸水煎服。

5. 治受寒恶心：用金橘、藿香、生姜同煎。

6. 安胎：用金橘与党参煎汤代茶饮。

[验方应用]

1. 治胸脘痞闷，甚或作痛：鲜金橘，每次15~30克（干者9~12克），煎汤服。

2. 治吞酸或食欲不佳：金橘蜜渍，每于饭后食数个。

3. 治百日咳：鲜金橘15克（干者9克），麻黄3克，紫菀6克，清水煎汤，酌加冰糖温服，连服数日。

4. 生津止渴：鲜金橘绞汁服。

[食用注意] 脾弱气虚者不宜多食，糖尿病患者、口舌碎痛、牙龈肿痛者忌食。

[由来与传说] 在很久以前的遂川镇上，有一名叫懒蛇古的人。家里很穷，经常吃不上饭。有一天，他实在饿得不行了，就去山上找野果子充饥。当他翻过一座座山，又累又饿，感觉自己陷入了绝境的时候，突然间，他看到了长着金黄色果实的小树，于是就迫不及待地吃了起来，等他吃饱了，就在山上睡着了。

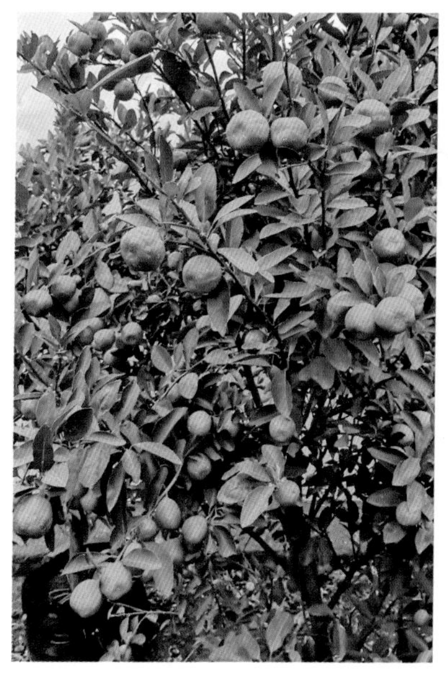

懒蛇古在山上睡醒后，觉得非常有精神。后来他将树上的果实全摘下来带回了家，每次吃掉后他会将果核埋进土壤里。后来，懒蛇古的菜园里长出了一棵棵幼苗，3年之后，小苗长成了果树，夏天的时候开了花，花谢之后竟然真的结出了果实。秋天的时候，果实变成了金黄色，又大又圆，十分好吃，既可以让懒蛇古吃饱，又可以拿出一部分去卖。人们吃了这果实，觉得十分好吃，从此，这果子就广为流传，很多人都在种植，渐渐地被称为“金橘”。

8 红毛丹

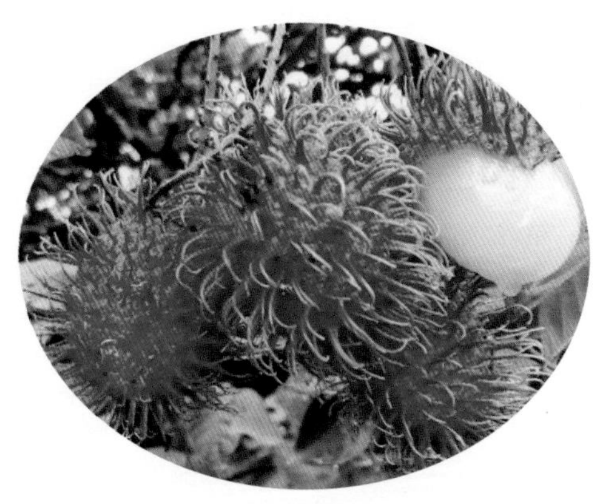

[简介] 红毛丹，别称毛荔枝、韶子、红毛果、红毛胆，为无患子科韶子属乔木果树的果实。成熟的红毛丹果并非都是红色的，也有黄色的果子。马来文称之“rambutan”，意为“毛茸茸之物”。其果肉为黄白色，半透明，汁多，肉脆爽，味清甜、甜酸可口，有香味，是东南亚著名水果之一。

[成分与药用] 红毛丹的果肉营养丰富，富含碳水化合物、各种维生素和矿质元素，具有滋养强壮、补血理气、健美发肤之功效。

[性味] 味甘，性温。

[功效与主治] 红毛丹果壳洗净加水煎煮当茶饮，可改善口周炎与腹泻。红毛丹植株的树根，洗净加水熬煮当日常饮料，能

降火解热；其树皮水煮当茶饮，对舌头炎症具有显著的功效。红毛丹还能增强人体免疫力，长期食用可清热解毒、润发美肤，具有滋养强壮、补血理气、健美发肤之功效。其含铁量亦高，有助于改善头晕、低血压等。

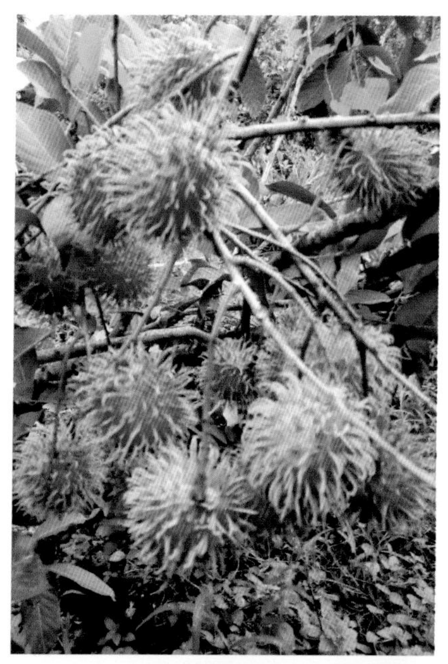

［用法］ 红毛丹通常可新鲜食用，可以做水果沙拉，也可以跟冰淇淋搭配食用，或同多种蔬菜和肉类一起烹饪。海南人吃红毛丹的方法：用牙慢慢轻轻地一层一层咬，如果心急大力就会核散膜碎、膜肉相连了。

［验方应用］

1. 改善口周炎与腹泻：红毛丹果壳洗净加水煎煮当作茶饮。

2. 改善月经不调：红毛丹5粒，益母草（干）20克，红枣10粒。益母草用净水洗过，并用滤网沥干；红枣洗净切开去籽，红毛丹洗净后剥去籽；益母草连同红枣加水约750毫升煮沸，之

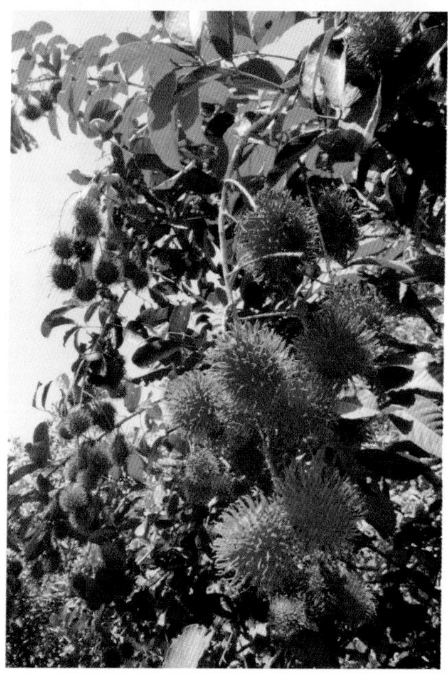

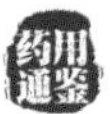

后转小火再煮20分钟，滤渣待凉；将已冷的益母草红枣汤与红毛丹用果汁机拌匀即可。温喝最好，不可冰冷饮用。对于改善月经不调有好处，同时也可以起到补气血、活血化瘀的作用，并可提高体质。

［食用注意］ 有胃炎和消化性溃疡症状者不宜食，阳虚体质忌食。红毛丹的果核上有一层坚硬且脆的保护膜，和果肉紧密相连，这层膜不易消化，食后易划破肠胃内壁，食用时一定要将这层膜剔除干净。

9 葡萄桑

［简介］ 葡萄桑，别名山荔枝，红毛丹近缘种，为无患子科常绿乔木的果实，我国仅在台湾和海南有少量种植。

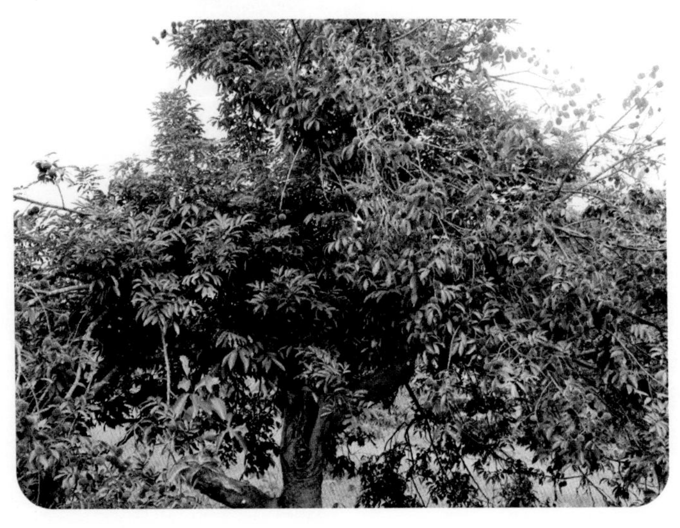

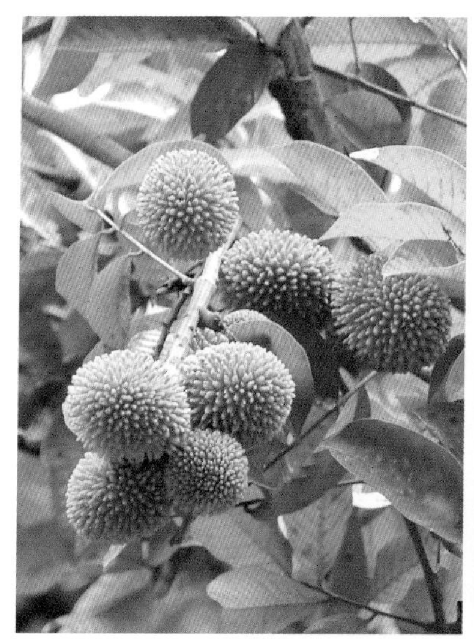

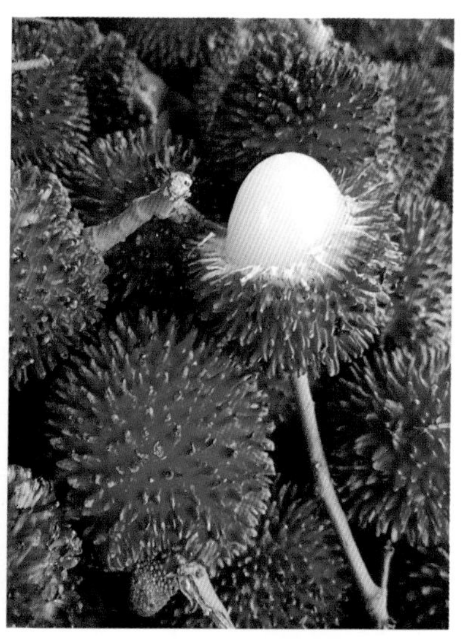

[成分与药用] 葡萄桑果实富含膳食纤维，可增加饱腹感，延缓消化速度，改善餐后血糖，减少脂肪堆积，促进肠道蠕动，缓解便秘；果实中丰富的维生素C、对苯二酚、抗坏血酸和邻苯三酚等，是有效的抗氧化剂，可通过消除自由基保护皮肤，有效抗衰老。

[性味] 味甘，性温。

[功效与主治] 生津益血，健脾止泻，理气润肠，清热解毒。用于减肥，控制血糖，防治便秘，抗老化等。葡萄桑根可药用，用于治疗发热。

[食用注意] 葡萄桑的树皮和叶等含氢氰酸，不宜大量服用，长期摄入低剂量的氢氰酸会导致营养不良、视听问题、甲状腺肿、共济失调神经病变且不可逆等。胃炎、消化性溃疡者不易食用。

10 黄皮

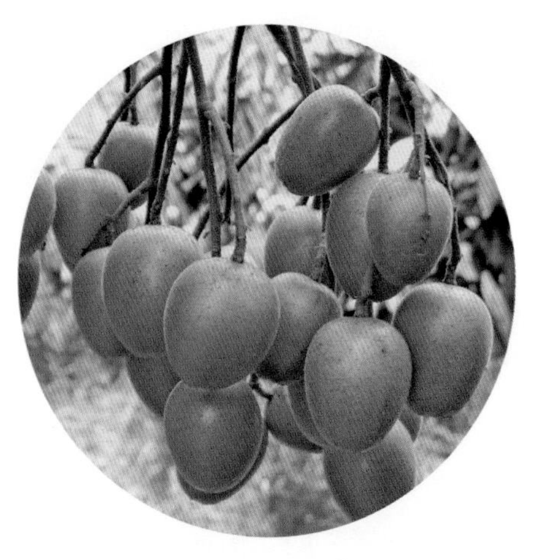

[简介] 黄皮，别称黄弹、黄弹子、黄段，为芸香科小乔木的果实，果实成穗，呈圆形或椭圆形。谚语云："饥食荔枝，饱食黄皮。"黄皮具有促进消化的功效。

[成分与药用] 黄皮果中含有蛋白质、碳水化合物、维生素B_1、维生素C和黄铜甙、酚类、黄皮新肉桂酚胺以及各种矿物质糖、有机酸及果胶，食用黄皮果肉、果皮具有消食健胃、化痰平喘、生津止渴、降火的作用。

[性味] 味苦、辛、酸，性微温。

[功效与主治] 行气，消食，化痰。用于食积胀满，脘腹疼痛，疝痛，痰饮咳喘等。

[用法] 内服：煎汤，15~30克。

[验方应用]

1. 肝胃气痛者：生黄皮果晒干，每日10个，水煎服；或用黄皮树根1~2两，水煎后去渣，加黄酒冲服。

2. 蛔虫上攻，心下痛者：黄皮果6钱（鲜者2两），水煎空腹服。

［食用注意］脾胃虚寒、糖尿病患者慎食，腹泻、痢疾患者忌食。黄皮果不宜多食，否则容易上火，发疮疖。

［由来和传说］黄皮果的历史距今已经有1500多年，相传春秋时越王勾践曾于王霸坛祭神，看到祭坛旁有一种不知名的黄色浆果，遂以“王坛子”命名。唐代诗人周朴寓闽期间，曾作有《王霸坛》一诗，黄皮果的皮色黄澄澄的，光彩灼灼如金丸，古人又根据“王坛子”一名生发出“黄弹子”的异名。南宋张世南的《游宦纪闻》中记述，其果中有黄澹子，除了闽广，为他处所无。“黄澹子”则又是“黄弹子”的演变。

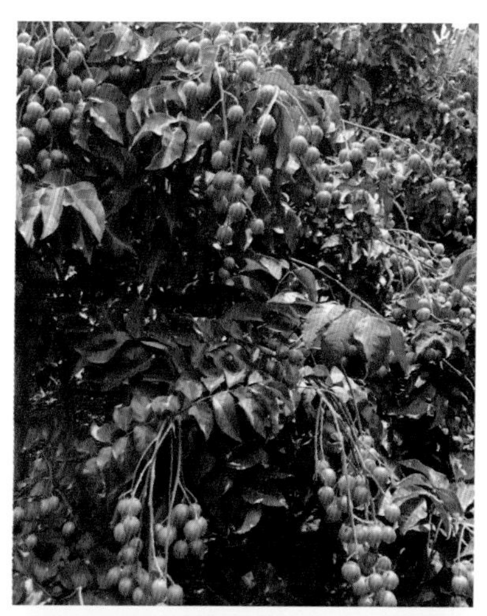

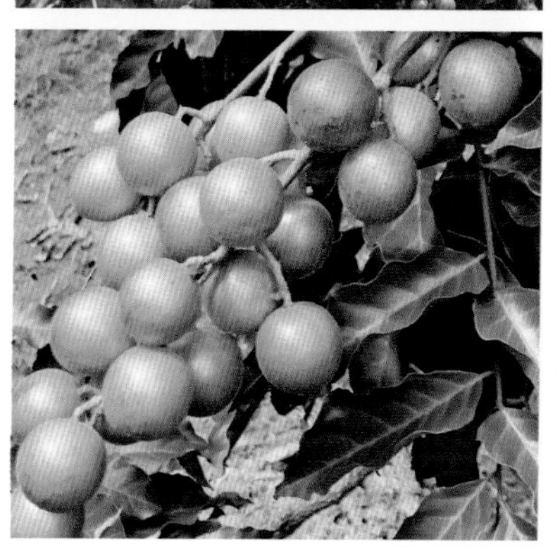

11 山黄皮

［简介］山黄皮，别名五薯叶、小叶臭黄皮、鸡母黄、鸡皮果、野黄皮、假黄皮，为芸香科柑橘亚科多年生常绿大灌木或小

乔木黄皮属的果实。其果实成穗，呈圆形或椭圆形，指头般大，幼果青绿色，成熟时果色橙黄透亮，味香，甘甜带酸。山黄皮是一种优质的药食同源水果，被誉为“南疆珍稀特水果”，其果可口美味，酸甜芳香，消腻开胃，在芸香科水果中独具一格，具有“果香奇特赛榴莲，消脂健胃壮美人”的美誉。

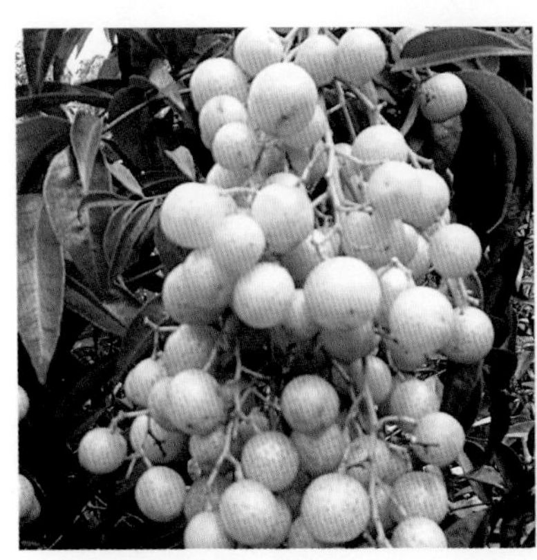

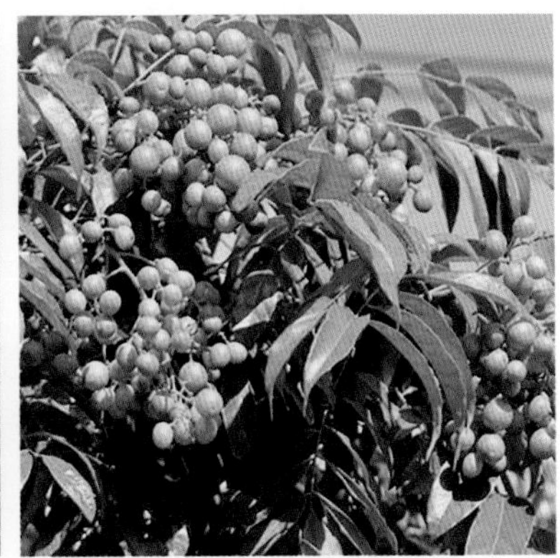

［成分与药用］山黄皮含有硒、胡萝卜素、维生素A、生物碱、苷类物质、核黄素、硫胺素、维生素C、新肉桂酰胺、锌、锰、铁等功能性营养物质，具有较好的食疗保健功能，有疏风清热、利湿解毒、健脾消食、消脂抗疲、消暑生津、化滞祛湿、化痰止咳、疏风清热、增强免疫力等功效。

［性味］味甘、酸，性温。

［功效与主治］疏风清热，消食化痰理气，利湿解毒，截疟。用于感冒发热，痰饮咳喘，食积不化，胸膈满痛，腹泻痢疾，风湿水肿，尿路感染，湿疹，疥癣，疮疖，蛇伤。

［用法］内服：煎汤，10～20克；或浸酒；或研末服，3～6克。外用：适量，酒炒敷；或煎汤洗。

［食用注意］多食动火，发疮节。

［由来与传说］早在清朝乾隆年间，广西南宁街上就有上百

间酱料店，大多以山黄皮果为原料制成的果酱，山黄皮果酱为南宁特有的传统产品。目前有很多工厂利用山黄皮果作为原料，生产果冻、果酱、糖渍、盐渍、蜜饯、果干及消凉饮料等。

12 杨梅

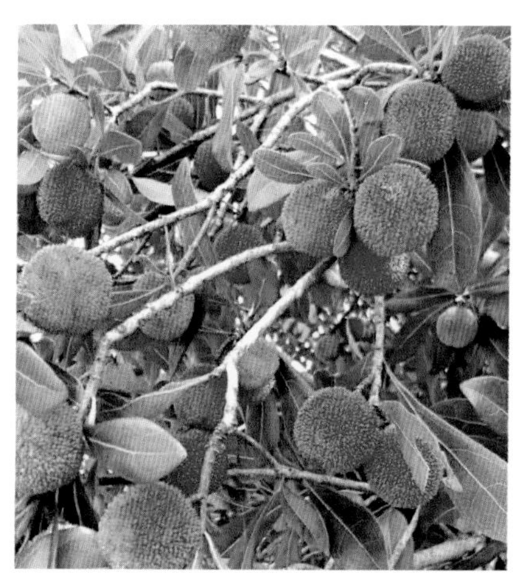

［简介］ 杨梅，又称圣生梅、白蒂梅、树梅，为杨梅科杨梅属小乔木或灌木植物的果实，原产中国浙江余姚，在中国华东和湖南、广东、广西、贵州等地区均有分布。其核果为阔椭圆形或圆卵形，略成压扁状，外表面具乳头状凸起，直径1～1.5厘米，栽培品种可达3厘米左右，其内果皮极硬，木质；外果皮肉质，多汁液及树脂，成熟时为深红色或紫红色，具有很高的药用和食用价值。

［成分与药用］ 杨梅果实含葡萄糖、果糖、柠檬酸、苹果酸、草酸、乳酸、蜡质、单葡萄糖苷和少量双葡萄糖苷。优质杨梅果肉的含糖量为12%～13%，含酸量为0.5%～1.1%，其富含纤维素、矿质元素、维生素和一定量的蛋白质、脂肪、果胶及8种对人体有益的氨基酸，其果实中钙、磷、铁含量要高出其他水果10多倍。杨梅果生津止渴，用于口干、食欲不振，既可以

吃，又可以泡酒。

［性味］ 味甘、酸，性温。

［功效与主治］ 生津解渴，和胃消食。用于烦渴，吐泻，痢疾，腹痛，涤肠胃，解酒，心胃气痛，痢疾，吐泻等。

［用法］ 内服：煎汤，15~30克；或烧灰；或盐藏。外用：适量，烧灰涂敷。

［验方应用］

1. 治痢：杨梅烧服之。

2. 预防中暑：杨梅浸烧酒服，或用五钱煎服。

3. 治胃肠胀满：杨梅腌食盐备用，越久越佳，用时取数颗泡开水服。

4. 治头痛不止：杨梅为末，以少许搐鼻取嚏。

5. 治一切损伤，止血生肌，无瘢痕：杨梅和盐核杵之如泥，成梃子，竹筒中收，遇破即填，小可即敷之。

6. 治汤火伤：杨梅蜣灰为末，调茶油敷。

7. 治鼻息肉或一般肉芽：杨梅（连核）与冷饭粒捣极烂，敷患处。

8. 治痢疾：杨梅用陈酒浸（酒越陈越好），每日食一两枚，一日两次。

9. 治腹泻、痧气腹痛：杨梅用高粱酒浸，每次食一两枚，一日两次。

10. 治酒后烦渴：食鲜杨梅，50~100克。

［食用注意］ 切不可多食，过量食用可损齿及筋；忌生葱，多食令人发热；血热火旺者不宜多食，以防发疮致痰。

［由来与传说］ 2000多年前，越国大夫范蠡帮助越王勾践打败吴国后，决定隐居山野，带着西施一路来到牟山湖旁湖西岙。范蠡觉得此地山岙纵深，人烟稀少，山上有果树，山下有清湖，

是个安身的好地方。于是他们就在湖西岙暂时住了下来。初到山野，他们来不及开垦种植，只能上山采摘野果充饥。当时正值夏至，山上虽有满山野果伸手可得，可惜这些野果十分酸涩。无奈之下，他发疯似地摇着一棵棵果树，摇得满手是血。这时西施闻声上山，看到范蠡手上殷红的鲜血往下滴，心疼得失声痛哭，泪珠滴在被鲜血染红的果实上。

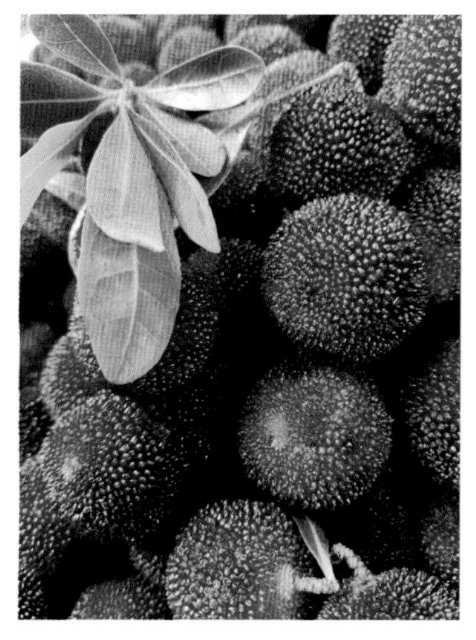

可能是范蠡的虔诚和西施的美丽感动了上苍，西施的泪珠和范蠡的鲜血把野果一下子变得白里透红，变成了西山白杨梅。

13 板栗

［简介］板栗，别称栗、魁栗、毛栗、风栗，是壳斗科（山毛榉科）栗属中的乔木或灌木的果实，原产于中国，生长于海拔370～2800米的地区，多见于山地，已由人工广泛栽培。栗子营养丰富，素有“干果之王”的美誉。

［成分与药用］板栗果实中含有丰富的不饱和脂肪酸和维生素，能防治高血压、冠状动脉粥样硬化性心脏病（简称“冠心病”）和动脉硬化等疾病。其还含有较多的糖、脂肪、蛋白质，钙、磷、铁、钾等矿物质，维生素C、B_1、B_2等，有强身健体之用。

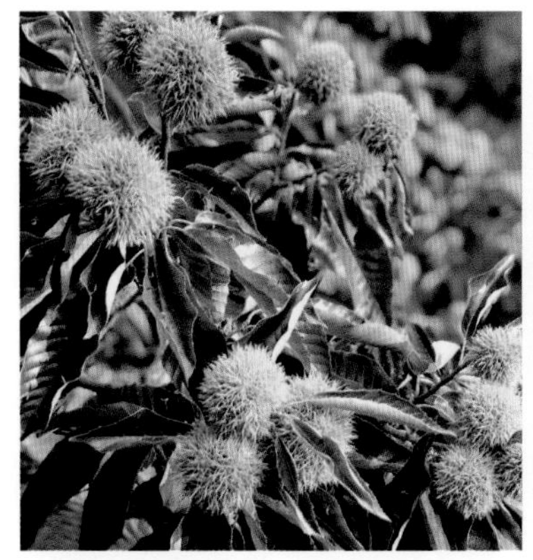
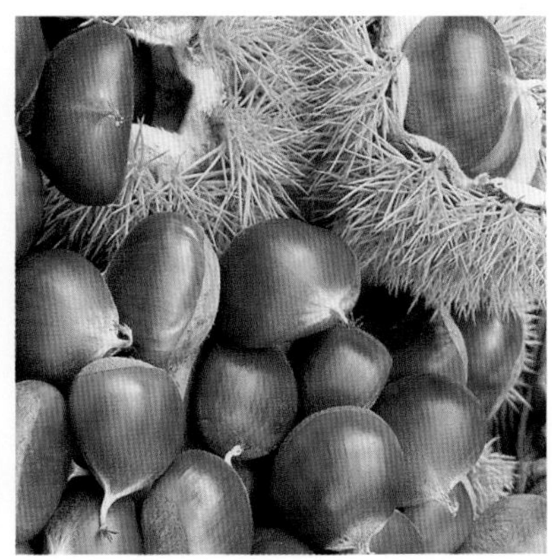

[性味] 味甘，性温。

[功效与主治] 养胃健脾，补肾强筋，活血止血。用于反胃、泄泻、腰腿无力、吐衄便血、金疮、骨折肿痛、瘰疬、月子病、赤白痢等。

[用法] 生食、煮食或炒存性研末服；外用捣敷。

[食用注意] 糖尿病、风湿病患者及脾胃虚弱者忌食。栗子难以消化，不宜多食，否则会引起胃脘饱胀。婴幼儿及脾胃虚弱者忌多食板栗。

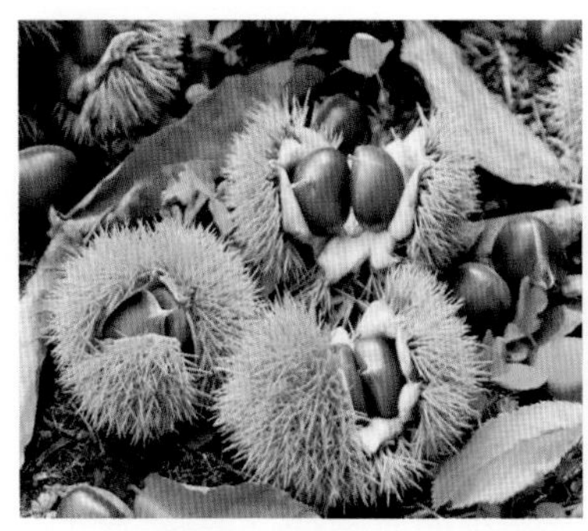
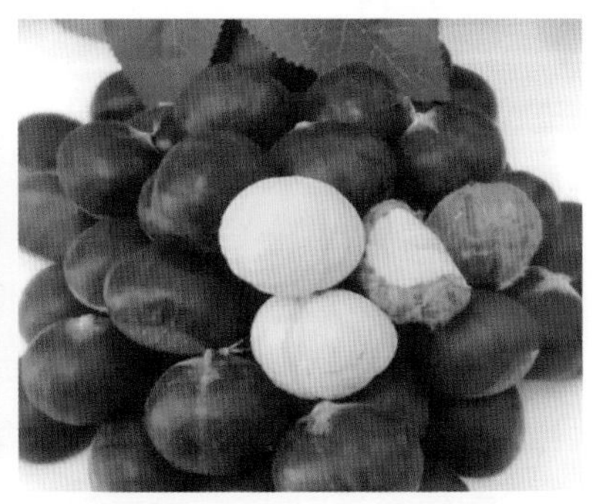

[由来与传说] 板栗历史悠久，西汉司马迁在《史记》中就有“燕，秦千树栗……此其人皆与千户侯等”的明确记载。《苏

秦传》中有“秦说燕文侯曰：南有碣石雁门之饶，北有枣栗之利，民虽不细作，而足于枣栗矣，此所谓天府也”之说。西晋陆机为《诗经》作注也说：“栗，五方皆有，唯渔阳范阳生者甜美味长，地方不及也。”由此可见，中国早在4000多年前就已开始栽培板栗。

14 柿

［简介］柿为柿科柿属落叶大乔木的果实，原产于中国长江流域，各省多有栽培。其果实成熟后一般需经不同的方法进行脱涩后方可作为水果食用。柿子经过适当处理，可贮存数月，一年中都可随时取食。

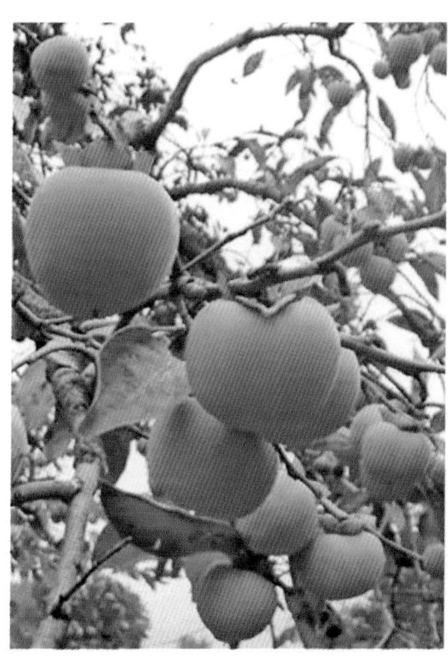

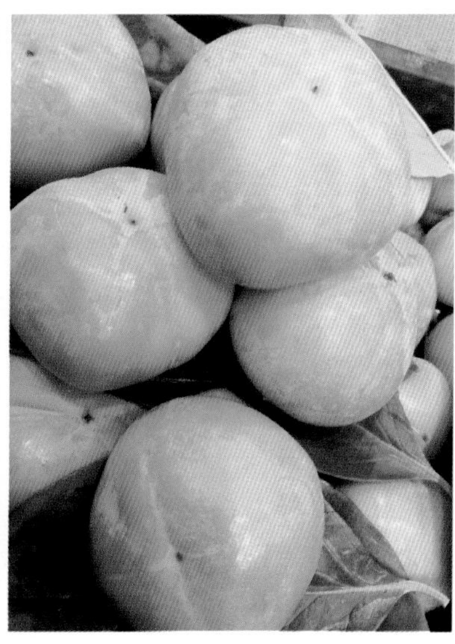

[成分与药用] 柿子营养价值很高，含有丰富的蔗糖、葡萄糖、果糖、蛋白质、胡萝卜素、维生素C、瓜氨酸、碘、钙等，其矿物质的含量超过苹果、梨、桃等水果。同时，柿子含有丰富的膳食纤维，有良好的润肠通便作用；柿子性寒，有清热润肺、生津止渴、镇咳祛痰等功效。柿子叶煮水喝，可以促进机体新陈代谢、降低血压。

[性味] 烘柿：味甘、涩，性寒，无毒；白柿、柿霜：味甘、涩，性平，无毒；乌柿：味甘，性温，无毒；柿蒂：味涩，性平，无毒。

[功效与主治] 柿蒂、柿子汁、柿霜和柿叶均可入药，能治疗肠胃病、心血管病和眼干燥症，还有止血润便、降压和解酒等作用。

1. 柿霜：是柿子制成“柿饼”时外表所生的白色粉霜，具有润肺止咳、生津利咽、止血之功效。常用于肺热燥咳，咽干喉痛，口舌生疮，吐血，咯血，消渴等。

2. 柿子：涩下焦，健脾胃，消宿血。

3. 柿饼：归心、肺、胃经，主要用于吐血、咯血、血淋、肠风、痔漏、痢疾等。

[验方应用]

1. 肠风下血：用白柿烧灰，水送服二钱。

2. 小便血淋：有干柿三枚，烧存性，研为末，陈米汤送服。

3. 热淋涩痛：用干柿、灯心草等分，水煎，每日饮服。

4. 小儿秋痢：以粳米煮粥，熟时加入干柿末，再煮开两三次吃下。

5. 反胃吐食：用干柿三枚，连蒂捣烂，酒送服，甚效。忌同时服其他药物。

6. 痰嗽带血：用大柿饼饭上蒸熟，批开，每用一枚掺青黛一钱，临卧时服，薄荷汤送下。

7. 耳聋鼻塞：用干柿三枚，细切，以粳米三合、豆豉少许煮粥。每日空腹服下。

8. 臁疮：用柿霜、柿蒂等分，烧过，研末敷涂，甚效。

9. 中桐油毒：吃干柿饼可解。

[食用注意]

1. 柿子不能空腹食用：柿子含有较多的鞣酸及果胶，如果空腹，它们就会在胃酸的作用下形成硬块，而这些硬块并不能正常被消化吸收，会滞留在胃中形成胃柿石，易造成消化道梗阻。因此吃柿子前要先吃些东西不可空腹食用。

2. 柿子皮不能吃：因为柿子中含有鞣酸，食用后也可能形成胃柿石。

3. 贫血者忌食：柿子含单宁，易与铁质结合，妨碍人体对食物中铁的吸收，故贫血患者应少吃为好。

4. 不与牛奶同食：柿子与高蛋白食物（牛奶等）同食，很容易使鞣酸凝固成块，导致胃柿石。建议柿子与高蛋白食物应间隔2小时食用。

[由来与传说] 大明开国皇帝朱元璋，小时候家中贫寒，经常四处讨饭。有一年霜降节，朱元璋走到一个小村庄时，发现村边长着一棵柿子树，上面结满了红彤彤的柿子。于是，他使出浑身力气爬到树上，吃了一顿柿子大餐。后来，朱元璋当了皇帝，再次路过这个小村庄时，发现那棵柿子树还在，上面

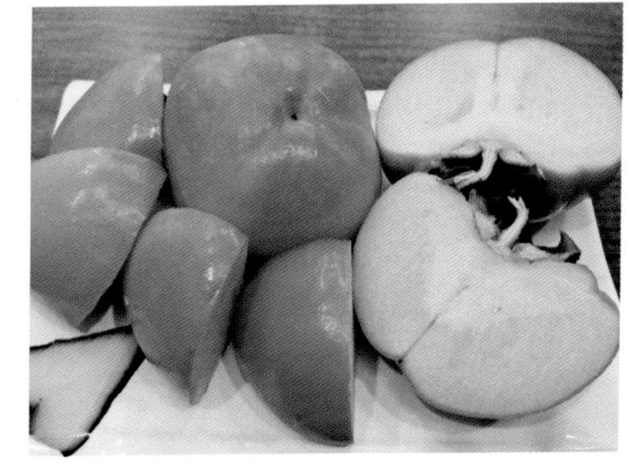

依然挂满了红彤彤的柿子。面对此情此景，他思绪万千，正是这棵柿子树才使自己免于成为饿殍。他仰望着这棵柿子树，缓缓脱下自己的红色战袍，又亲自爬了上去，郑重其事地把战袍披在柿子树上，并封它为“凌霜侯”，这才依依不舍地离去。这个故事在民间流传开来后，就逐渐形成了霜降吃柿子的习俗。

15 枣

[简介] 枣，别称枣子、大枣、刺枣、贯枣，为鼠李目鼠李科枣属植物的果实，落叶小乔木，稀灌木，其核果呈矩圆形或长卵圆形，长2～3.5厘米，直径1.5～2厘米，成熟后由红色变红紫色，中果皮肉质、厚、味甜。枣生长于海拔1700米以下的山区、丘陵或平原，被广为栽培。

[成分与药用] 近代化学分析表明，枣果含有人体所需的18种氨基酸，维生素A、B_1、B_2、C、E、P，烟酸，尤以维生素C、维生素P极为丰富，具有“天然维生素丸”之称。枣可供药

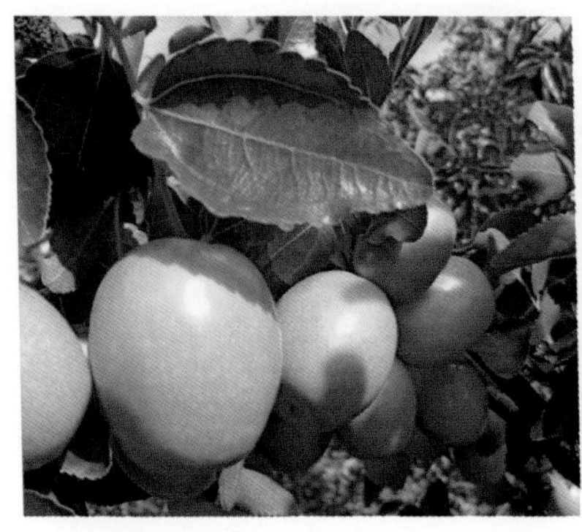

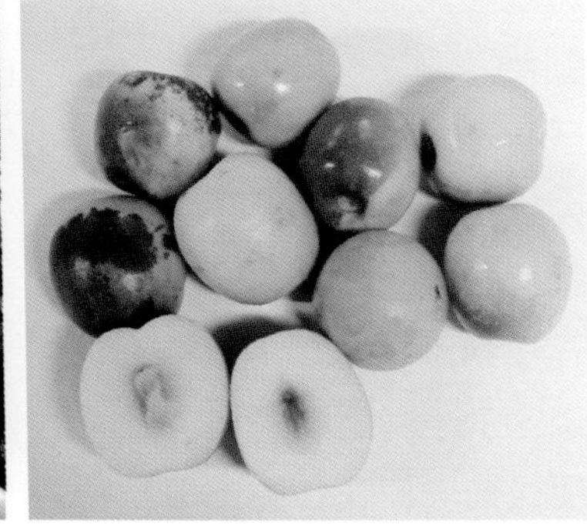

用，有养胃、健脾、益血、滋补、强身之效，枣仁和根均可入药，枣仁可以安神，为常见中药之一。枣树叶、花、果、皮、根、刺及木材均可入药。

[性味] 味甘，性温。

[功效与主治] 补脾胃，益气血，安心神，调营卫，和药性。用于脾胃虚弱、气血不足、食少便溏、倦怠乏力、心悸失眠、妇人脏躁、营卫不和等。

[用法] 大枣（干枣）：内服，煎汤，3~6钱，或捣烂作丸；外用，煎水洗或烧存性研末调敷。

[验方应用]

1. 治脾胃湿寒，饮食减少，长作泄泻，完谷不化：白术四两，干姜二两，鸡内金二两，熟枣肉半斤。上药四味，白术、鸡内金皆用生者，每味各自轧细、焙熟，再将干姜轧细，共和枣肉，同捣如泥，作小饼，木炭火上炙干，空心时，当点心，细嚼咽之。

2. 治反胃吐食：大枣一枚（去核），斑蝥一枚（去头翅）入内喂热，去蝥，空心食之，白汤下。

3. 补气：大南枣十枚，蒸软去核，配人参一钱，布包，藏饭锅内蒸烂，捣匀为丸，如弹子大，收贮用之。

4. 治中风惊恐虚悸，四肢沉重：大枣七枚（去核），青粱粟米二合。上二味以水三升半，先煮枣取一升半，去滓，投米煮粥食之。

5. 治妇人脏躁，喜悲伤，欲哭，数欠伸：大枣十枚，甘草三两，小麦一升。上三味，以水六升，煮取三升，温分三服。

6. 治咳：杏仁一百二十枚（去皮尖，熬），豉一百枚（熬令干），干枣四十枚（去核）。上三味合捣如泥，丸如杏核，含咽令尽。日七、八度，尽，更作。

7. 治悬饮：芫花（熬）、甘遂、大戟各等分。上三味捣筛，以水一升五合，先煮肥大枣十枚，取八合，去渣，纳药末，强人服一钱匕，羸人服半钱匕，平日温服之，不下者，明日更加半钱。得快利之后，糜粥自养。

8. 治虚劳烦闷不得眠：大枣二十枚，葱白七茎。上二味，以水三升，煮一升，去滓顿服。

9. 治肺疽吐血并妄行：红枣（和核烧存性）、百药煎（煅）各等分。为细末，每服二钱，米汤调下。

10. 治卒急心痛：乌梅一个，枣两个，杏仁七个。一处捣，男用酒、女用醋送下。

11. 治非血小板减少性紫癜：红枣，每天吃3次，每次10枚，至紫癜全部消退为止。

12. 治走马牙疳：枣（去核、包信石，烧）、黄柏。同为末，布患处。

13. 治诸疮久不瘥：枣膏三升，水三斗，煮取一斗半，数洗取愈。

14. 治风沿烂眼：大黑枣二十枚（弃核），明矾末五分，和枣肉捣成膏，湿纸包，火内煨二刻，取出，去纸，水二碗，将枣膏煎汤，去渣，将汤洗眼。

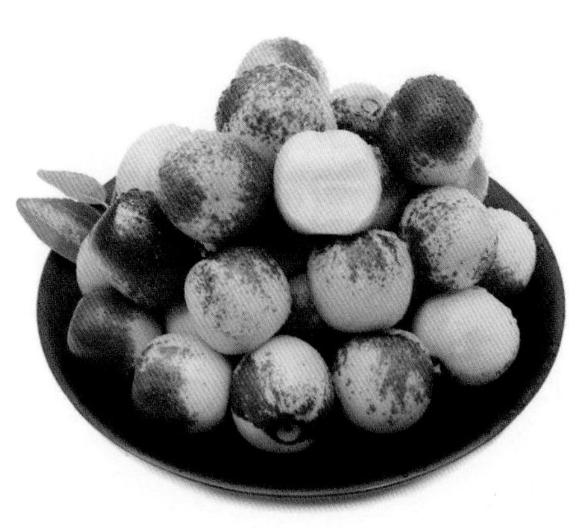

［食用注意］ 不宜与维生素同时食用；不宜和黄瓜或萝卜一起食用；服用退热药时切勿同食；下腹部胀满、大便秘结者不宜食用。

［由来与传说］《诗经》有“八月剥枣”的记载。《礼记》中有“枣栗

饴蜜以甘之”的记载，并用于菜肴制作。《战国策》中有“北有枣栗之利……足食于民”，指出枣在中国北方的重要作用。《韩非子》还记载了秦国饥荒时用枣栗救民的事。枣作为药用食物的历史也很早，《神农本草经》即已收载，历代药籍均有记载，对其养生疗病的认识也在不断深化。

16 石榴

[简介] 石榴，别名安石榴、丹若、金罂、金庞、涂林、天浆，为石榴科石榴属落叶乔木或灌木的浆果。其浆果呈球形，顶端有宿存花萼裂片，果皮厚；种子多数，果熟期为9~10月，外种皮肉质半透明，多汁；内种皮革质。

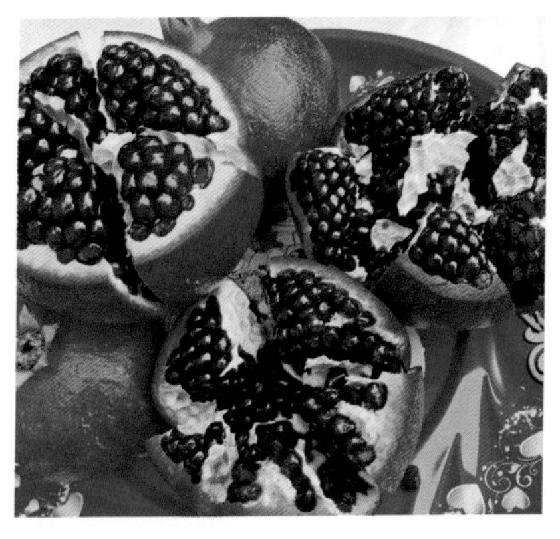

[成分与药用] 石榴含有大量的有机酸、糖类、蛋白质、脂肪、维生素以及钙、磷、钾等矿物质，具清热、解毒、平肝、补血、活血、止泻的功效，适合黄疸型肝炎、哮喘和久泻的患者。

[性味] 味甘、酸、涩，性温。

[功效与主治] 杀虫，收敛，涩肠，止痢。用于收敛止泻、跌打损伤、创伤出血、齿痛、中耳发炎、蛔虫病、肾结石、糖尿病、乳糜尿等。

［用法］石榴成熟后，全身都可用，果皮可入药，果实可食用或榨汁。

［食用注意］便秘、尿道炎、糖尿病、实热积滞者禁食。

［由来与传说］自古石榴被人们当作吉祥物，象征着“多子多福”。唐代流行结婚赠石榴的礼仪，并开始有“石榴仙子”的神话传说。明清时期，因中秋正是石榴上市的季节，于是又有了“八月十五月儿圆，石榴月饼拜神仙”的民俗。

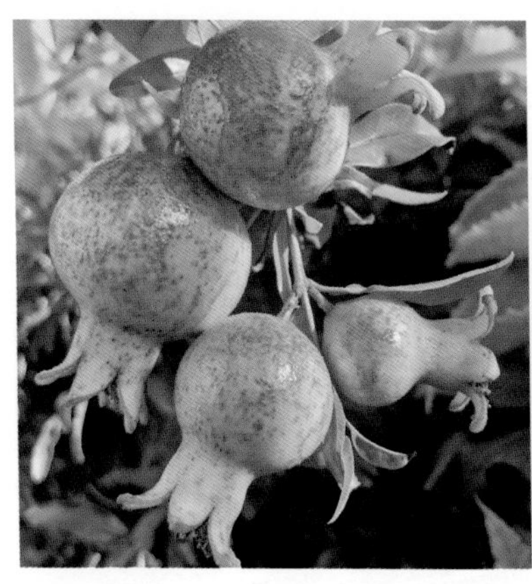

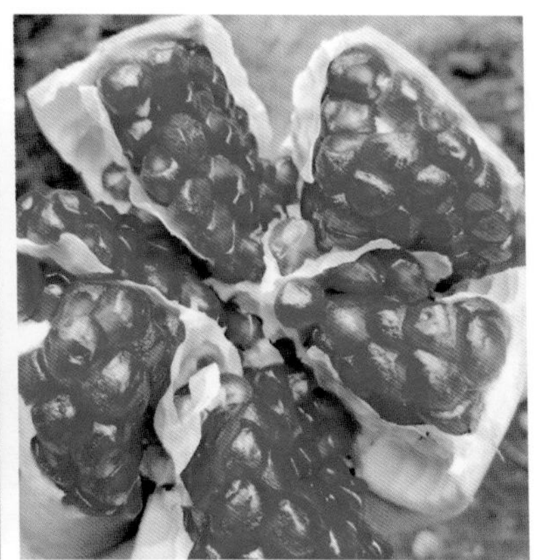

17 杏

［简介］杏，别名归勒斯，为蔷薇科杏属植物的果实。其果实呈球形，稀倒卵形，直径约2.5厘米以上，白色、黄色至黄红色，常具红晕，微被短柔毛；果肉多汁，成熟时不开裂；核呈卵形或椭圆形；种仁味苦或甜。杏的花期为3~4月，果期为6~7月。

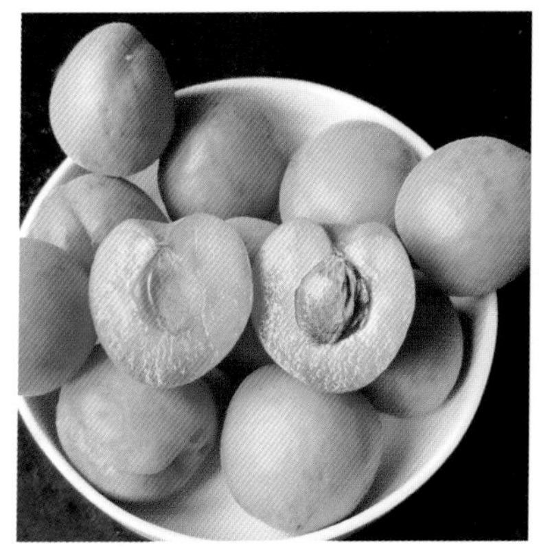
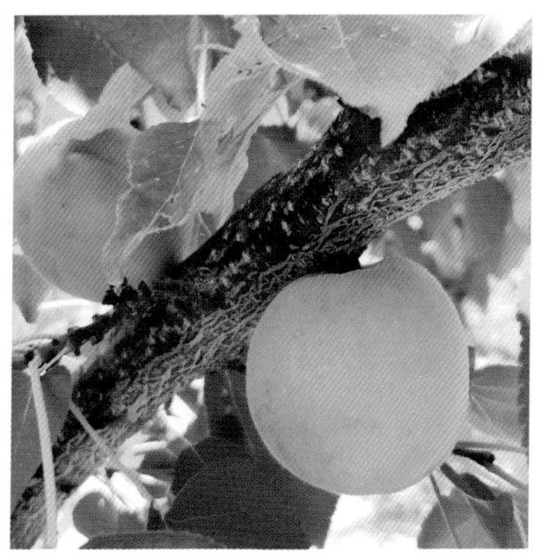

［成分与药用］杏营养丰富，内含多糖、蛋白质，钙、磷等矿物质以及多种维生素等，食用杏果、杏仁可延年益寿。杏的药用部位为杏仁，其含苦杏仁苷、脂肪油（杏仁油）、蛋白质和各种游离氨基酸，可止咳平喘、润肠通便，常吃有美容护肤的作用。

［性味］味苦，性温，有小毒。

［功效与主治］止咳平喘，润肠通便。用于外感咳嗽，喘满，伤燥咳嗽，寒气奔豚，惊痫，胸痹，食滞脘痛，血崩，耳聋，疳肿胀，湿热淋证，疥疮，喉痹，肠燥便秘等。

［用法］直接食用，或水煎服。

［验方应用］

1. 治疗痤疮：杏花、桃花适量等分，用矿泉水浸泡1周，用此水洗面，每日早晚各1次，连续使用。

2. 中医美容：取杏花、桃花、梨花、黄瓜花各30克，皆为干品，一同研成细末，调入面霜中，用此搽脸，可减少皱纹及色斑。

3. 治疗黄褐斑：用鲜杏花、鲜桃花、鲜柿叶各100克，加补骨脂30克，一起晒干研末，再用适量鲜芝麻油，调成稀糊状，装于瓶中。每晚睡前涂患处，第二天清晨洗去。连续使用数周。

4. 治疗迎风流泪症：用杏叶煎汤，每天洗眼或熏眼。

5. 治疗老年性哮喘病：用杏仁、冰糖各30克，用水煎服，服用数周。

6. 治跌打损伤：用鲜杏叶、大黄各适量，一起捣烂，加少量蜂蜜，敷于患处。

7. 治疗黄水疮：取杏仁，焙焦研成细末，用芝麻油调成糊状，涂于患处。

8. 治疗肺气肿：用杏花10克，杏仁、桑白皮各30克，猪肺1个，在砂锅中加水煮至熟烂，再加黄酒、盐各适量，去药渣，吃猪肺喝汤。

［食用注意］阴虚咳嗽及大便溏泄者忌服。

18 油桃

［简介］油桃，别名李光桃、桃驳李，为蔷薇科桃属植物，是普通桃（果皮外被茸毛）的变种，因其表面光滑如油、无毛，与苹果、李子的表面一样光滑，故称为油桃。其核果近球形，果肉为橙黄色泛红色，有带深麻点和沟纹的核，内含白色种子。

［成分与药用］油桃营养丰富，果味香甜，汁水丰盈，是一种消暑止渴的水果。其含糖13%、有机酸1.5%、果胶1%、蛋白质1.1%，且还含有17种人体所需氨基酸、胡萝卜素等。

［性味］味甘、酸，性温。

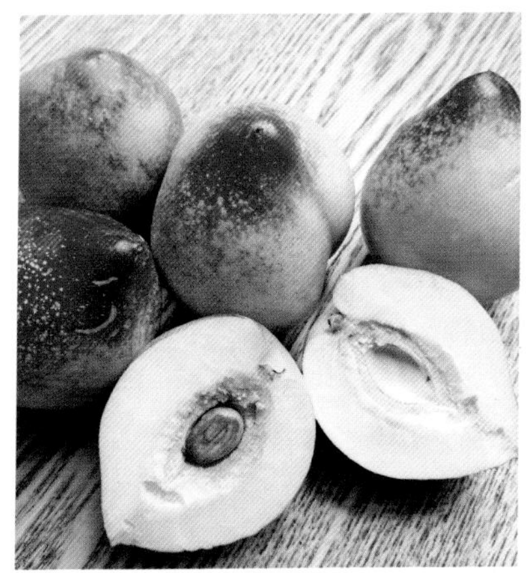
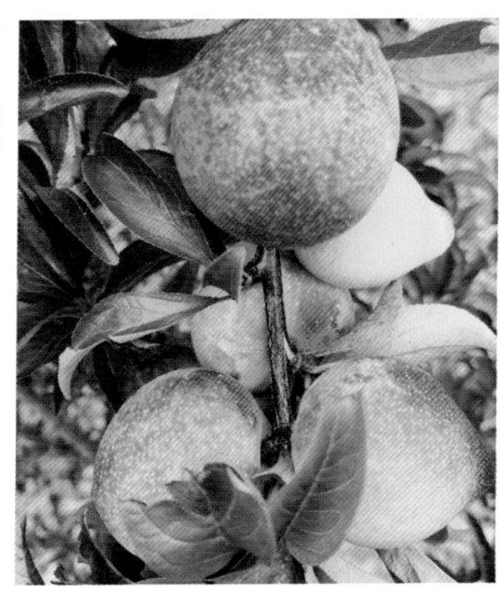

[功效与主治]

1. 补益气血、养阴生津：适合大病之后，气血亏虚、面黄肌瘦、心悸气短者食用。

2. 适宜缺铁性贫血、水肿患者食用：油桃的含铁量较高，是缺铁性贫血患者的理想辅助食物，另外，油桃含钾多、钠少，适合水肿患者食用。

3. 有助于补充维生素C：维生素C不仅有助于身体吸收铁和维护免疫系统，而且对合成皮肤的重要组成部分胶原密切相关。胶原可促进伤口结疤和愈合。

4. 桃仁止咳、降血压：桃仁提取物有抗凝血作用，并能抑制咳嗽中枢而止咳，同时能使血压下降，可用于高血压患者的辅助治疗。

5. 主津少口渴，肠燥便秘，闭经，积聚。

[用法] 内服：适量，鲜食；或作脯食。外用：适量，捣敷。

[食用注意] 忌与甲鱼同食。糖尿病患者血糖过高时应少食。

19 苹婆

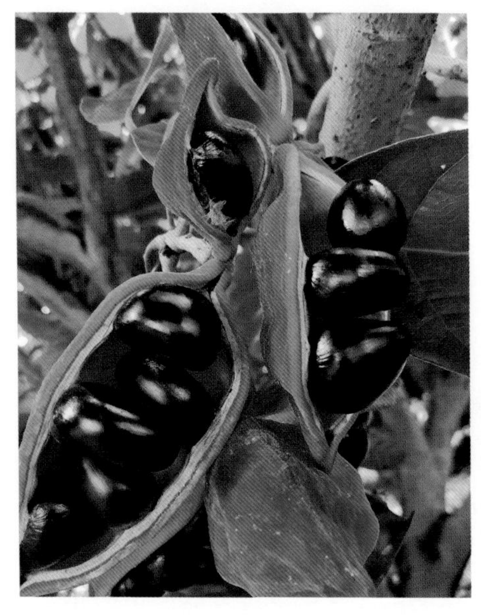

[简介] 苹婆，又名频婆、九层皮、凤眼果、酸角、七姐果、潘安果，为梧桐科苹婆属常绿乔木的果实，在广西石灰岩山区有“木本粮食”之称。其果、材、皮具有较高的经济利用价值，其种仁富含淀粉、蛋白质、脂肪、维生素、多酚、氨基酸、微量元素等多种营养成分，可煮熟食用，制作糕点、煲汤或作烹饪配菜等，味似板栗，在广东常作为名肴配料，如苹婆仁烧肉、苹婆仁烧鸡，被誉为高级宴席名菜；果荚具有治疗血痢的特殊效果。

[成分与药用] 苹婆的果肉为黄色，富含维生素A、淀粉和糖，营养十分丰富，能调节脂肪代谢，提供膳食纤维，解毒，增强肠道功能。中医学认为，苹婆以种子入药，有温胃、健脾、止泻、杀虫、明目、壮阳等功效。苹婆的营养成分很适宜夜盲症，容易长粉刺、疖疮等皮肤病，肺气肿，甲状腺功能亢进症的人群食用。其与清热养阴的鸭肉清炖，鲜香清甜，有健脾益气、养胃

滋阴的作用，男女老少皆宜。

[性味] 味甘，性温。

[功效与主治] 种子：甘，温。温胃，杀虫。用于虫积腹痛，反胃吐食，疝痛。果荚：淡，平。用于中耳炎，血痢，疝气；外用于痔疮。

1. 治脏腑生虫及小儿食泥土、腹痛、癖块积硬。养肝胆，明目去翳，止咳退热，解利风邪，消烦降火。

2. 治小儿烂头疡，煅存性，开油搽；消热气，煲肉食。

[用法] 内服：煎汤或研末为散。外用：煅存性研末调搽。

[验方应用]

1. 治腹中蛔虫上攻，心下大痛欲死，面有白斑：酸角、牵牛子各七枚，水煎服。

2. 治反胃吐食，食下即出，或朝食暮吐，暮食朝吐：酸角七枚。煅存性，每日酒调下方寸匕，服完为度。

3. 治疝痛：酸角七枚。酒煎服。

[食用注意] 脾虚便泄者禁服。

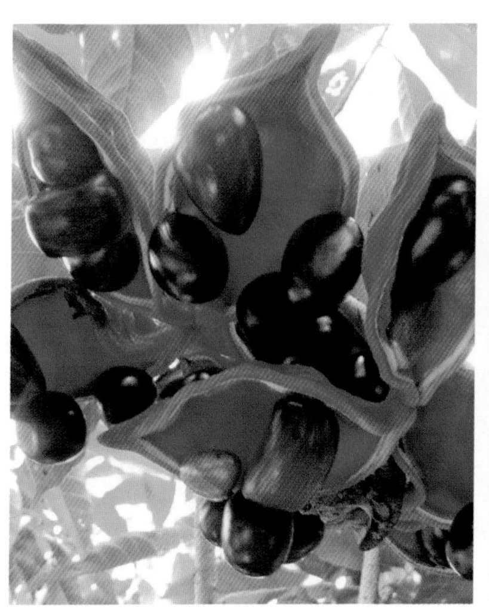

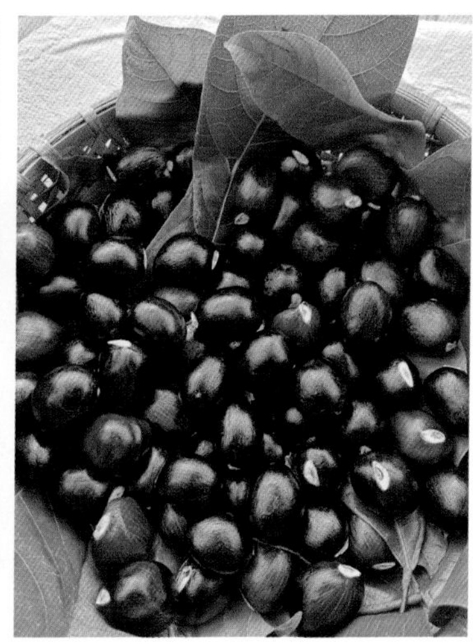

［由来与传说］苹婆其名来自梵语，相传由唐代三藏法师从西域传入。在民间传说中，苹婆树是“神树”，其叶子和七夕的水一样是宝，男女老幼冷风受凉、高温中暑时，均可用来泡水洗身；如肚胀滞食、肠胃不适，可将叶子晒干泡茶喝。

20 西印度樱桃

［简介］西印度樱桃，别称针叶樱桃，为金虎尾科金虎尾属植物的果实，适合在雨量充沛、日照充足、温度适宜的热带及亚热带地区生长，以富含维生素C而闻名于世，是世界公认的“天然维生素C之王”和“生命之果”。我国台湾、广东、海南、云南和广西均有种植。

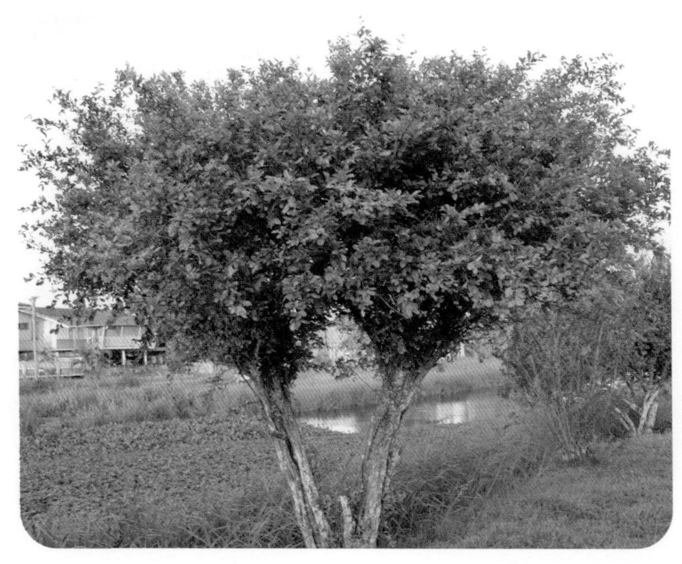

[成分与药用] 西印度樱桃果实富含维生素C，是维生素C含量最多的水果之一。其果汁中维生素C的含量是甜橙的30倍，堪称水果“维生素C之王”，可用于制作婴儿食品，补充天然维生素C；其还富含维生素A、维生素B_1、维生素B_2、烟酸、铁、钙、镁、磷、钾等维生素和矿物质，营养价值较高。果实除可鲜食外，还可制成果酱、蜜饯、果汁、果冻和混合饮料，对痢疾、腹泻、肝病等有较好的辅助疗效。

[性味] 味甘、酸，性微温。

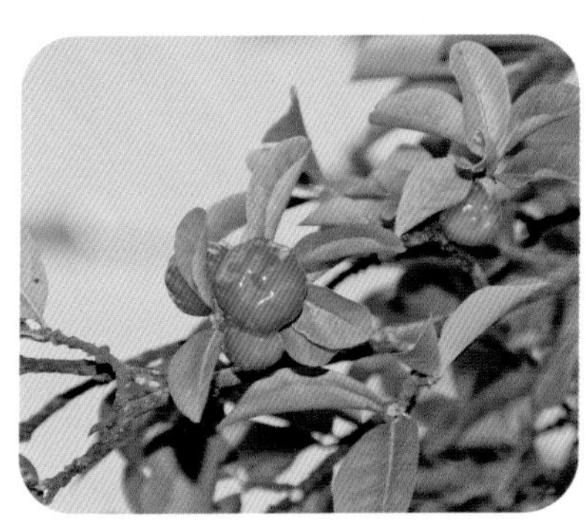

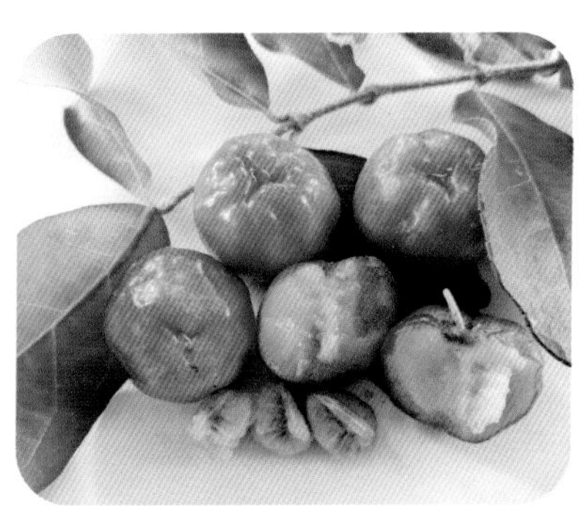

[功效与主治] 用于脾胃虚弱，少食腹泻，或脾胃阴伤，口舌干燥；肝肾不足，腰膝酸软，四肢乏力，或遗精；血虚，头晕心悸，面色不华，面部雀斑等顽固性斑类等。

[用法] 直接食用或榨汁外抹。

[验方应用]

1. 预防麻疹：麻疹流行时，给小儿饮用樱桃汁能够预防感染。

2. 治疗烧伤：将樱桃挤出汁液，频繁涂抹于烧伤部位，可立即止痛，避免伤口感染，防止化脓，起收敛止痛、防止伤处起疱化脓的作用。

3. 治疗轻、重度冻伤：可将樱桃汁涂抹于冻伤部位。

4. 美容消斑：常用樱桃榨汁涂擦面部及皱纹处，能使面部皮肤红润嫩白，去皱消斑（对顽固性斑或雀斑可以起淡化作用）。

5. 治咽喉炎：初发咽喉炎，于早晚分别食用樱桃30～60克，可起到消炎的功效。

［食用注意］ 樱桃不宜多食，因为其含有一定量的铁和氰甙，若食用过多会引起铁中毒或氰化物中毒。有溃疡症状、上火者，肾功能不全、少尿者慎食；糖尿病、热性病、虚热咳嗽、便秘患者忌食。

21 覆盆子

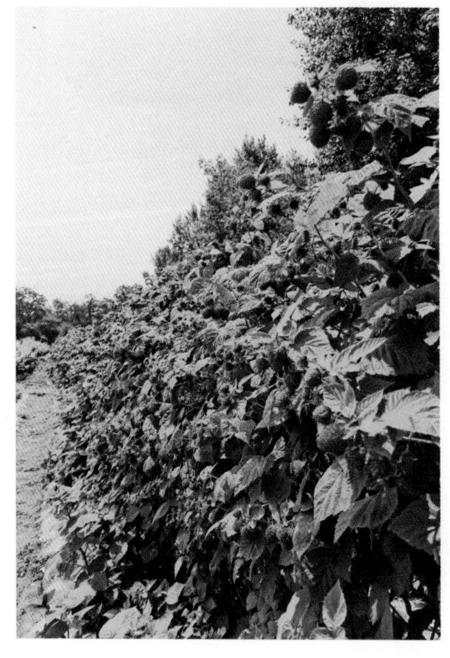

［简介］ 覆盆子，别名树莓、悬钩子、覆盆、野莓、木莓，为蔷薇科悬钩子属植物的果实，多生在向阳山坡、山谷、荒地、溪边和疏密灌丛中潮湿处，尚未由人工引种栽培。其果期为4～6月。

［成分与药用］ 覆盆子果实中含有丰富的脂肪、碳水化合物、矿物质、有机酸，维生素A、烟酸、维生素B_1、维生素B_2、维生素C、维生素

P、维生素B_9、维生素E等多种维生素，以及水杨酸、酚酸、树莓酮、超氧化物歧化酶、花青素、鞣化酸等，具有促进吸收消化、改善新陈代谢、增强抗病能力的作用。其果实、根、茎、叶均可入药。

[性味] 味甘、酸，性温。

[功效与主治] 涩精益肾，助阳明目，醒酒止渴，化痰解毒，活血止血，祛风利湿。用于肾虚、遗精、醉酒、丹毒，吐血便血，肠炎痢疾，风湿关节痛，跌打损伤，月经不调，白带，咽喉肿痛、多发性脓肿、乳腺炎等。

1. 治疗遗尿、尿频：覆盆子甘温可助阳，酸涩以缩尿，入肾、膀胱经，能温补肾阳而固涩缩尿。《本草经疏》中记载其能“益肾脏，缩小便”，可用于肾气不足，下元虚冷，膀胱失约而致遗尿、小便余沥、尿频等，常与海螵蛸、益智仁、金樱子等固肾缩尿之品同用。

2. 治疗遗精、滑精：《本草通玄》中记载覆盆子能“强肾而无燥热之偏，固精无凝涩之害”。其入肾经，善能补肾益精，固涩止遗，常与菟丝子、金樱子、芡实等固肾涩精之品同用。

3. 治疗阳痿、不孕：《药性论》曰覆盆子“主阴赓”，《本草通玄》谓其能起阳治痿，《本草述》曰其“或补肾元阳，或益肾阴气，或专滋精血，随其所宜之主，皆能助阳为理也”。覆盆子甘酸微温，可补可收，能补阴益精气，敛耗散之气而生精液，起阳事，固精关，常用于肾阳不足、精寒精清、阳痿不举、遗泄不育及妇女宫冷不孕等，可单用，如《濒湖集简方》以本品浸酒服；或常与枸杞子、菟丝子、五味子等配伍；或与鹿茸、巴戟天、肉苁蓉等温肾壮阳、益精补髓之品配伍同用。

4. 治疗肝肾不足、目暗不明：覆盆子酸甘能化阴，入肝、肾，有益肝肾、明目的作用，久服能改善视力，用于肝肾不足、两目昏花、视物不清等，可单用，或与枸杞子、熟地黄、桑椹、菟丝子等补肝肾药同用。

［用法］果生食，根煮水，0.5～1两；叶外用适量，鲜品捣烂敷患处。

［食用注意］肾虚火旺、小便短赤者以及怀孕初期的妇女应慎用。

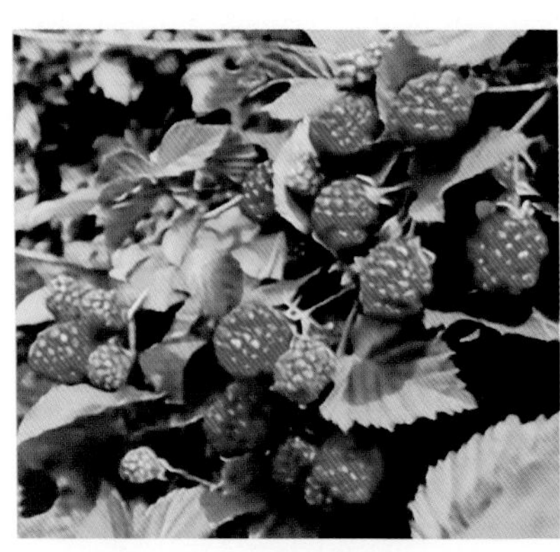

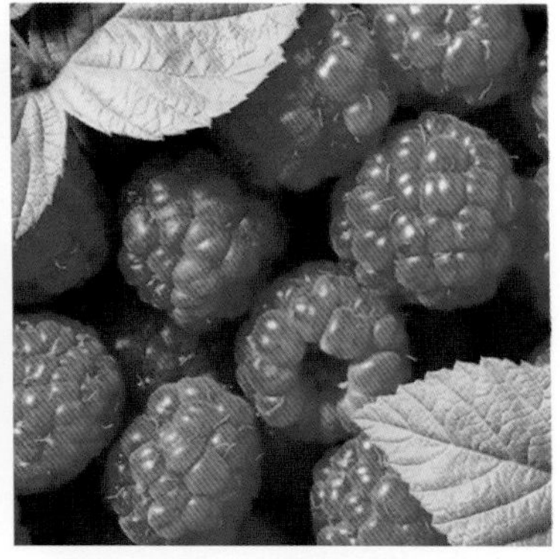

［由来与传说］传说古时候有一位老人每天上山砍柴，有一天砍柴累了，非常渴，但忘了带水，他发现旁边树上有好多果子，于是他就从树上摘下果子吃了。回家以后，他发现了一个奇怪的现象：以前每天晚上都得起夜上厕所，但是当天晚上睡觉居然没起夜。他觉得这可能是吃了山上野果的缘故，于是他又去山上采了些野果天天吃，从此晚上再也不用起夜了。由于他吃了这果子后晚上不用起夜，不需要用尿盆了，可以把尿盆翻覆过来，由此就有了“覆盆子”这个名字。

22 黑老虎

[简介] 黑老虎，别名冷饭团、过山风、风沙藤、钻地风，为木兰科南五味子属，木质常绿藤本野生水果植物的果实。其为聚合型水果，打开后每一粒的果肉呈心形或卵状心形，成熟时味甜，可食，果肉像葡萄，肉色如荔枝，果香如苹果，色、香、味俱佳，营养与药用价值较高。

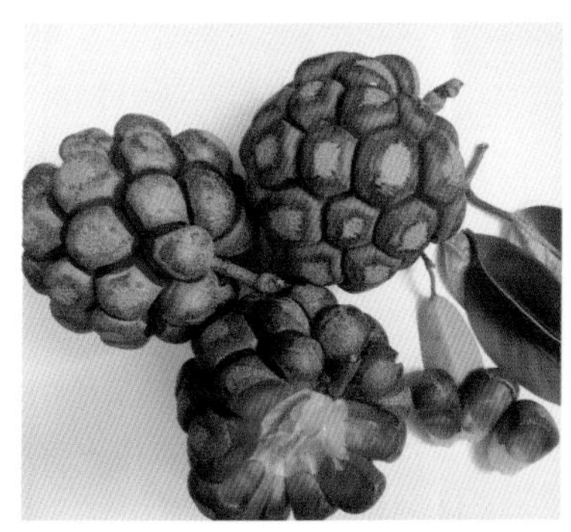
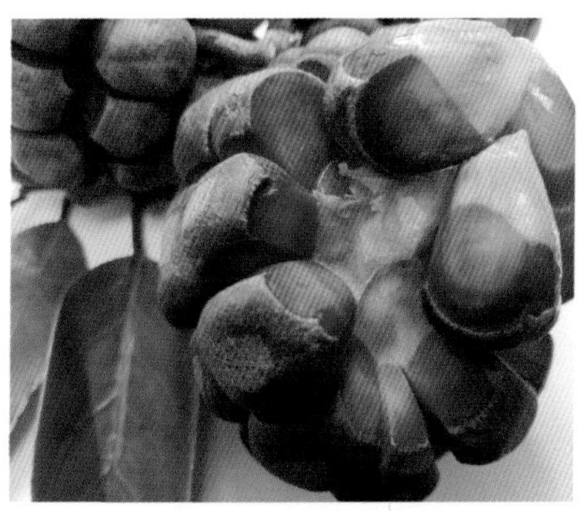

[成分与药用] 黑老虎果肉中含有大量人体所需的氨基酸和微量元素，其中人体必需的微量元素含量最高的是锰和钠，其次是锌、钾、铁、镁、钙。木脂素类和三萜类是黑老虎的主要化学成分，此外，还有倍半萜类、花色苷、甾体类等成分，具有清除体内自由基、美白养颜、抗氧化的作用，此外，其活性成分在抗艾滋病和抗肿瘤等方面也具有一定作用。

[性味] 味辛、微苦，性温。

[功效与主治] 养血止血，滋养安胎，涩肠固精，利湿止泻，理气止痛。用于慢性胃炎，急性胃肠炎，胃及十二指肠溃

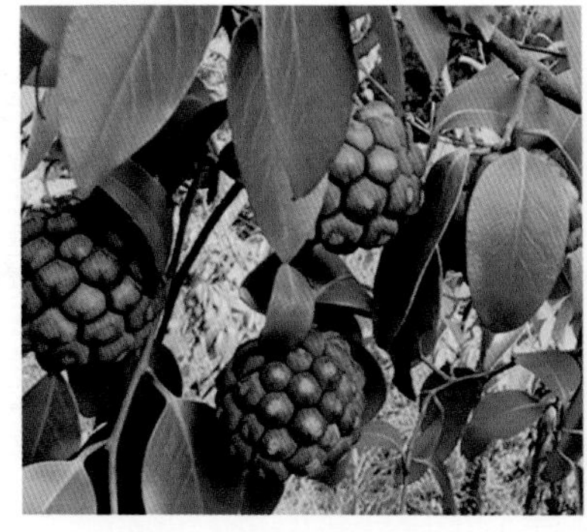
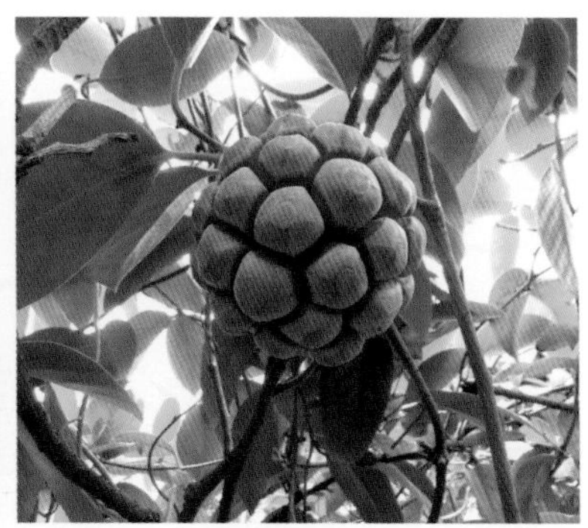

疡，风湿痹痛，跌打损伤，痛经，产后瘀血腹痛等。

[用法] 直接食用，或煎汤服用。

[验方应用]

1. 治慢性胃炎、溃疡病：黑老虎、山姜各15克，野桂皮、良姜各10克，香附6克，水煎服。并发出血者加侧柏炭15克。

2. 治风湿骨痛：黑老虎、檫树根、光叶海桐各30克，鸡血藤、豨莶草各15克，水煎服或浸酒内服，并取少许搽患处。

3. 治痛经、产后瘀血腹痛：黑老虎30克，山苍树根15克，水煎服。

[食用注意] 不可与冰片同服，孕妇慎服。

[由来和传说] 古时有一位年轻人，常年风里来雨里去地工作，渐渐出现手足麻木、肢体半瘫，但为了生计，仍跟随家旁寺中的和尚上山采药，以卖药为生。他非常善良，爱帮助别人，遇到穷人生病，无私将药奉献。一天，他采药到很晚，在一球形藤上休息时不知不觉睡着了，刚一入睡，就梦见一只大老虎，大大的黑脑袋，突然向他脸上、口里喷洒鲜红的血液，鲜血灌满了他的肚子。梦醒后他抬头望去，只见球形藤被他压断处滴出像血液一样的液体，染红了他的脸，灌饱了他的肚子。后来他天天砍一块藤子回家煮水喝。两个月后，他全身麻木、酸疼的症状全部消

退，活动自如。别人问其缘由，他就将事情的原委告诉人们。就这样，一传十，十传百，很多类似的患者均被治愈。由于这种球藤颜色近似黑红，再加上这位年轻人当时做的梦，人们就把这味药称为“黑老虎”。

23 海枣

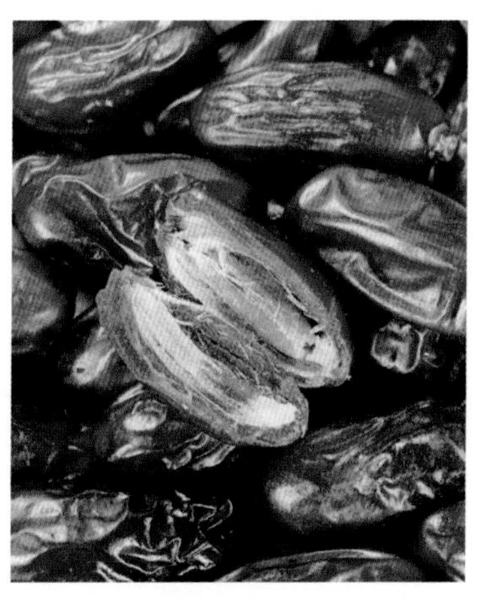

[简介] 海枣，又名椰枣、波斯枣、番枣、伊拉克枣，为棕榈科刺葵属植物的果实。其果实呈长圆形或长状椭圆形，成熟时深橙色，果肉肥厚。海枣营养丰富，富含果糖，因果糖血糖生成指数最低，所以可供糖尿病患者少量食用。海枣里浸出的糖汁经过凝结可作为调料，常用于煮肉，甜而不腻。

[成分与药用] 海枣营养成分丰富，主要有葡萄糖、果糖和蔗糖，蛋白质含量3%，并含多种氨基酸、脂肪、维生素、无机盐等，其所含的纤维素非常柔软，不会对敏感的胃肠造成伤害，可治疗胃溃疡。

[性味] 味甘，性温，无毒。

[功效与主治] 补中益气，止咳润肺，化痰平喘。用于肠胃病、痢疾、便秘、肝病等。

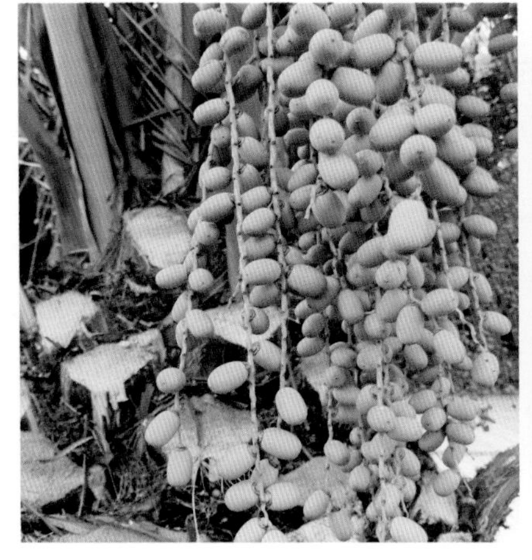
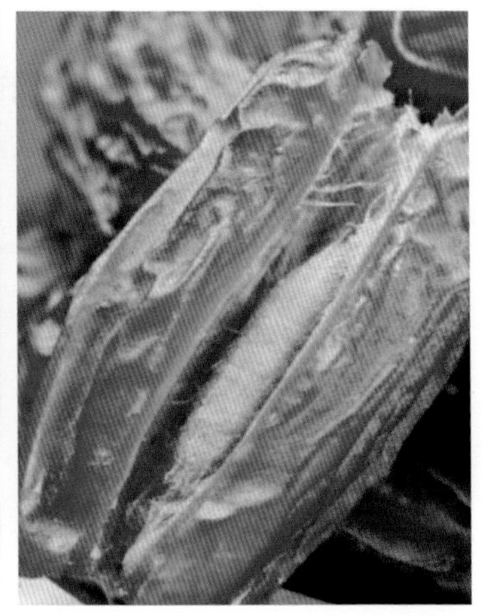

1. 治疗儿童肠胃病和儿童痢疾：海枣中的糖分很容易被吸收和消化，可以治疗儿童的肠胃病；其与蜂蜜混合，每日服用3次，可以治疗儿童痢疾，也有利于儿童牙齿发育。

2. 排毒养颜、减肥：海枣中含有天然糖分和水，具有排毒养颜的功效；且含有多种营养物，能够抵御饥饿感，刺激肠胃，大量消耗热量，起到减肥的作用。

3. 治疗便秘、肝病：海枣有恢复和增强肠功能的作用，帮助缓解便秘，其排毒功效可以清理肝脏里的毒素和重金属，还可以治疗扁桃体发炎和感冒发热。

4. 治疗性功能低下：海枣和牛奶、蜂蜜混合食用可帮助恢复男女双方性功能，老人食用可以增强体力，是强身健体的天然壮阳食物。

5. 帮助戒酒、增强体质：新鲜海枣汁可以加速新陈代谢，有助于戒酒。海枣中含有丰富的维生素、矿物质和天然多糖，可以缓解体虚，和蜂蜜一起食用可促进青少年智力和骨骼发育，减少贫血与软骨病等疾病发生。

6. 助产、促进乳汁分泌：子宫在生产过程中需要大量的糖分，海枣含有的大量糖分可以刺激子宫，在分娩时清理肠胃并为孕妇提供热量。海枣中富含的纤维素和钙，能够有效促进女性乳汁的分泌。

［用法］直接食用。

［食用注意］糖尿病患者、肥胖者不宜多食。

24 滇藏杜英

［简介］滇藏杜英，别名克地老、野桃子，为杜英科杜英属植物的果实，生长于海拔1300～3000米的常绿林里。其核果呈椭圆形，有残留茸毛，内果皮坚骨质。

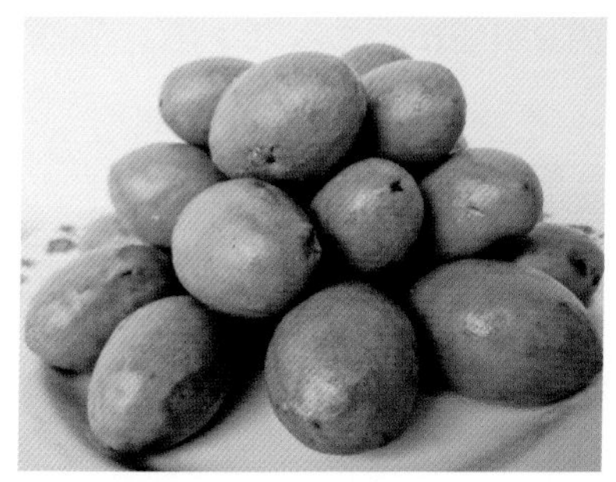

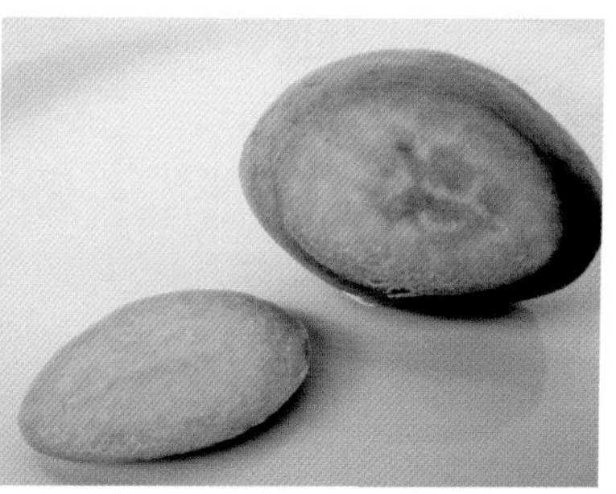

［成分与药用］滇藏杜英果实含有水、挥发物、粗蛋白、粗脂肪、总糖、还原糖、非还原糖、维生素C、维生素B等。其果肉风味独特，苦涩酸甜，可生津止渴。

［性味］味苦、酸、涩，性温。

［功效与主治］敛肺，涩肠，下气。治久咳失音，咽痛喑哑，久泻，久痢，脱肛，便血，崩漏，带下，遗精，尿频等。

1. 补血活血：滇藏杜英泡酒喝可以让身体吸收丰富的营养，特别是能吸收大量微量元素铁，从而增强人体造血功能，促进人体内血红细胞再生，经常饮用具有补血活血的重要作用，它对气血亏虚、缺铁性贫血、面色暗黄都有一定的调理作用。

2. 促进消化：滇藏杜英泡酒喝，还能为人体提供有机酸和纤维素，促进消化液分泌，加快肠胃蠕动，从而提高肠胃的消化功能，适合消化不良和食欲不振者饮用。

3. 利水消肿：滇藏杜英泡酒喝，能让人体吸收丰富的微量元素钾与磷，加快人体内微量元素钠的代谢，促进体内多余水分排出，适合小便不利、身体浮肿饮用。

4. 美容养颜：滇藏杜英果酒中含有多种人体必需的维生素和微量元素，这些物质被人体吸收后能活血通络，滋养肌肤，加快皮肤表层的血液循环，促进皮肤细胞再生与代谢，经常饮用可以滋养细嫩肌肤，增加皮肤弹性，延缓皮肤衰老。

[用法] 鲜食、泡酒、腌制、煎汤内服，或入丸、散；煎水熏洗外用。

[食用注意] 暴嗽初泻、外邪未解、内有湿热实火者禁服。

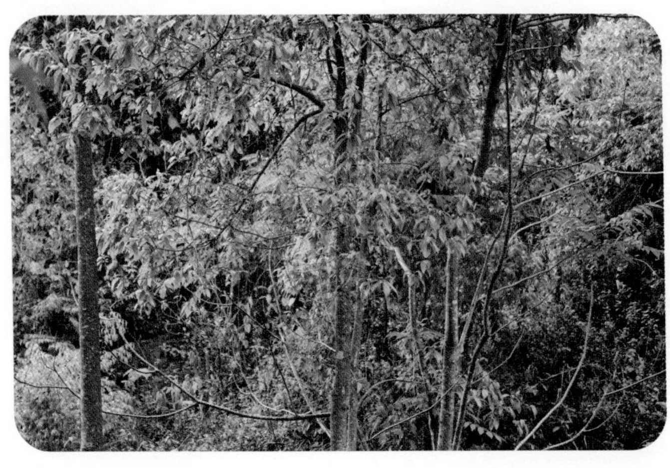

25 零陵香豆

［简介］零陵香豆是豆科二翅豆属二翅豆木的种子，其外表起皱，像注射了生长激素的葡萄干，具有特殊的香气。

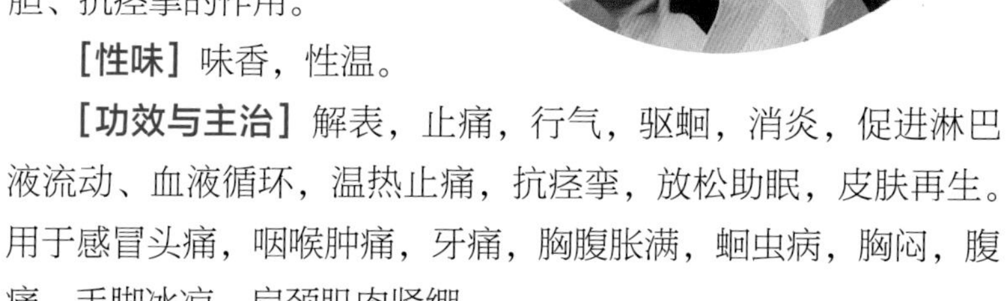

［成分与药用］零陵香豆的主要成分为香豆素和苯基酯，具有降血糖、利胆、抗痉挛的作用。

［性味］味香，性温。

［功效与主治］解表，止痛，行气，驱蛔，消炎，促进淋巴液流动、血液循环，温热止痛，抗痉挛，放松助眠，皮肤再生。用于感冒头痛，咽喉肿痛，牙痛，胸腹胀满，蛔虫病，胸闷，腹痛，手脚冰凉，肩颈肌肉紧绷。

［用法］取香豆种子磨碎服用。

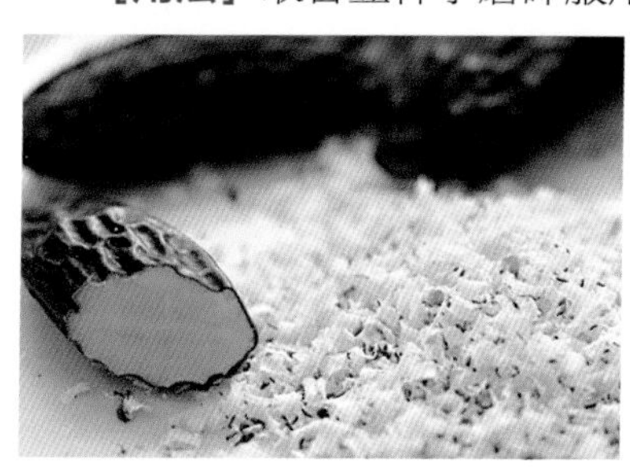

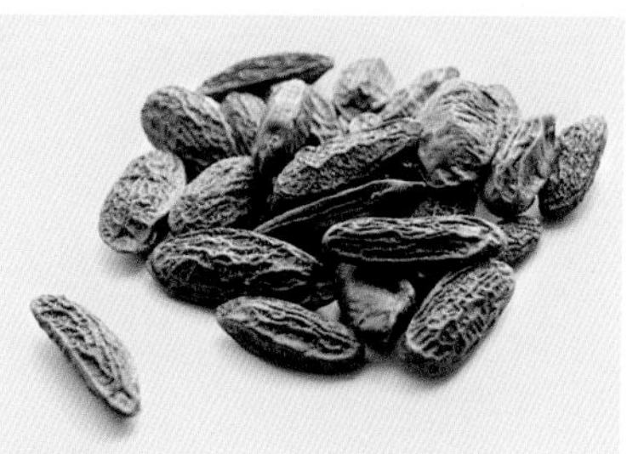

平（凉）性水果

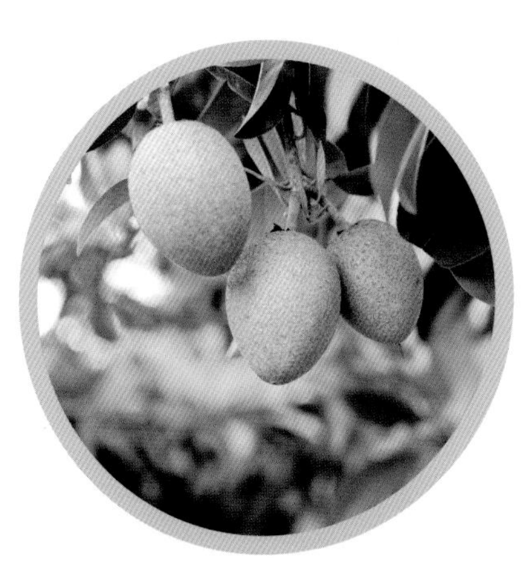

26 芒果

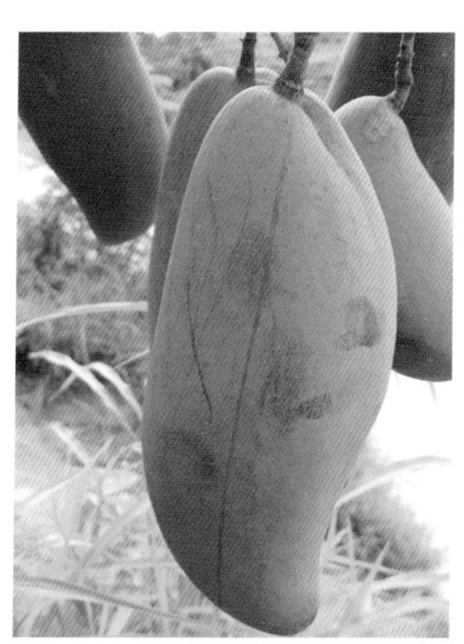

［简介］芒果是杧果的通俗名，为漆树科常绿大乔木的果实，为热带著名水果，汁多味美，既可制成罐头、果酱或盐渍供调味，亦可酿酒。其果皮入药，为利尿峻下剂；果核疏风止咳；叶和树皮可作为黄色染料；木材坚硬，耐海水，宜做舟车或家具等。

［成分与药用］芒果富含糖类、蛋白质、粗纤维、胡萝卜素、维生素C等，有通经、止呕作用。

［性味］味甘、酸，性平。

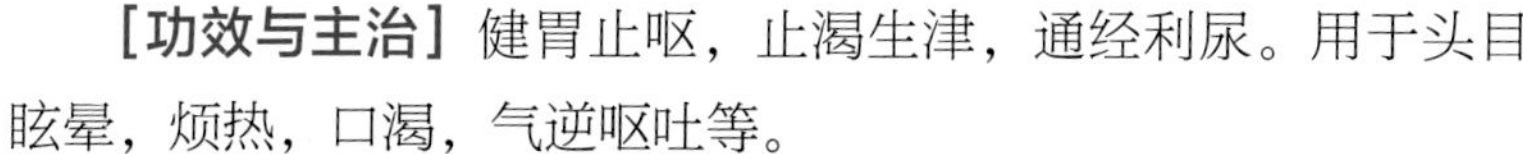

［功效与主治］健胃止呕，止渴生津，通经利尿。用于头目眩晕，烦热，口渴，气逆呕吐等。

［用法］直接食用，或水煎服。

［验方应用］

1. 治慢性咽炎、声嘶、晕船呕吐：鲜芒果1个生食；或芒果2个切片煎水服，每日2次。

2. 治烦热口渴：鲜芒果1～2个生食；或芒果片30克、芦根30克、天花粉30克、知母15克，水煎服，每日2次。

3. 治闭经：芒果1个，生食；或芒果片20克、桃仁9克、红花9克、当归9克、赤芍9克、熟地黄30克，水煎服，每日1剂。

[食用注意] 饱饭后不可食用芒果；不可与大蒜等辛辣之品共食，易发生“发黄病”；肾炎患者应慎食。

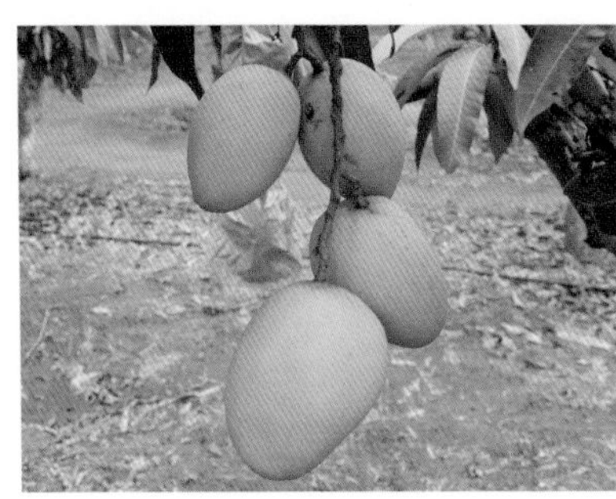

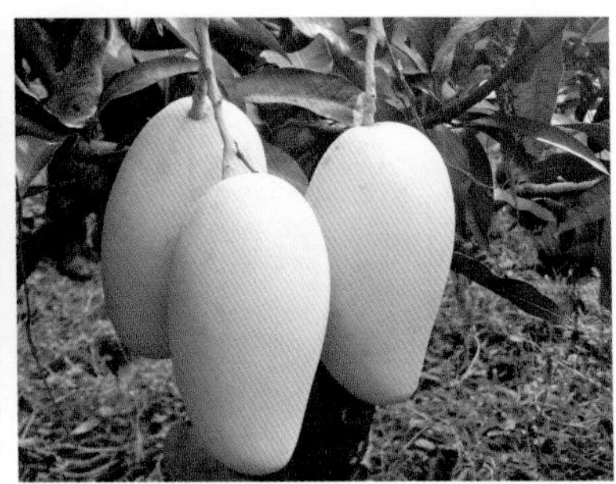

[由来与传说] 芒果在印度栽培的历史最长久，产量约占世界80%。传说印度曾有一位虔诚的信徒，他将自己的芒果园献给释迦牟尼，让他可以在树下休息，所以至今为止，在印度的佛教和印度教的寺院里都可以看到芒果树的叶、花和果的图案，他们喜欢用芒果树的图案来装饰寺院。

[常见品种]

1. 凯特（Keitt）：美国佛罗里达州选育，为印度穆尔古巴实生树后代，中国热带农业科学院南亚所于1984年从澳大利亚引进并推广。该品种果实宽卵形，平均单果重787克，果色黄色带

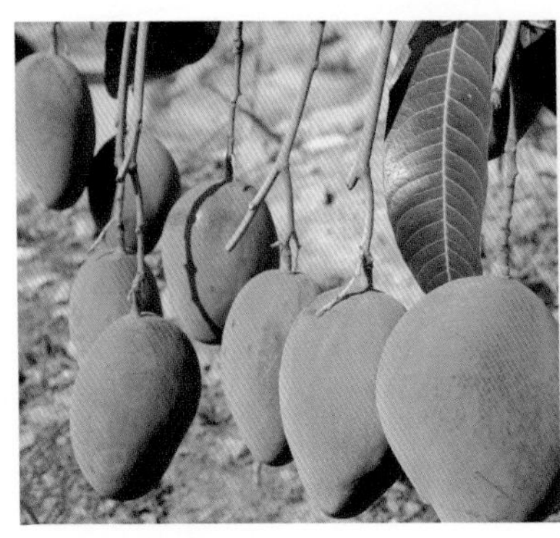

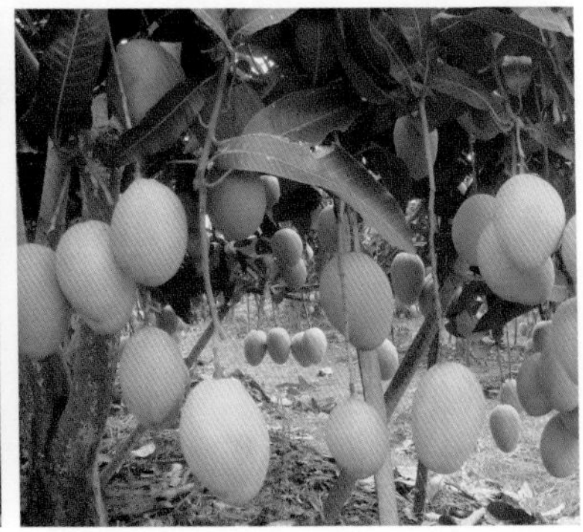

粉红，有淡紫色的果粉，皮孔多且小，果肉多汁，纤维极少，风味浓郁，香甜可口，产量较高，果皮厚，耐贮运。其属晚熟优良品种，在攀枝花等地成熟期可推迟到10月，目前已是攀枝花的主栽品种。

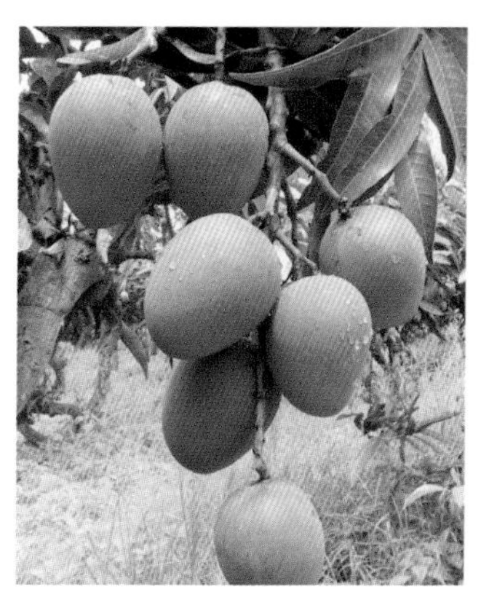

2. 吉禄（Zill）：美国佛罗里达州选育，为美国海顿实生树中选出，中国热带农业科学院南亚所于1984年从澳大利亚引进并推广。该品种果实宽椭圆形，平均单果重302克，果色紫红，果肉橙黄色，多汁纤维少，浓香甜蜜，品质优，高产稳产，在攀枝花成熟期可推迟到9月中下旬，目前已是攀枝花的主栽品种。

3. 热农1号：是中国热带农业科学院南亚所2014年选育的优良国审新品种。其平均单果重555克，可食率80.1%，可溶性固形物16.4%，可滴定酸0.19%，果形端正，果皮桃红色，皮质细腻，果点小，果皮光滑，外观色泽艳丽均匀一致，丰产稳产性好，无大小年结果现象，商品性能好，品质优良，味道酸甜适口，肉质细腻口感好，纤维少，果核小可食率高，鲜食品质极佳，抗炭疽病和细菌性角斑病能力较强。

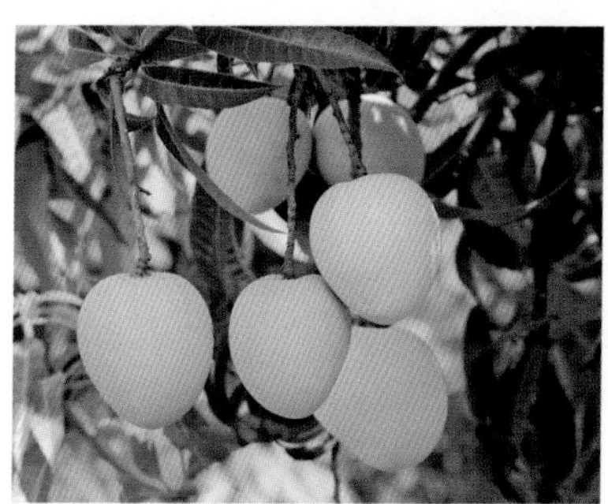

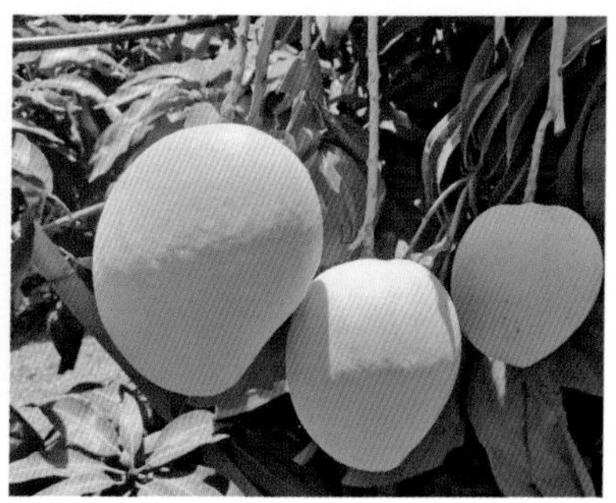

27 菠萝蜜

[简介] 菠萝蜜，又称木菠萝、包蜜，为桑科热带果树的果实。其果实巨大，可达40多千克，结于树干上，典型热带茎生特征。

[成分与药用] 现代医学研究证实，菠萝蜜中含有丰富的糖类、蛋白质、B族维生素、维生素C、矿物质、脂肪油等，对维持机体的正常生理功能有一定作用。

[性味] 味甘、酸，性平，无毒。

[功效与主治]《本草纲目》记载菠萝蜜能止渴解烦，醒脾益气，还有延年益寿的作用。服用菠萝蜜后能加强体内纤维蛋白的水解，促进组织与血管内的纤维蛋白及血凝块溶解，从而改善局部血液、体液循环，使炎症和水肿吸收、消退，对脑血栓及其他血栓所引起的疾病有一定的辅助治疗作用。

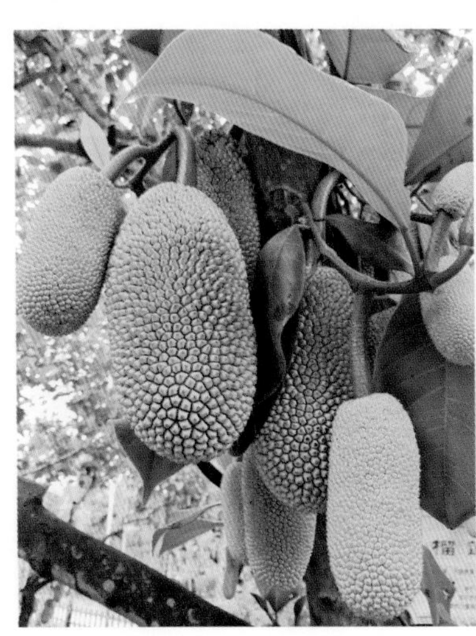

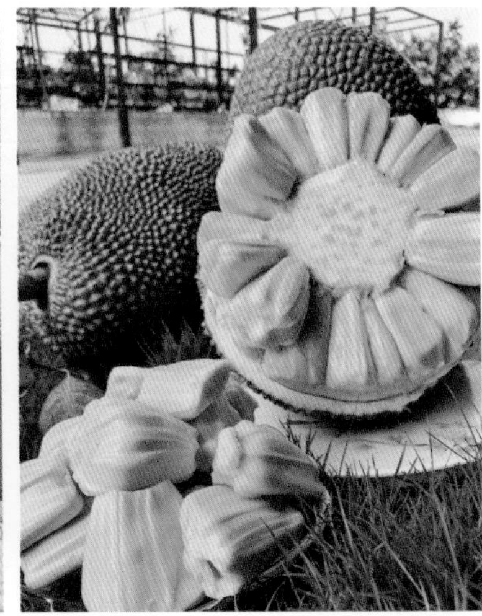

[用法] 菠萝蜜和银耳或燕窝一起炖服，可以滋养女性皮肤，为护肤良品。菠萝蜜炖乳鸽、菠萝蜜牛柳、糯米酿菠萝蜜等，营养又美味，具有健胃消食的功效。

[食用注意] 有过敏体质者慎食，忌与蜂蜜、牛奶、白萝卜一起食用。

[由来与传说] 相传汉明帝时期，佛教传入中国，除了引进大乘佛经宣扬佛教，还引进了佛教七宝，其中菠萝蜜就是当时引进的佛果。

28 尖蜜拉

[简介] 尖蜜拉，又名小木菠萝蜜，是桑科木菠萝属热带常绿果树的果实，为稀有热带水果，果肉独特可口，香味浓郁，外形和菠萝蜜相似。其果实呈不规则椭圆形，果皮有软刺，风味优于菠萝蜜。此外，尖蜜拉树形美观，经冬不凋，是一种优美的风景树。

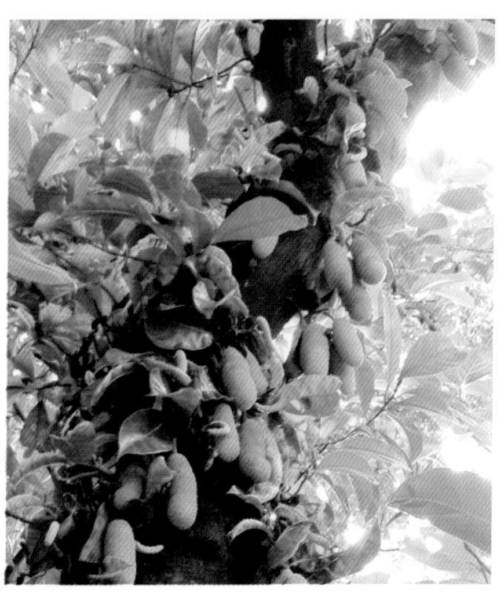

[成分与药用] 尖蜜拉成熟果肉味浓甜而芳香，营养丰富，含有丰富的糖、维生素、矿物质。从尖蜜拉汁液和果皮中能够提取一种叫尖蜜拉蛋白质

的物质，经临床应用证实，此蛋白质具有抗水肿、消炎等作用，可将阻塞于组织与血管内的纤维蛋白及血凝块溶解，从而改善局部血液、体液循环，使炎症和水肿吸收、消退，对脑血栓及其他血栓所引起的疾病有一定的辅助治疗作用。

［性味］味甘，性平。

［功效与主治］抗水肿，消炎。适用于治疗各种原因引起的炎症、水肿，如支气管炎、急性肺炎、咽喉炎、乳腺炎、产后乳房充血、产后血栓性静脉炎、关节炎、淋巴管炎等。

［用法］鲜食，或酿尖蜜拉，制尖蜜拉干、蜜饯等。尖蜜拉树汁可直接外涂局部。

［食用注意］有过敏体质者慎食，糖尿病患者不宜食用。

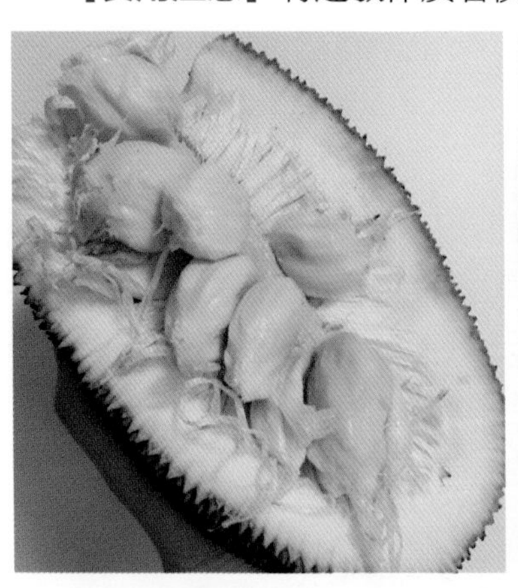

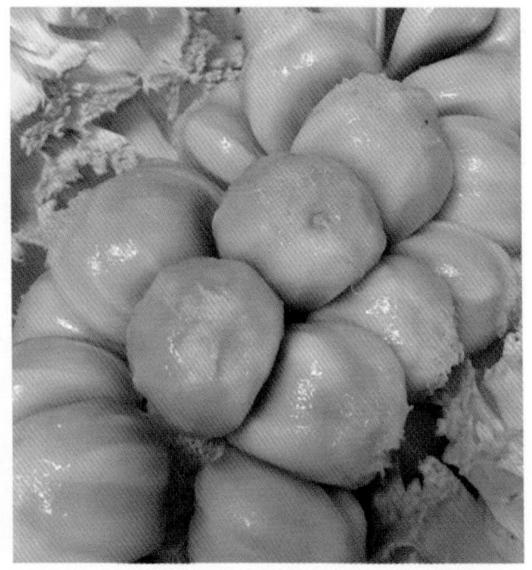

29 西番莲

［简介］西番莲，别名受难果、巴西果、藤桃、转心莲等，

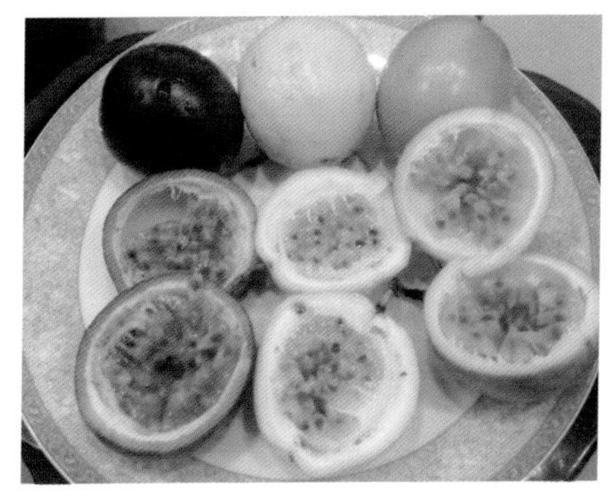

西番莲科西番莲属的草质藤本植物的果实。其为浆果，多汁液，有“果汁之王”的美称。

［成分与药用］西番莲果汁中含有多种维生素、氨基酸、糖类、果酸、超氧化物歧化酶、胡萝卜素及多种人体必需的微量元素，可以有效净化身体，避免有害物质沉积在体内，具有排毒养颜的功效。其中超氧化物歧化酶和胡萝卜素能够清除自由基，有养颜抗衰老的作用；果皮中含有丰富的多糖，可清除体内自由基，具有良好的抗氧化活性，养颜抗衰老；籽中提取的籽油含有黄酮、β-胡萝卜素和维生素E等物质，具有抑菌和抗氧化活性。

［性味］味甘、酸，性平。

［功效与主治］清肺润燥，安神止痛，和血止痢。用于咳嗽，咽干，声嘶，大便秘结，失眠，痛经，关节痛，痢疾。

［用法］直接食用，或煨水、泡酒服用。

［验方应用］

1. 治失眠：西番莲果实15克、仙鹤草30克，煨水服。

2. 治月经腹痛：西番莲果1～2个、白薇根10克，泡酒服。

［食用注意］气郁、痰湿、特禀、阳虚、瘀血体质者不宜食用；久病体虚、脾胃虚弱、消化不良及对西番莲过敏人群不宜食用；由于西番莲酸性较高，故胃炎或胃溃疡患者慎食。

［由来与传说］在美洲印第安人的传说中，西番莲花是白天的女儿。她承袭了父亲给予的热情阳光，身上总是洋溢着灿烂笑容，是森林和草地中最美的花朵。有一天，当晨星初升，西番莲

在睡梦中被一阵嘈杂声吵醒。她张开眼睛一看，河边有一位少年正在玩水。他的俊美容貌吸引了公主，西番莲一见钟情，爱上了他。而这位少年是黑夜的向导，只在夜间出现。公主对他十分爱慕，时时刻刻计算时间，等待夜晚的来临，盼望见到他一面，因此西番莲又称为“计时草”。

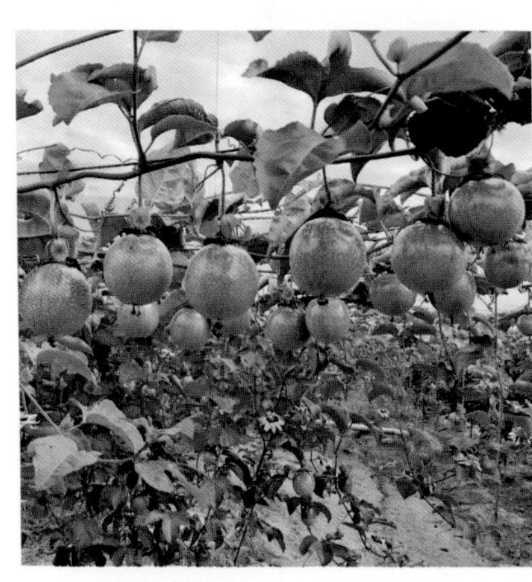
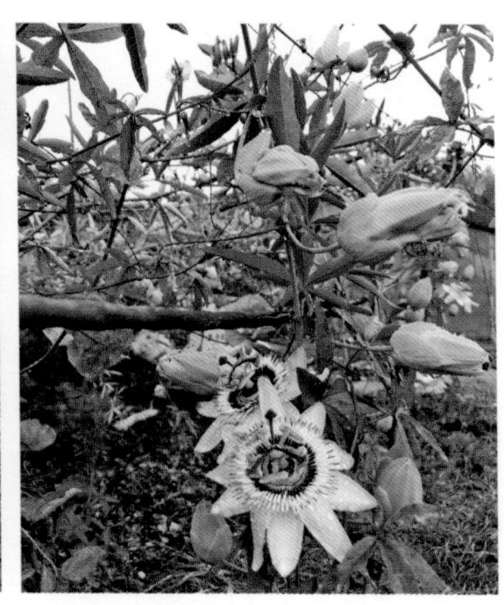

[常见品种]

1. 紫红色百香果：是野生紫果与黄果的杂交品种，也是目前主栽品种，有台农1号、紫香1号等。其植株卷须和茎叶均为绿色，叶掌状三裂，成熟果呈长圆形，果皮略光滑，紫红色，较黄色种稍薄，并有较细密的白色果点；果汁色泽橙黄，味极香；果味香浓，含有上百种芳香物质。其口感酸甜、果汁丰富、营养丰

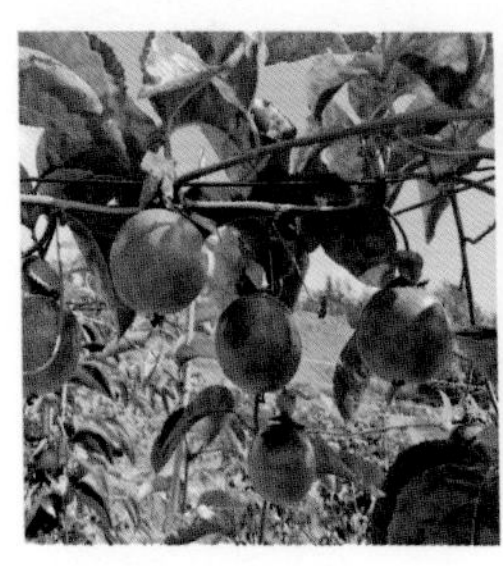
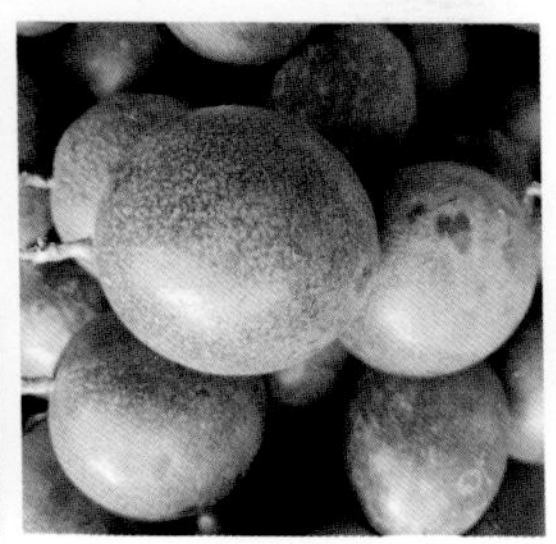
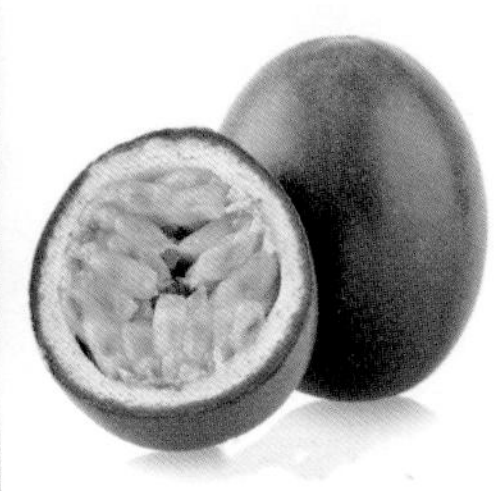

富、天然健康，有“果汁之王”的美誉，是现阶段很受欢迎的一种保健水果。

2. 黄金百香果：因成熟时果皮呈金黄色而得名。其植株卷须紫色，茎亦呈明显紫色，叶多为长卵形，少部分叶子为掌状三裂，成熟时果皮为亮黄色，果形较大，圆形，星状斑点较明显。该品种果汁较多，甜度高，带有浓郁的香味，是目前市场上的畅销品种之一。

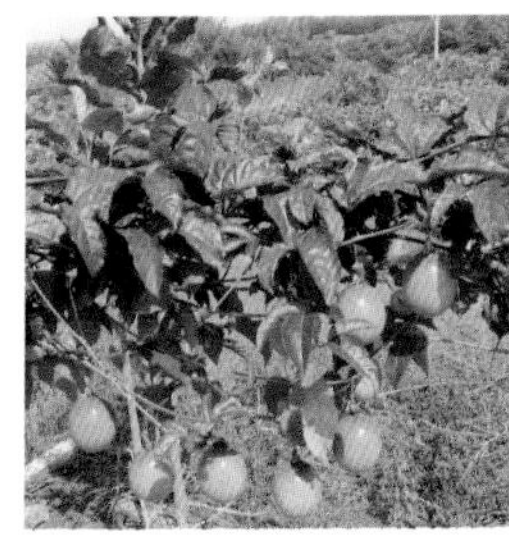
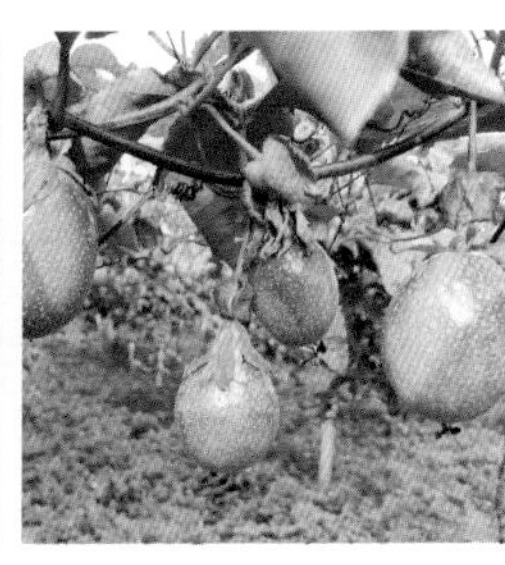
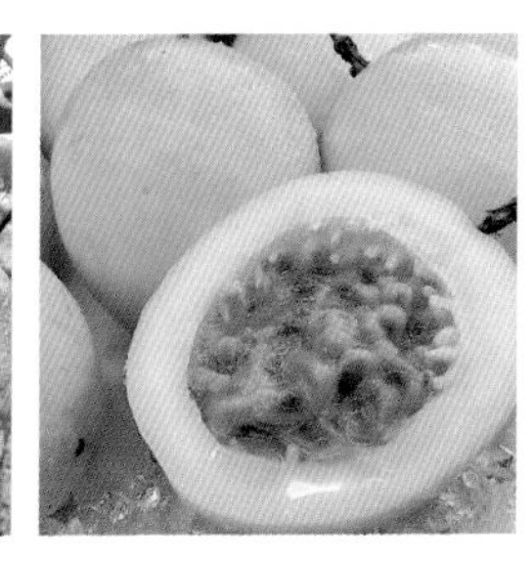

3. 龙珠果：原产于西印度群岛，现广泛生长于热带地区，为草质藤本。其植株叶宽卵形至长圆状卵形，被丝状毛，有臭味；茎具条纹并被平展柔毛；花白色或淡粉紫色；苞片3枚，1～3回羽状分裂，裂片丝状，顶端具腺毛；外副花冠裂片3～5轮，丝状；浆果卵圆球形，味甜可食，草黄色。《南宁市药物志》中记载其可清热、解毒、利水，治肺热咳嗽、浮肿、白浊，叶外敷烂脚痈疮；《广西药植名录》中记载其果实可润肺、止痛，治疥疮、无名肿毒。

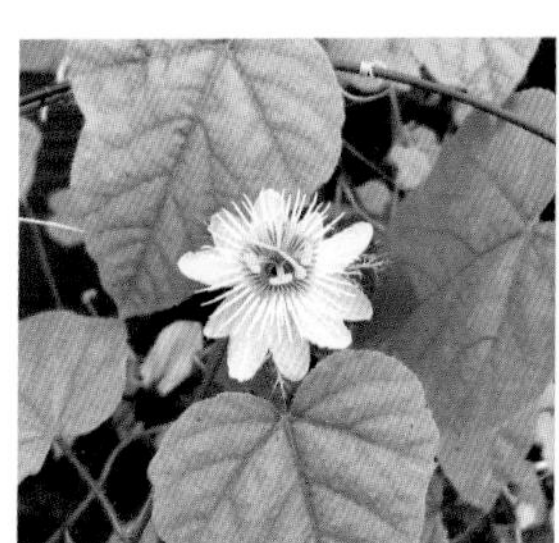
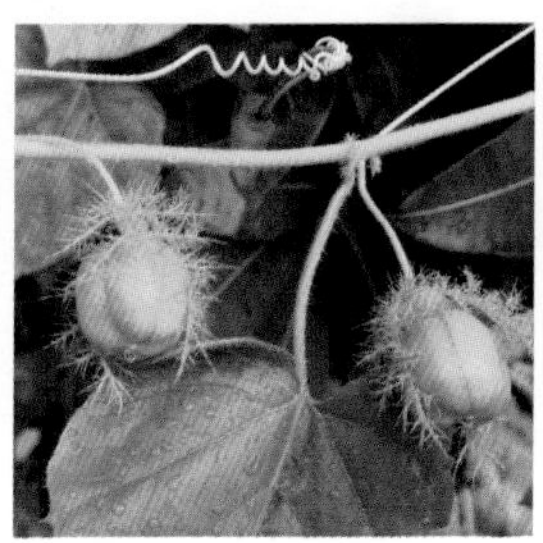
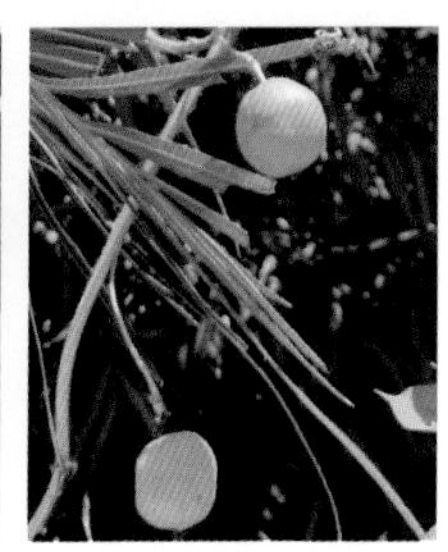

4. 青皮荔枝百香果：茎圆形，早期深绿色，中期深紫色，后期树枝颜色，叶长卵形，单叶，叶片较厚，深绿色；花具有3片大且长的苞片，花朵冠幅大，花头朝下，开花量大，有浓烈的花香；果长圆形，前期果实白色斑点密集，中期血色染果慢慢退去，后期完全变绿，储藏一段时间可变黄，具有荔枝的风味，单果重量约100克。

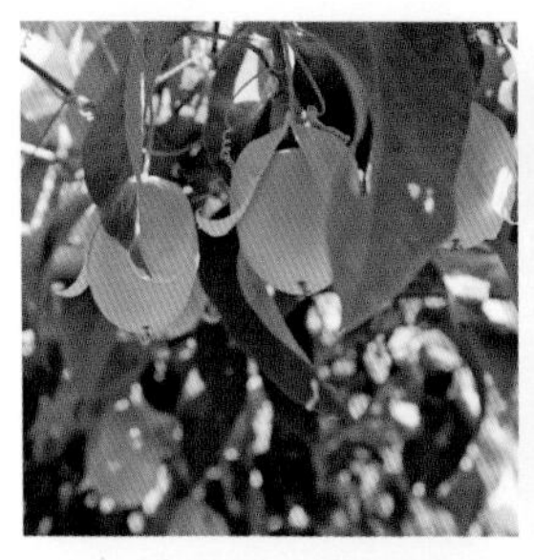
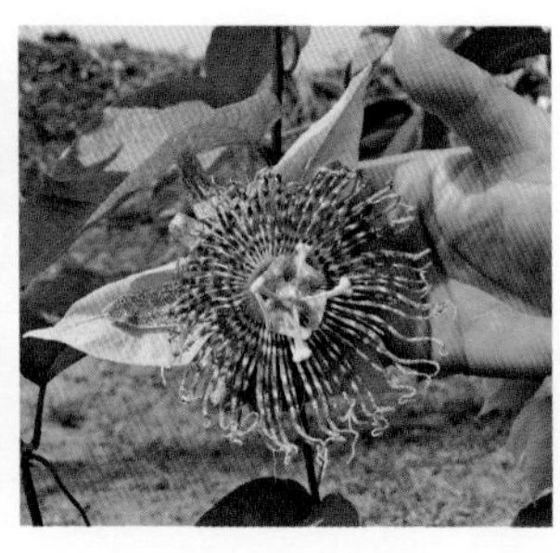
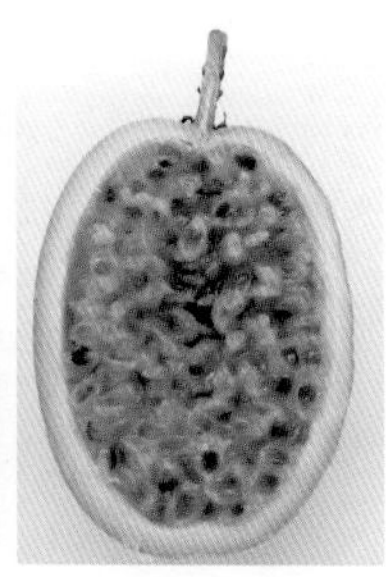

5. 木瓜蜜香百香果：多年生草质藤本，茎为四菱形，叶单生，叶片长卵形或椭圆形，先端尖，基部圆形，腋生卷须，花大，红色，浆果卵圆球形，花期为4～7月。其果外形似木瓜，汁多，单果重量约500克，果汁、果瓤、果肉都可食用，果皮较厚，可做菜。

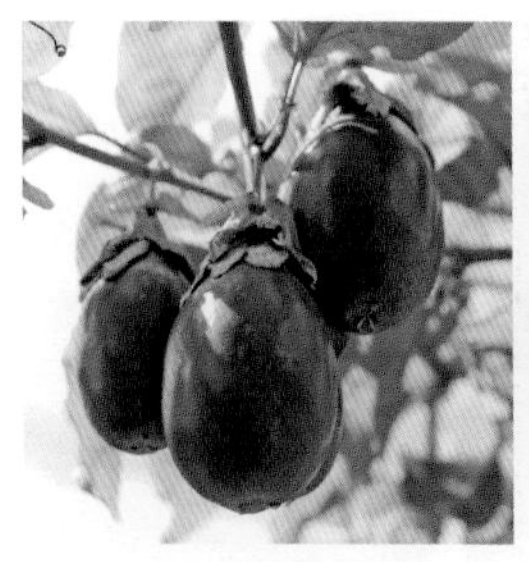
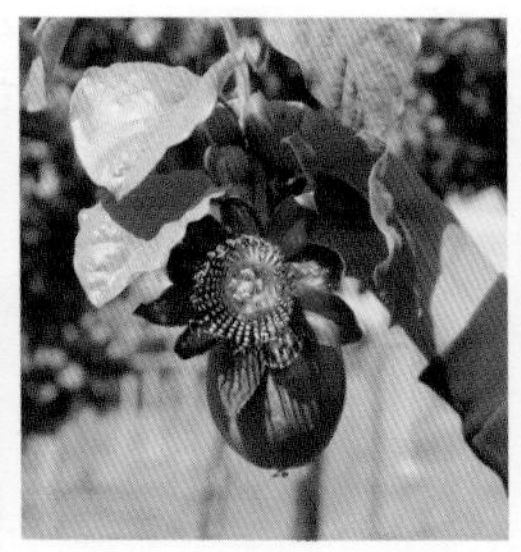
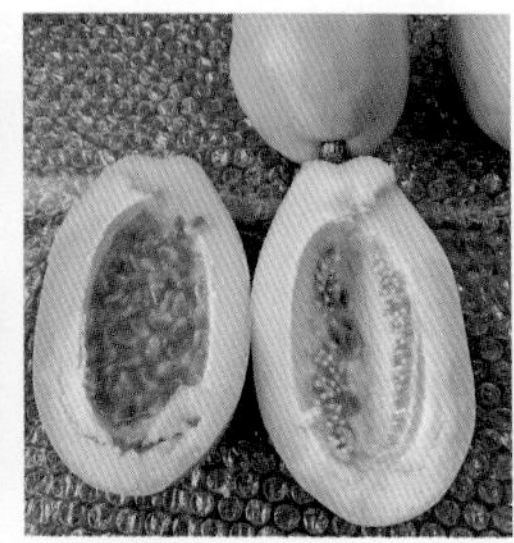

30 番木瓜

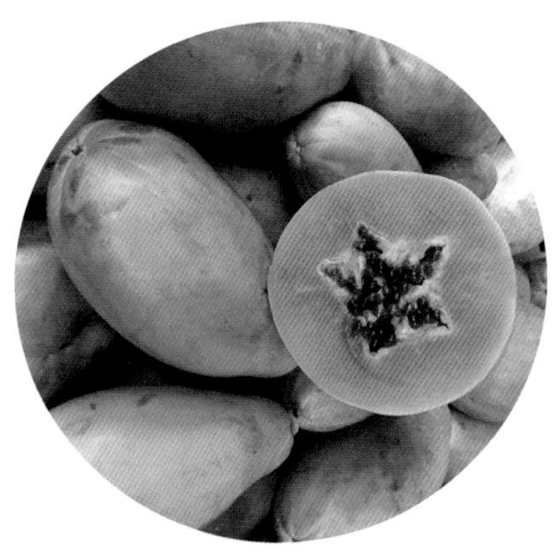

［简介］番木瓜，又称木瓜、乳瓜、万寿果，为热带、亚热带常绿软木质小乔木的果实。其植物的茎不分枝或有时于损伤处分枝，具螺旋状排列的托叶痕；果实长于树上，外形像瓜，故名之木瓜；花果期全年。

［成分与药用］番木瓜果肉含有大量的蛋白质、维生素C、胡萝卜素和蛋白酶等。其中蛋白酶有健胃化积、驱虫消肿的功效，主治消化不良、高血压、乳汁稀少、关节痛、蛔虫病、疔疮肿毒、蜈蚣咬伤等症。

［性味］味甘，性平。

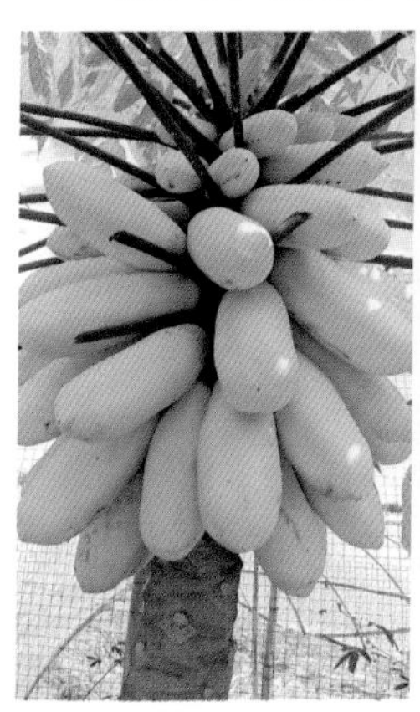

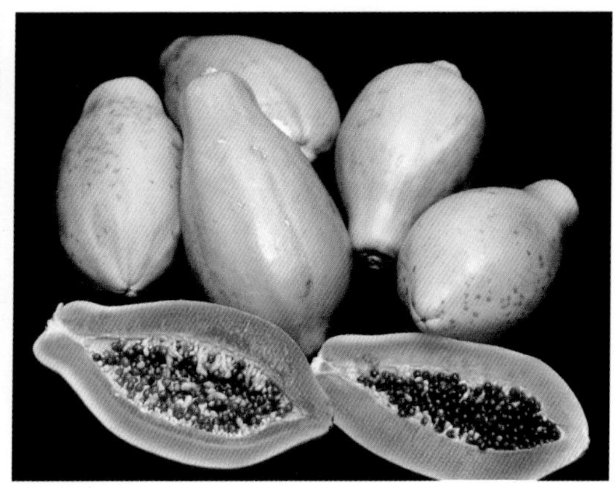

[功效与主治] 利气，散滞血，疗心痛，解热郁，消食驱虫，消肿解毒、通乳，降压。用于消化不良，绦虫病，蛲虫病，痈疖肿毒，跌打肿痛，湿疹，蜈蚣咬伤，溃疡病，产妇乳少，痢疾，高血压，二便不畅等。番木瓜的根、叶、花可用于骨折、肿毒溃烂的治疗。

[用法] 果实汁液，用于驱虫剂及防腐剂；未熟果液，治胃消化不良，又为发奶剂；熟果，可利大小便，也可治红白痢疾；手足麻痹、久年烂脚。

[食用注意] 不适宜孕妇、过敏体质者食用。

[由来与传说]《唐语林》中讲述了番木瓜传入中国引起一场风波的故事：湖州有个郡守为朋友饯行，有人送来一个番木瓜，由于人们未见识过就相互传观赏玩。当时在座有个太监就将番木瓜收藏起来，说此果宫中还没有应该先拿去进贡才是。太监收起木瓜后很快就乘船回京了。郡守为了此事十分懊恼，生怕太监回宫后皇上怪罪下来。这时，在旁助酒的一位宫女说："请不用担心，估计这个番木瓜过一夜就会被抛到水里去的。"不久，送太监回京的人果然回报番木瓜次日即溃烂被扔了。郡守听后很佩服

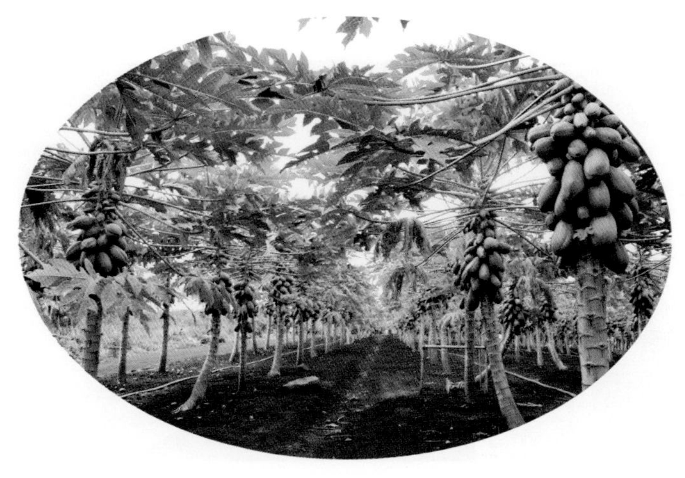

宫女的见识，经详细询问后才知道番木瓜是难于长期保鲜的，特别是已成熟的番木瓜，又经多人的手触摸过更不易久藏。

31 番石榴

[简介] 番石榴，别名芭乐、鸡屎果、拔子、喇叭番石榴，为桃金娘科乔木植物的果实。其浆果球形、卵圆形或梨形，果肉白色及黄色，具有很高的营养价值和药用价值。

[成分与药用] 番石榴富含人体所需要的营养成分，含有维生素C、果糖、葡萄糖、蔗糖、谷氨酸、番茄红素等。叶、果实具有收敛止泻、止血、小儿消化不良的作用。鲜叶：外用于跌打损伤，外伤出血，臁疮久不收口。

[性味] 味甘、涩，性平。

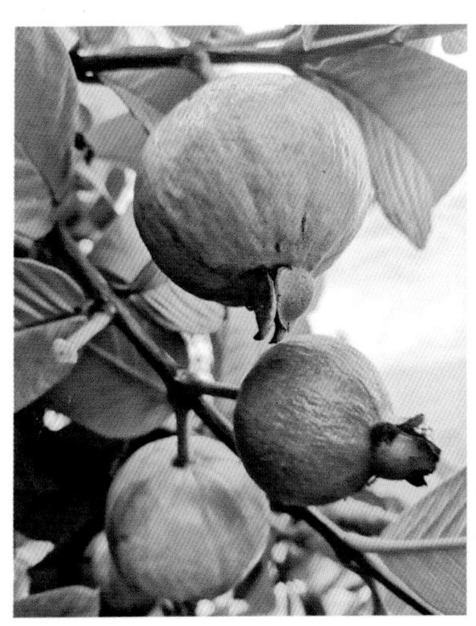

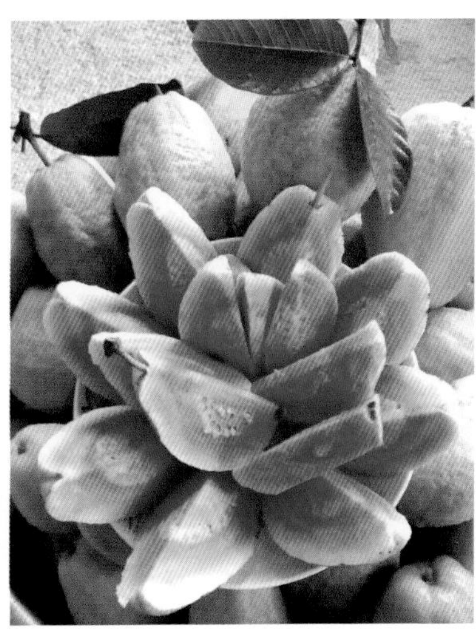

［功效与主治］ 收敛止泻，消炎止血，燥湿止痒。用于泄泻久痢，湿疹，创伤出血等。

［用法］ 生食，水煎服，或绞汁服，每次30～50克。

［验方应用］

1. 治泄泻、痢疾：番石榴2个，生食，每日2次。

2. 糖尿病的辅助治疗：番石榴250克榨汁，分2次于饭前服，也可吃鲜果。无鲜果时可用番石榴干叶，每日15～30克，水煎服，每日2～3次。

3. 治胃痛、胃酸过多：番石榴果30克，焙干研细末，每次10克，每日3次。

4. 治糖尿病：番石榴干果50克、苦瓜1个，水煎服，每日1～2次。

［食用注意］ 大便秘结者不宜服。

［由来与传说］ 相传西汉时期，张骞出使西域，住在安石国的宾馆里，宾馆门口有一株花红小树，张骞非常喜爱，但从没见过，不知道是什么树，园丁告诉他是石榴树，张骞一有空闲就会站在石榴树旁欣赏石榴花。在张骞准备回国时，安石国赠金他不要，赠银他不收，只想要宾馆门口那棵石榴树。安石国国王答应了张骞的请求，就派人挖出了那棵石榴树，同满朝文武百官给张骞送行。从此，中原就有了石榴树。

32 葡萄

［简介］ 葡萄，别名提子、蒲桃、草龙珠、山葫芦、李桃、

美国黑提，属于葡萄科葡萄属落叶藤本植物的果实。葡萄为著名水果，是世界最古老的果树树种之一。其营养丰富，含有多种活性物质。

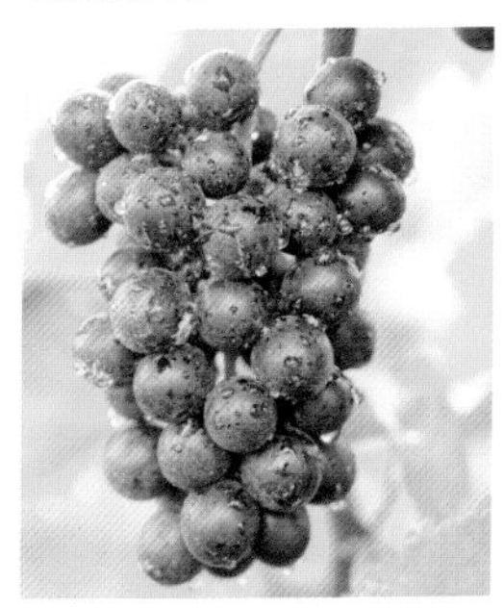
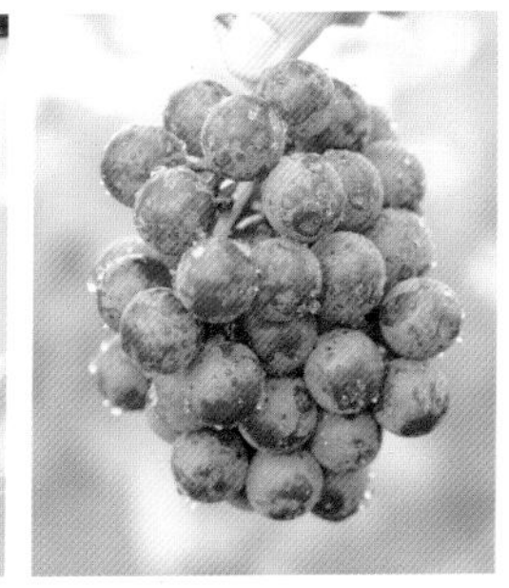
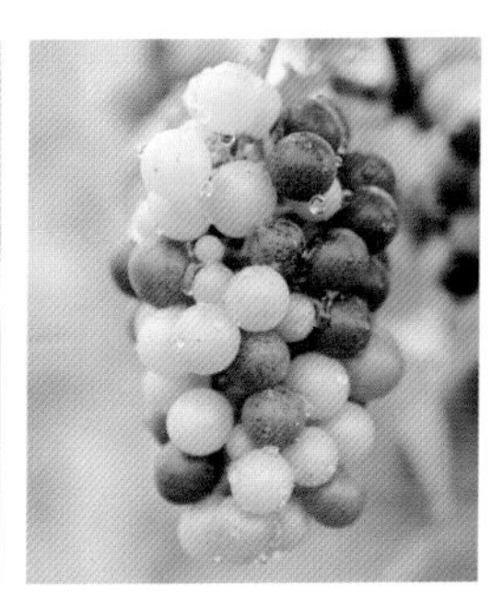

[成分与药用] 葡萄的营养成分丰富且营养价值高，葡萄汁被科学家誉为“植物奶”。其成熟的浆果中以葡萄糖为主，含有多种果酸，有助于消化，有健脾和胃之效。葡萄中含有钙、钾、磷、铁等矿物质，多种维生素和人体所需的氨基酸，常食葡萄对神经衰弱、疲劳过度大有裨益。有研究发现，葡萄还可阻止血栓形成，降低人体血清胆固醇水平，降低血小板的凝聚力，对预防心脑血管病有一定作用。鲜葡萄中的黄酮类物质，能“清洗”血液，防止胆固醇斑块的形成。

[性味] 味甘、酸，性平。

[功效与主治] 补气血，益肝肾，生津液，强筋骨，止咳除烦，通利小便。用于气血虚弱，肺虚咳嗽，心悸盗汗，烦渴，风湿痹痛，淋病，水肿，痘疹不透。

[用法] 内服：煎汤，15～30克，或捣汁、熬膏、浸酒。外用：浸酒涂擦，或捣汁含咽、研末撒。

[食用注意] 一般人群均可食用，阴虚内热、胃肠实热或痰热内蕴及糖尿病患者慎食。

[由来与传说] 人类栽培葡萄、酿造葡萄酒和创造葡萄文化

历史悠久，中国是世界上葡萄的较早栽培地之一。先秦时期，葡萄种植和葡萄酒酿造已开始在西域传播，自西汉张骞开通西域，引进大宛葡萄品种，中原葡萄种植的范围开始扩大，葡萄酒的酿造也开始出现，与葡萄、葡萄酒有关的文化也在逐渐发展。

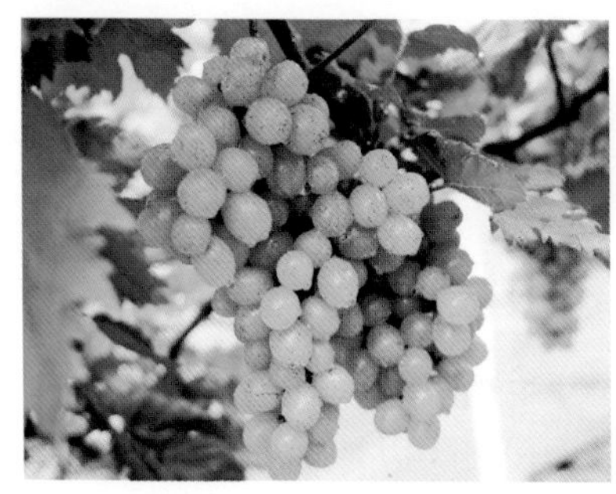

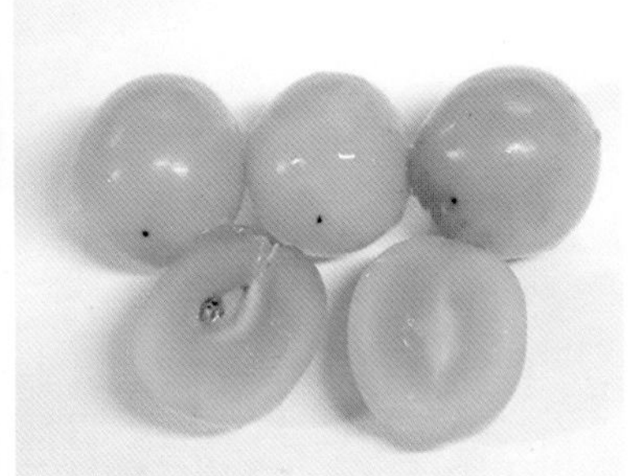

33 洋蒲桃

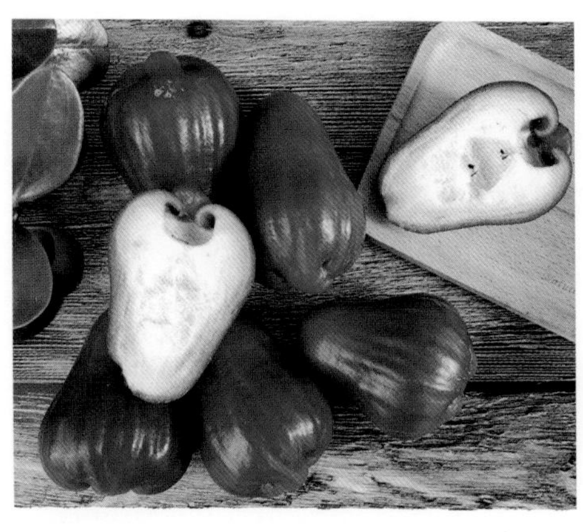

[简介] 洋蒲桃，别名莲雾、天桃、水蒲、爪哇浦桃，为桃金娘科蒲桃属乔木植物的果实。我国台湾种植较多，为该省四大水果之一，广东、广西、海南也有栽培。其果实呈梨形或圆锥形，果皮有乳

白、青绿、粉红或深红色，肉质，洋红色，发亮，长4~5厘米，顶部凹陷，有宿存的肉质萼片，果实以清甜爽口、营养美味而深受人们的喜爱。

［成分与药用］洋蒲桃果实水分含量达90.6%，富含膳食纤维、矿物质、碳水化合物、粗蛋白、粗脂肪等营养及多种维生素，是集食用、药用、观赏、绿化等价值于一身的木本植物。其果、根、叶和皮均可入药，可防治痔疮出血、糖尿病、胃腹胀满等多种疾病。

［性味］味甘，性平。

［功效与主治］助食消化，生津止渴，润肺凉血，消痰止咳。用于肺燥咳嗽，胃腹胀满，肠炎痢疾，糖尿病等。

1. 果实可治疗多种疾病，有润肺、止咳、除痰、凉血之效。
2. 宁心安神，清热利尿。
3. 缓解大脑疲惫、头晕、失眠、健忘、口干舌燥等症。

［用法］以鲜果生食为主，也可盐渍、糖渍、制罐及脱水蜜饯或制成果汁等。

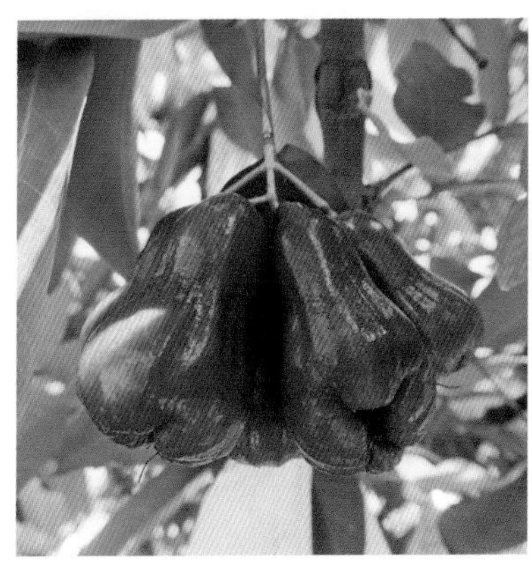
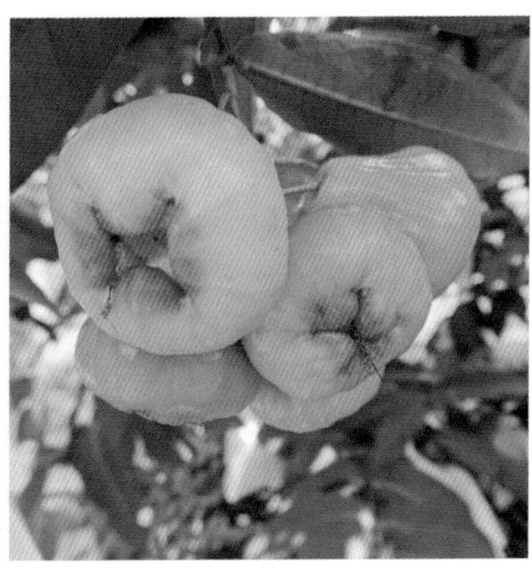

34 梅子

[简介] 梅子，别名青梅、酸梅、乌梅，为蔷薇科杏属植物的果实。其果实近球形，直径2~3厘米，黄色或绿白色，果肉与核粘贴；核椭圆形，顶端圆形而有小突尖头，基部渐狭成楔形，两侧微扁，腹棱稍钝，腹面和背棱上均有明显纵沟，表面具蜂窝状孔穴。梅子药食兼用历史悠久，具有敛肺生津、涩肠安蛔、止咳止泻、生津止渴之效。

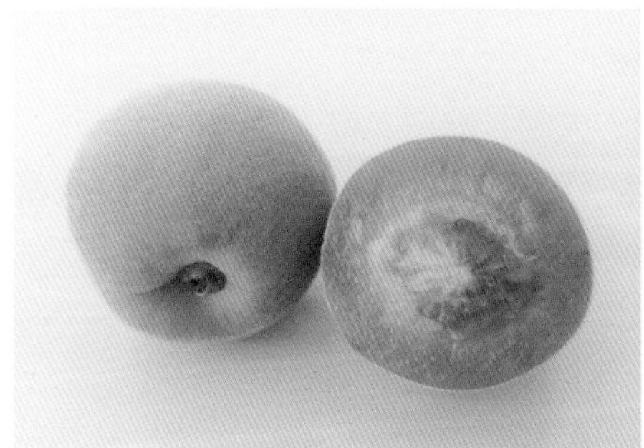

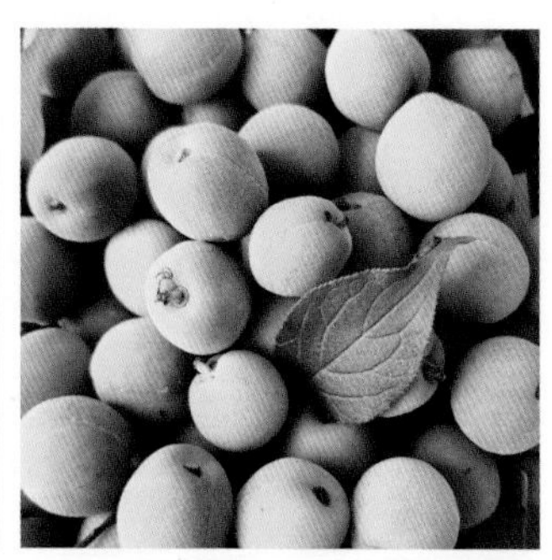

[成分与药用] 梅子营养丰富，含有较多的柠檬酸和多种有机酸、维生素、黄酮和碱性矿物质等人体所必需的物质。其中苏氨酸等8种氨基酸和黄酮有利于人体蛋白质构成与代谢功能的正常进行，可预防心血管等疾病。果实鲜食者少，主要用于食品加工咸梅干、话梅、糖青梅、清口梅、梅汁、梅酱、梅干、绿梅丝、梅醋、梅酒等。在医药上咸梅有解热、防风寒；乌梅干有治肺热久咳、虚热口渴、慢性腹泻、痢疾、胆道蛔虫、胆囊炎等多种功效。

[性味] 味甘，性平。

[功效与主治] 敛肺止咳，涩肠止泻，除烦静心，生津止渴，杀虫安蛔，止痛止血。用于久咳肺虚，肺气不敛，虚热烦渴，久疟久泻，尿血，血崩，大肠不固，蛔厥腹痛，呕吐等。

[用法] 煎汤，浸酒，或入丸、散。

[验方应用]

1. 乌梅麦冬汤：乌梅30克、麦门冬15克，加水煎汤，徐徐服用。

2. 青梅酒：青梅250克，以白酒适量浸泡，每次服用1杯。有和胃止呕、止泻之功，用于肠胃不和、呕吐腹泻。

3. 梅子渍白糖：每日吃1~2枚白糖梅子，既可生津解渴，又可预防肠道传染病。

[食用注意] 不宜多食，多食易损齿、伤脾胃。

[由来与传说] 东汉末年，魏兵南下，行军途中天气太热，无处找水，人人口干舌燥，渴不堪言。曹操立即对众将士说，前边不远有梅林，将士们听后想起梅的酸味，口水禁不住淌了出来。这就是“望梅止渴”成语的由来。

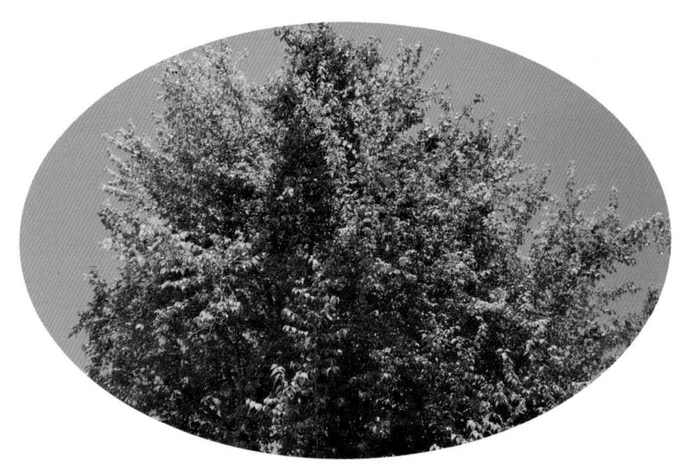

35 澳洲坚果

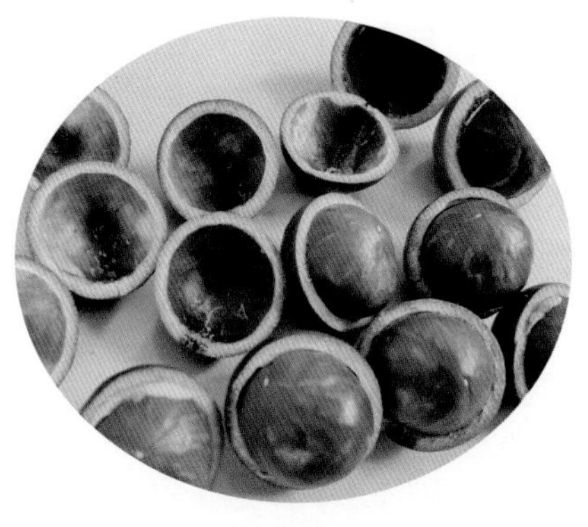

[简介] 澳洲坚果，别名昆士兰栗、澳洲胡桃、夏威夷果、昆士兰果，为山龙眼科澳洲坚果属常绿乔木的果实。在世界上众多的干果中，澳洲坚果的经济价值最高，素来享有“干果之王”的誉称。

[成分与药用] 澳洲坚果含油量高达60%～80%，蛋白质9%，还含有人体8种必需氨基酸，丰富的钙、磷、铁、维生素B_1、维生素B_2。澳洲坚果油中单不饱和脂肪酸含量极高，对血脂有双向调节作用，能有效降低血液黏稠度，防止动脉粥样硬化，保护心脑血管系统。澳洲坚果油还能延缓致癌物酮衍生物在肠道中形成肿瘤的速率，预防肠癌，其所含的β-谷甾醇能阻止前列腺癌细胞的生长。澳洲坚果油保健效果极佳，其各种营养成分在人体内极易被消化吸收，长期食用还可以预防风湿性关节炎。

[性味] 味甘，性平。

[功效与主治] 调节血脂，益智，抗氧化，抗衰老，降血压。用于治疗皮肤病，预防肠癌和风湿性关节炎。

[用法] 澳洲坚果食用部分是果仁，可制成开口壳果或果仁直接食用；或加工成澳洲坚果油，可食用或皮肤外用等。

[食用注意] 澳洲坚果是高脂肪、高胆固醇食物，不宜多

吃，否则不易消化，容易发胖；痰湿体质、胆功能严重不良者应谨慎食用。

[由来与传说] 传说，19世纪中期著名植物学家费尔南迪·凡·缪勒和澳洲布里斯班植物园主任沃特·希尔在昆士兰州的低地雨林，发现了一种结着坚果的高大果树，给它命名为“澳洲坚果树”。到了19世纪末澳洲坚果传到夏威夷，起初长势凶猛，当地人试图用其当作防风固土的植被，然而它的根系比较短浅，作用不大，反而它的果仁吃起来美味可口，便经过一代又一代的研

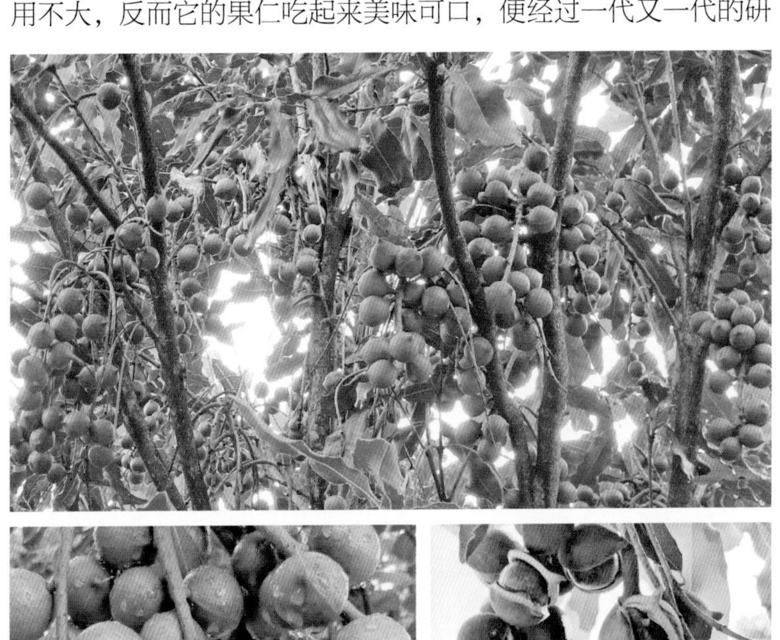

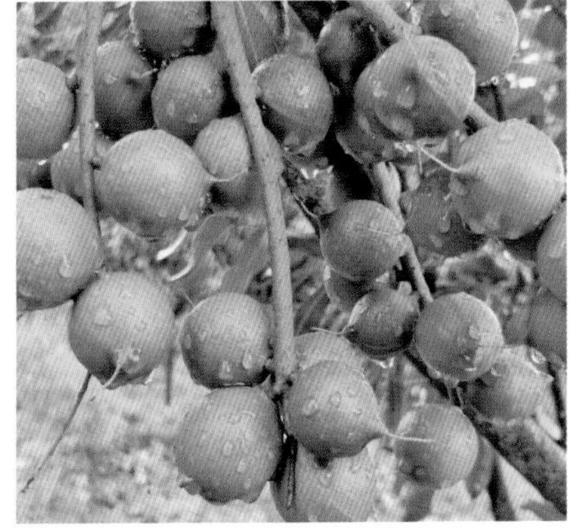

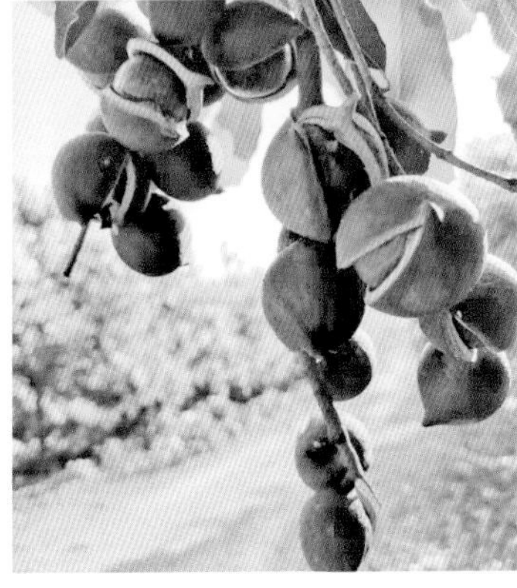

究和培育，使夏威夷成了澳洲坚果的主产地之一，因此成就了其现在更广为人知的另一个名字“夏威夷果”。

36 腰果

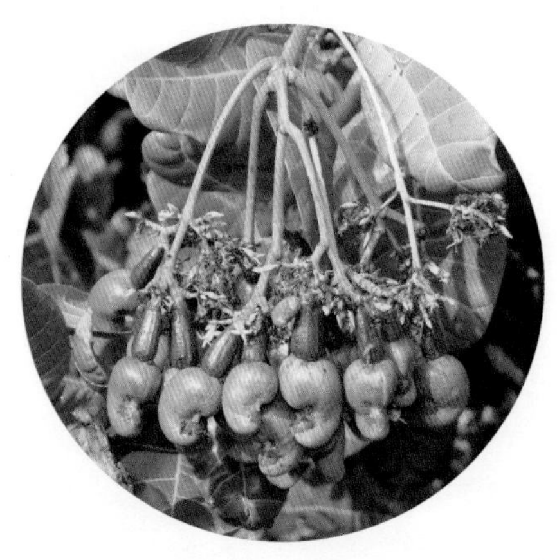

［简介］腰果，又名槚如树、鸡腰果、介寿果，为漆树科腰果属多年生热带常绿乔木果树的果实，是世界四大著名坚果之一，具有很高的营养价值，广受世界各国人民的喜爱。腰果的果实分为假果和真果。假果系由花托形成，肉质、肥大、卵圆形或扁菱形，成熟后呈鲜红色或橙黄色，形似梨，俗称果梨；真果是在腰果梨上端生长的，形似肾脏模样的坚果，也就是人们常说的“腰果”。

［成分与药用］假果是由花托形成的肉质果，又称“梨果”，呈陀螺形、扁菱形和卵圆形，有鲜红色、橙色和黄绿杂色。其果肉脆嫩多汁，含有水、碳水化合物、蛋白质、脂肪、多种维生素，钙、磷、铁等矿物质，具有利水、除湿、消肿之功，可防治肠胃病、慢性痢疾等。

真果中含有水、蛋白质、脂肪、碳水化合物、磷、钾、钙等，其蛋白质含量是一般谷类作物的两倍之多，氨基酸的种类与

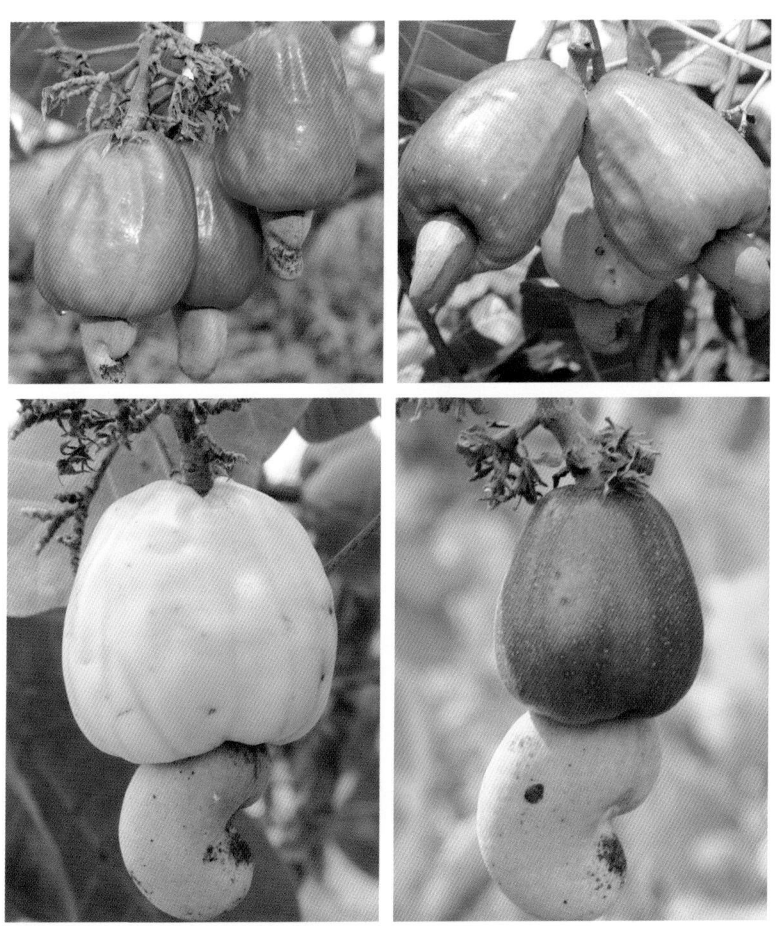

其他谷类作物的氨基酸种类互补，是一种具有高营养价值的食物。此外，腰果还具有丰富的维生素和不饱和脂肪酸，能有效降低高脂血症等疾病的发生。

[性味] 味甘，性平。

[功效与主治] 补脑养血，补肾健脾，下逆气，止久渴，预防动脉硬化、心血管疾病、脑中风和心脏病等。

[用法] 每次10～15粒，油炸、炒食或生吃。

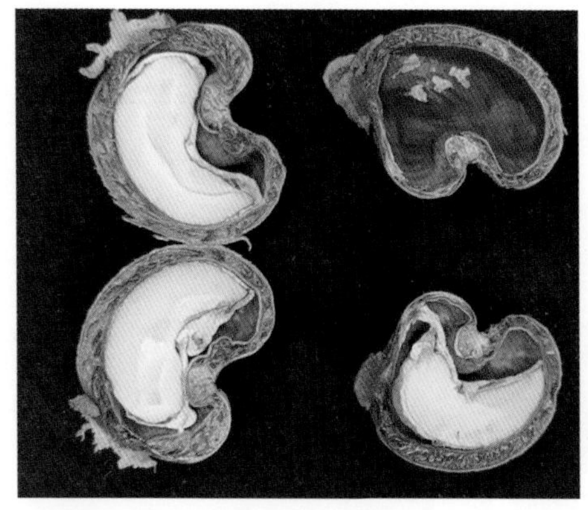

[食用注意] 胆功能严重不良、肠炎、腹泻和痰多患者不宜食用；肥胖、过敏体质者慎用。

[由来与传说] 腰果原产中、南美洲，15世纪由葡萄牙传教士引入东非和印度，在该地沿海低海拔地区盛产。1558年，法国自然科学家太韦访问巴西，第一个描写了巴西北海岸某地的腰果树。他详述了当地人食用腰果梨及其汁液，和用火焙烤腰果、取食其仁的情况。

37 毛叶枣

[简介] 毛叶枣，又名印度枣、苹果枣，为鼠李科枣属常绿乔木或灌木的果实，在我国云南、四川、广东、广西、福建、台湾等地有栽培。

[性味] 味甘，性平。

[成分与药用] 毛叶枣中含有蛋白质、脂肪、碳水化合物，丰富的维生素和多种微量元素，大量果糖和葡萄糖，具有清凉、解毒、镇静、抗氧化等功效。

[功效与主治] 健脾强身，清凉解毒，镇静安神。用于体热肺热，消化不良，腹泻，恶心呕吐，烧伤炎症等。果实有清凉解

热、祛痰强壮之功用；果核有镇静安眠、防止呕吐及孕妇腹痛之功能；种仁用于乌头碱中毒的解毒和医治外伤，在印度还用于医治腹泻和避孕；树皮有消炎生肌作用，可治疗烧伤。

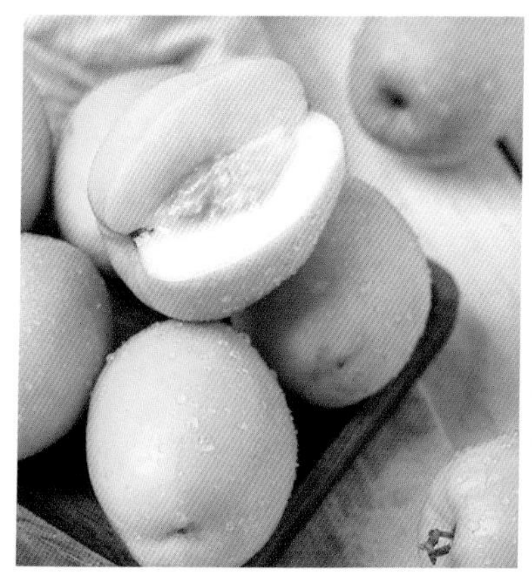

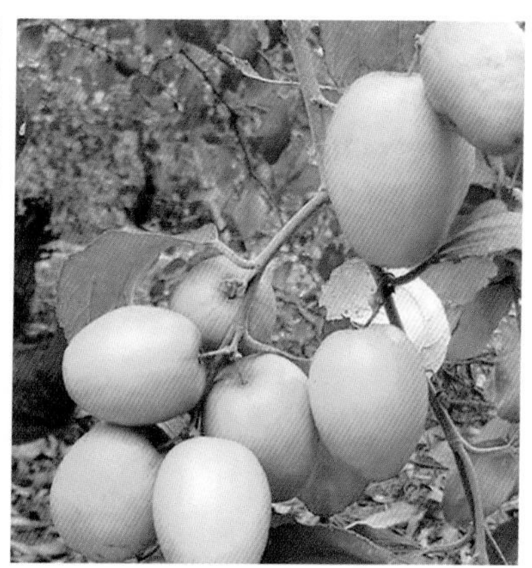

[用法]

1. 果实可直接食用，还可做成罐头、果脯、果汁等产品，润肺散热解毒；与食盐和胡椒配合使用，可用于消化不良和腹泻；亦可敷贴伤口和溃疡，促进愈合。

2. 种仁有镇静作用，在妊娠期与酪乳一起服用可止恶心、呕吐、腹痛；与油调和在一起可擦于风湿痛处有止痛之效。

[食用注意] 毛叶枣不宜多吃，多吃可能会引起腹胀、腹泻而伤脾。

[由来与传说] 毛叶枣因原产地是印度，又称“印度果”；因其外形有些像苹果，所以又有“热带小苹果”。目前主栽品种是由印度毛叶枣经中国台湾育种家多代改良选育而成的，因此更广为人知的名称为“台湾青枣”。

38 枇杷

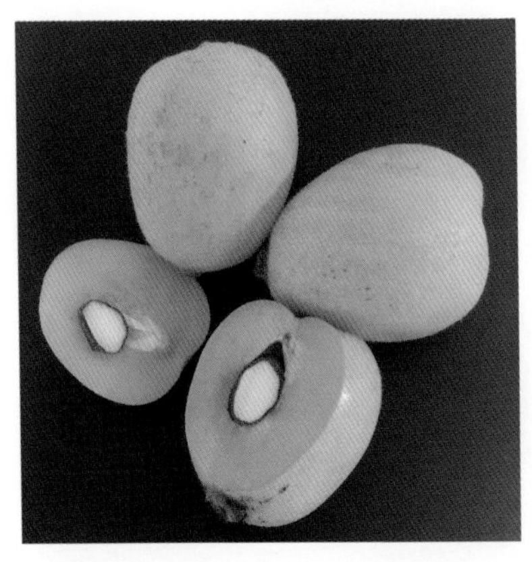

[简介] 枇杷，别名卢橘、金丸、芦枝，为蔷薇科枇杷属植物的果实。成熟的枇杷果实长3~5厘米，呈圆形、椭圆或长状“琵琶形”，因形状似琵琶乐器而得名。枇杷果实鲜美可口，营养价值高，且其叶、花、果实都有极高的药用价值。

[成分与药用] 成熟的枇杷果实含有各种果糖、葡萄糖、蛋白质、纤维素、果胶、扁桃苷、鞣质、矿物质（钠、钾、铁、钙、磷）及维生素B_1、维生素C、胡萝卜素等。明代医学家李时珍在《本草纲目》中记载：“枇杷乃和胃降气，清热解暑之佳品良药。”枇杷因其神奇功效被评为“果之冠”，其花、叶、果均可入药，具清肺和胃、降气化痰的功用，为治疗肺气咳嗽的要药。

[性味] 味甘、微酸，性凉。

[功效与主治] 润肺止咳，止渴和胃，利尿清热，胸闷多痰。用于肺痿，咳嗽，吐血，衄血，燥渴，呃逆等。

1. 促进消化：枇杷中所含的有机酸，能刺激消化腺分泌，对增进食欲、帮助消化吸收、止渴解暑有一定的作用。

2. 润肺止咳：枇杷中含有苦杏仁苷，能润肺止咳祛痰，治疗各种咳嗽。

3. 预防感冒：枇杷果实及叶有抑制流感病毒的作用，常吃可以预防四时感冒。

4. 防止呕吐：枇杷叶可晾干制成茶叶，有泄热下气、和胃降逆之功效，为止呕之良品，可治疗各种呕吐呃逆。

［用法］直接食用，或水煎服。

［验方应用］

1. 治咳嗽：枇杷核9～15克，捣烂，加生姜3片，水煎去渣服，早晚各1次。

2. 治肺燥咳嗽：每次吃鲜枇杷果肉5枚，每日2次。

3. 治疗阴虚肺燥之咳嗽、咯血，胃阴不足之咽干口渴，气失和降之干呕不欲食：生食，熬膏，或煎汤。

4. 治疗小儿惊风发热：将枇杷去皮、核，绞取果汁加水适量煮沸，温时少量频频喂服。

［食用注意］多食助湿生痰，脾虚滑泄者忌之。脾虚泄泻者、糖尿病患者要忌食枇杷。

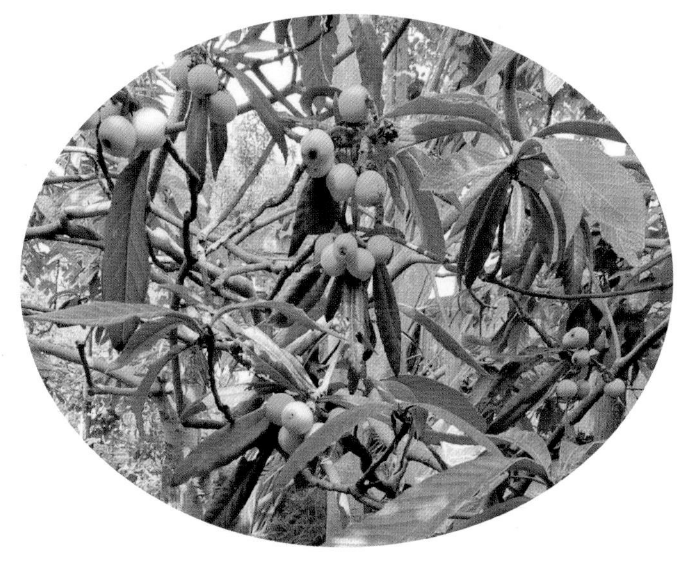

[由来与传说] 塘栖镇位于杭州市北部，是我国著名的枇杷产区，因其品种多、质量佳而闻名，已获得国家原产地域产品保护。传说早在一千多年前，塘栖就开始种植枇杷了。关于塘栖枇杷的来历，在塘栖民间有一个动听的传说。相传村里有个小伙子叫阿祥，自幼父亡，由母亲将其养大。一日母亲突犯哮喘，求医无方，日益严重。阿祥梦中遇仙人指点，采得黄金果便可治其母之病。于是阿祥翻山越岭，历尽千辛万苦终于在山中找到了黄金果，其母哮喘终得以治愈。村中人甚为惊叹，于是将黄金果树挖回村中栽植，因其叶似琵琶，为其取名“枇杷”。久而久之，枇杷漫植于整个塘栖，塘栖一带便形成了“五月塘栖树满金”的景象。

39 鳄梨

[简介] 鳄梨，别名牛油果、油梨，樟科鳄梨属常绿乔木的果实。其果大，通常梨形，有时卵形或球形，黄绿色或红棕色，外果皮木栓质，中果皮肉质，可食。

[成分与药用] 鳄梨富含多种维生素（如维生素A、维生素C、维生素E及B族维生素等）、多种矿物质（钾、钙、铁、镁、磷、钠、锌、铜、锰、硒等）、食用植物纤维、脂肪（不饱和脂肪酸含量高达80%），为高能低糖水果，有降低胆固醇和血脂、保护心血管和肝脏系统等重要生理功能。

[性味] 味甘、酸，性凉。

[功效与主治] 降低胆固醇、血脂，保护肝脏，降低炎症，抗氧抗衰老，缓解糖尿病，保护子宫健康。用于治疗胃病、便

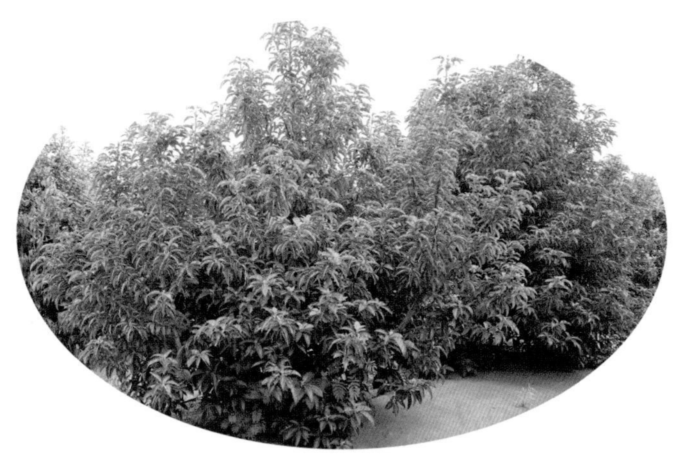

秘、泌尿道感染，肝脏、胆囊疾病等；还可以滋润、软化和抗皱，预防老化、心脑血管疾病、癌症等。

[用法] 鳄梨的营养价值与奶油相当，有“森林奶油”的美誉，除生果食用外，也可做菜肴和罐头，还可以制成牛油果酱，与生蔬菜一起吃。

[验方应用]

1. 用果皮泡水饮用，可缓解糖尿病。

2. 牛油果奶昔：2个牛油果去核切块，冰箱冷冻1小时；1根香蕉切片，冰箱冷冻1小时；与3勺椰浆、200克酸奶一起放入料理机内，将奶昔打至平滑即可食用。

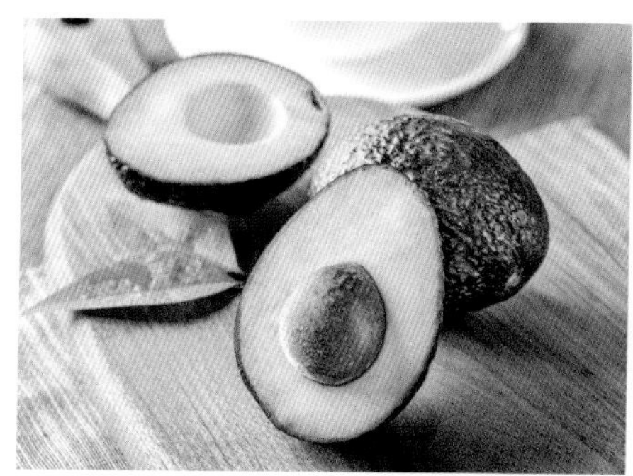

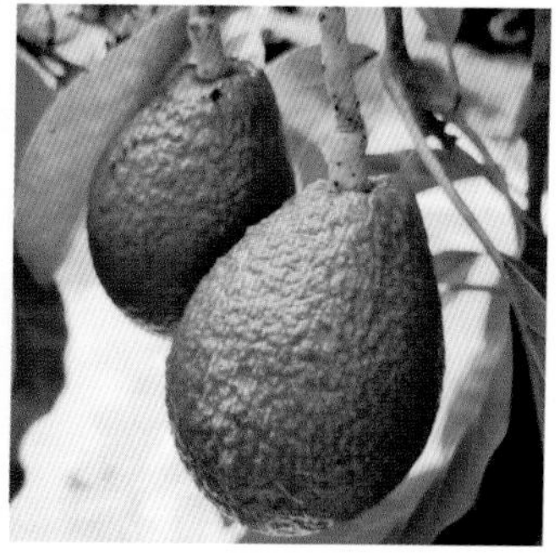

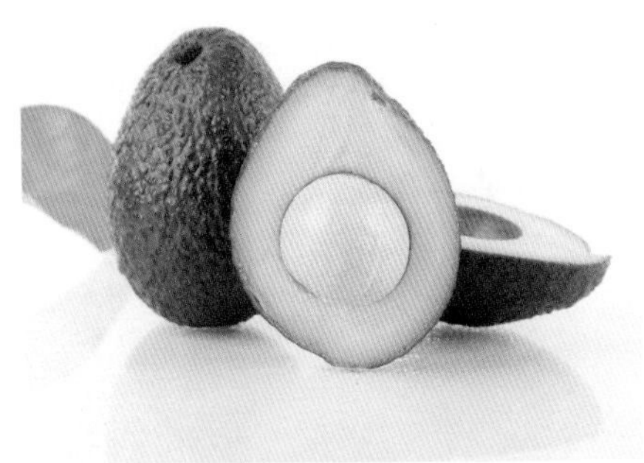

[食用注意] 过敏性体质的人不适合吃牛油果，以免出现过敏症状。肠胃功能不佳者慎食，不宜与冷饮同食。

[由来与传说] 据记载，鳄梨的存在可能已有百万年的历史。在早期进化过程中，牛油果只是猛犸象、乳齿象、雕齿兽等远古大型动物们的食物，当它们长途迁徙需要补充能量时，富含脂肪的鳄梨便成为动物们的零食。15世纪末，西班牙殖民者将这种特别的果实带到了其他热带地区，如墨西哥、哥伦比亚、秘鲁、印度尼西亚、肯尼亚，其分布逐渐扩大起来。20世纪初，因为其外观像梨，而深褐色粗糙不平的表皮就像鳄鱼的鳞片，故称为“鳄梨”。随后，渐渐又有了“牛油果”的新名字。

40 可可

[简介] 可可，别名巧克力树，为锦葵科可可属常绿乔木的果实。其核果椭圆形或长椭圆形，表面初为淡绿色，后变为深黄色或近于红色，干燥后为褐色；果实营养丰富，味醇且香。可可是制造巧克力的主要原料，为世界第二大饮料作物，在国际农产品生产贸易中享有重要地位。

[成分与药用] 可可豆富含脂肪、多酚、黄酮类化合物和膳

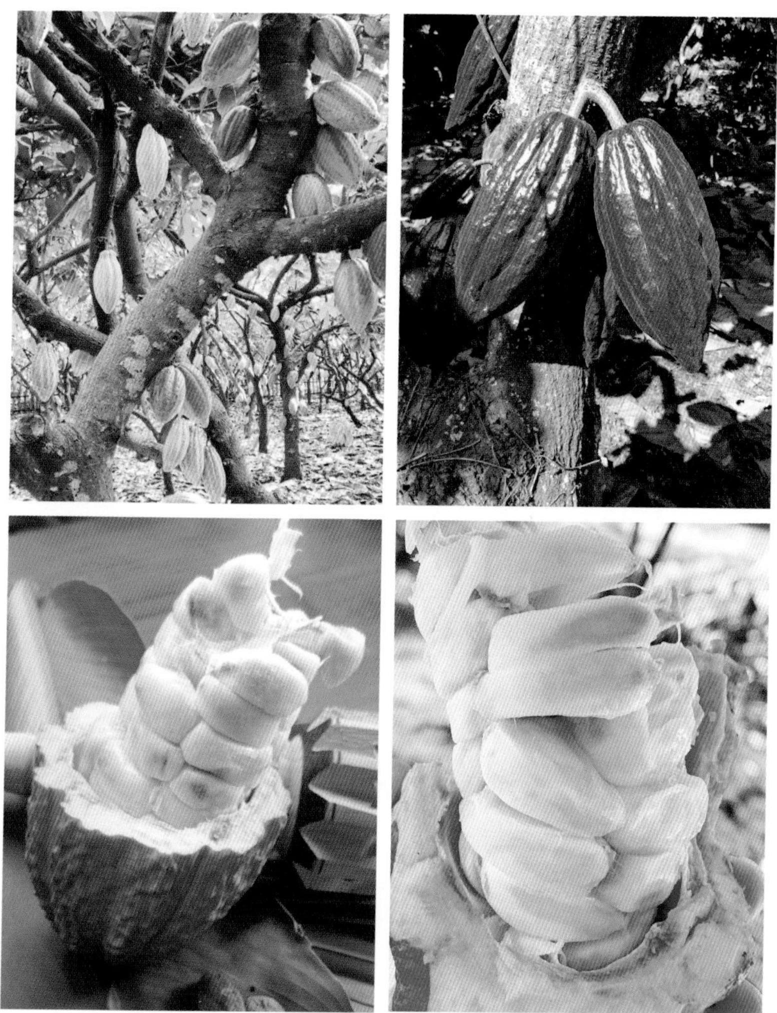

食纤维等活性成分，是制作巧克力、高级饮品、糖果和糕点等主要原料；可可豆中还含有可可碱、咖啡因等神经中枢兴奋物质以及丹宁，具有改善心脏、肾脏、肠道功能，缓解心绞痛，促进消化，辅助治疗贫血等作用。

［性味］味甘，性平。

[功效与主治] 有效治疗心脏病、糖尿病、高血压以及血管性疾病等功效。对心脏病、血管性疾病等有较好的辅助治疗效果。

[用法] 可可粉可以用热牛奶冲饮做成可可牛奶，或搭配面粉、鸡蛋等做成可可蛋糕食用，或直接撒在甜品表面食用。

[食用注意] 一般人群均可食用，胃病患者不宜食用可可粉。

[由来与传说] 可可从南美洲外传到欧洲、亚洲和非洲的过程是曲折而漫长的。16 世纪前可可还没有被生活在亚马孙平原以外的人所知，那时它还不是可可饮料的原料。因为其种子十分稀少珍贵，所以当地人把可可的种子作为货币使用。16 世纪上半叶，可可通过中美传到墨西哥，接着又传入当时的印加帝国在今巴西南部的领土，并很快受到当地人的喜爱。他们采集野生的可可，把种仁捣碎，加工成饮料。16 世纪中期，欧洲人来到美洲，发现了可可并认识到这是一种宝贵的经济作物，从此研发了可可饮料和巧克力。18 世纪瑞典的博学家林奈将其命名为“可可”。后来，由于巧克力和可可粉在运动场上成为最重要的能量补充剂，发挥了巨大的作用，人们便把可可树誉为“神粮树”，把可可饮料誉为“神仙饮料”。

41 阳桃

[简介] 阳桃，别名五敛子、杨桃、洋桃等，为酢浆草科阳桃属常绿乔木的果实。浆果肉质，下垂，卵形至长椭球形，横切面呈星芒状淡绿色或蜡黄色，有时带暗红色。

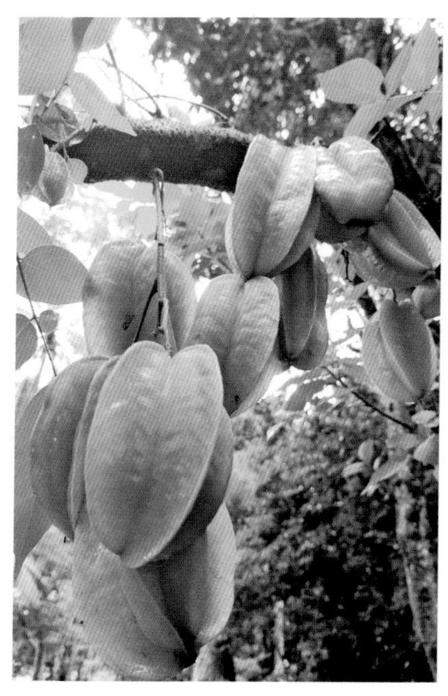

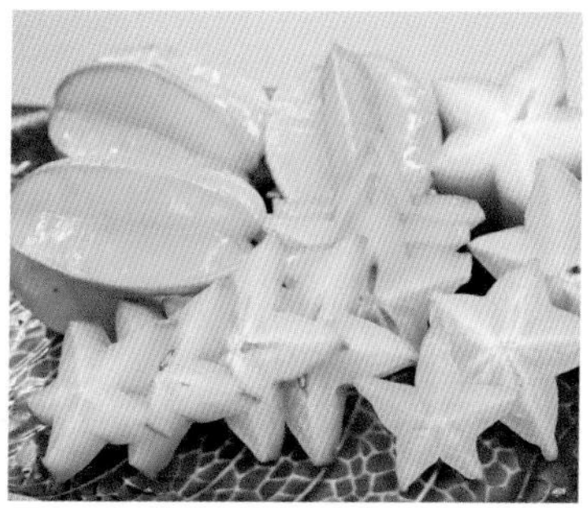

［成分与药用］阳桃鲜果内含蔗糖、果糖、葡萄糖、苹果酸、草酸、柠檬酸及维生素B_1、维生素B_2以及钙、钾、镁、脂肪和蛋白质等，对人体有助消化、治疗皮肤病的功效，具有滋养保健的功能。

［性味］味酸、甘，性平。

［功效与主治］生津止咳。用于风热咳嗽，咽喉痛，疟母。

1. 主治风热，生津止渴。
2. 能解肉食之毒，又能解岚瘴。
3. 脯之或白蜜渍之，不服水土与疟者皆可治。
4. 止渴解烦，除热，利小便，除小儿口烂，治蛇咬伤症。
5. 疏滞、解毒、凉血，治口烂、牙痛。
6. 解酒毒，消积滞。

［用法］内服：生食、煎汤或捣汁。

[验方应用]

1. 治风热咳嗽：阳桃鲜食。

2. 通石淋：阳桃3～5枚，和蜜煎汤服。

3. 治疟母痞块：阳桃5～8枚，捣烂绞汁。每服一杯，日服两次。

[食用注意] 肺热咳嗽、喉咙疼痛、小便热涩者，泌尿系统结石、心血管疾病、糖尿病等患者适宜食用；脾胃虚寒、腹泻者慎食。

[由来与传说] 很久以前，在一天晚上，七位仙女下到凡间，在白鹅潭玩，被远远飘来的浓郁花香所吸引，却听到花丛中传来哭声，她们循声前行，来到一间茅屋，这是杨桃婶的家。杨桃婶正伏在家门，悲切地哭。七位仙女问她为何而哭。原来官府要求心灵手巧的杨桃婶在七夕乞巧节前，采集茉莉、素馨、白兰等各式花朵，穿织成蝴蝶、鱼虾、彩灯等千件花饰，以打动巡抚大人的千金，并威胁杨桃婶如果不能在限期内完成任务，则要严惩治罪。七位仙女非常同情杨桃婶的遭遇，于是借来天上的星星，挂在茅屋四周的树上，又到田里采集花朵，帮杨桃婶一起穿织花饰，终于在天将亮时把所有花朵穿成花饰。后来仙女们回到了天上，而留在树上的星星结成果子，又甜又爽，由于果子结在杨桃婶家的周围，人们便称之为“杨桃”。

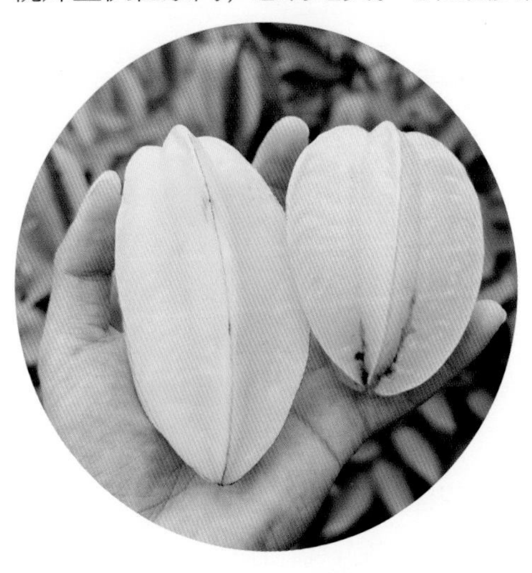

42 人心果

［简介］人心果，又称吴凤柿、赤铁果、奇果等，为山榄科铁线子属乔木植物的果实。其长期有果，采摘后催熟除去外皮和果囊才能食用，因其长得很像人的心脏，所以被人们命名为“人心果”。

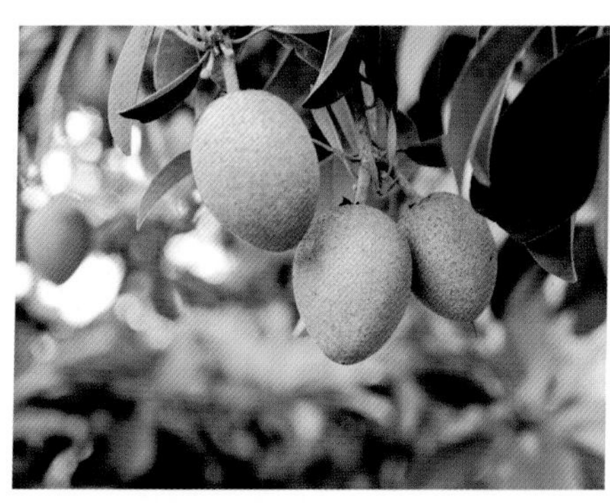

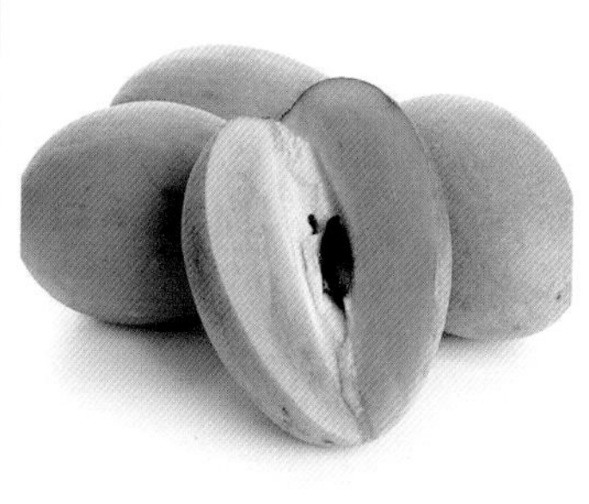

［成分与药用］人心果营养丰富，含有蛋白质、脂肪、糖类、多种氨基酸、维生素 B_1、维生素 B_2、维生素 E，以及磷、钙、铁等多种微量元素和矿物质。其中硒和钙的含量更是高居水果、蔬菜之首。人心果中含有丰富的维生素，具有健胃消食的功效，且对肺炎和咳嗽有辅助治疗作用。其鲜果的含钙量是西红柿含钙量的114倍，能维持人体血钙平衡，防止由于缺钙而引起的骨质疏松、骨质增生、阿尔茨海默病、动脉硬化等。

［性味］味甘、微酸，性凉。

［功用主治］解毒止咳。用于感冒咳嗽，扁桃腺炎，肠炎等。

1. 改善低血糖：人心果是普通水果中葡萄糖含量最高的一种水果，而且特别易于人体吸收，可减少低血糖症状的发生。

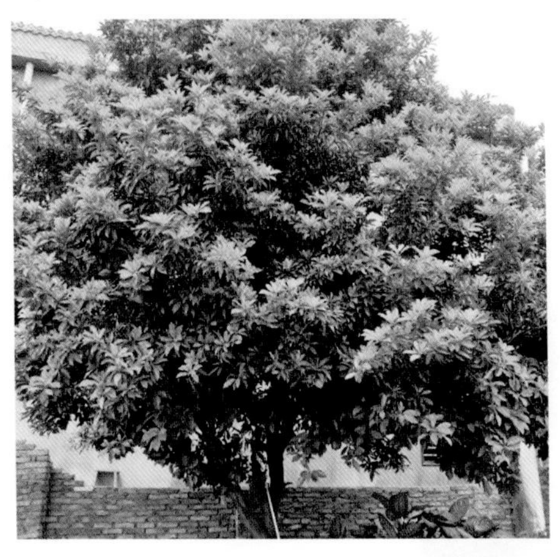

2. 促进消化：人心果中维生素的含量非常高，且有健胃消食的作用。

3. 清肺润肺：人心果对肺部有很好的滋润功效，长期食用人心果可以很好地滋润肺部，缓解与治疗肺部疾病，如咳嗽、肺炎等。

4. 补充钙和硒：人心果中钙含量也是很高的，可作为钙质的补充来源。缺钙、低血糖、心脏病者或孕妇等都可以食用，但孕妇要适量食用，不可多食。此外，人心果中还含有丰富的硒，能激活人体细胞，抑制心血管疾病，具有防癌、增强活力的作用。

［用法］ 直接食用。

43 人参果

［简介］ 人参果，又称香瓜茄、长寿果、凤果、香艳梨，是茄科茄属多年生草本植物的果实。原产于哥伦比亚和智利安第斯山温带地区、秘鲁及厄瓜多尔等国家，20世纪80年代开始引入中国。其果实呈梨形至椭圆形，形似人心，成熟时果皮呈淡绿色至黄色，并常带有紫色或紫红色条纹，果肉清香味美，爽甜多汁，是一种营养较为全面的蔬果两用食物，具有营养保健价值。

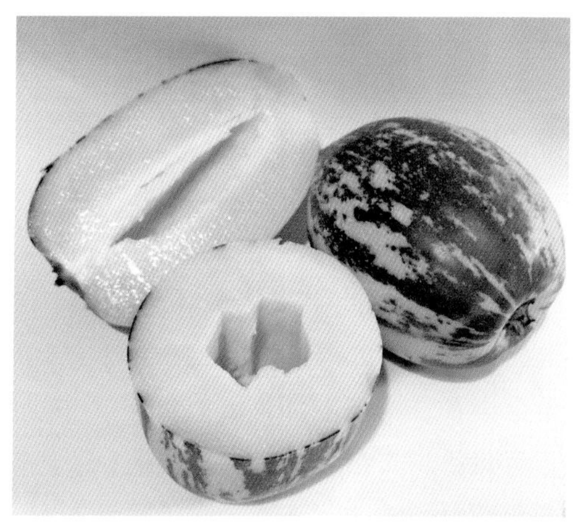

［成分与药用］人参果属于高蛋白、低脂肪、低糖水果，同时富含氨基酸、维生素C和硒、钼、铜、锌、铁等对人体有益的微量元素，具有保健功效。人参果中钾钠比例约为130：1，是很好的高钾低钠水果；硒能激活人体细胞，增强细胞活力，具有防癌和抑制心血管病的作用；钼是人体必需的微量元素之一，在生物体内以钼酶形式出现，具有活化铁质、防止贫血和帮助代谢的作用。

［性味］味甘，性平。

［功效与主治］清热解毒，利水降压，生津止渴，滋补肝肾、润肤通便。用于热病烦渴，清肺润燥，大便秘结等。

［用法］水果鲜食，或加工成菜肴食用。

［验方应用］

1. 凉拌食用，具有清热解毒、利水降压的作用。

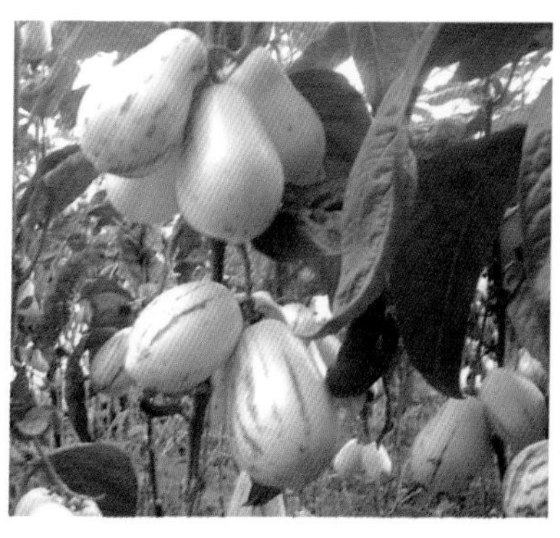

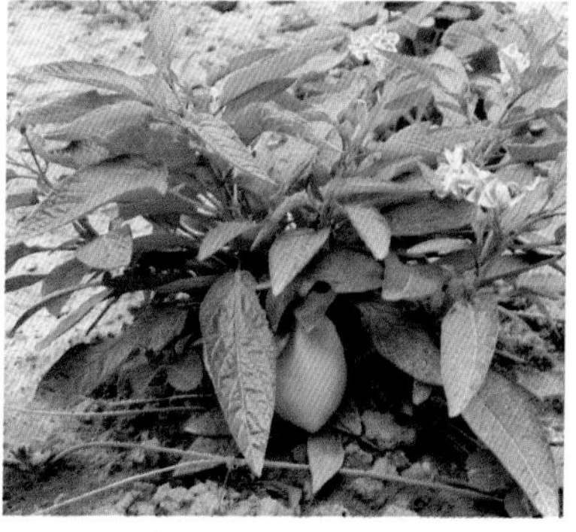

2. 洗净，纵切至2/3处，让一部分果皮与果肉相连，将果瓤挖去，填入肉馅或鸡蛋馅，入笼蒸熟，切片食用，具有滋补肝肾、润肤通便之功能。

[食用注意] 糖尿病患者少食。

[由来和传说] 据《西游记》中记载，镇元子的万寿山五庄观有人参果，此果又名草还丹，“三千年一开花，三千年一结果，再三千年才得熟，短头一万年方得吃。似这万年，只结得三十个果子，果子的模样，就如三朝未满的小孩相似，四肢俱全，五官兼备。人参果树乃大地灵根，所结之果是稀世之物。人若有缘得那果子闻一闻，就能活三百六十岁；吃一个，就能活四万七千年”。此果“遇金而落，遇木而枯，遇水而化，遇火而焦，遇土而入”。唐僧师徒四人去西天取经，路经五庄观，恰逢观主镇元子上天听道，他临行嘱咐道童，大唐高僧路经此地，可取人参果好生款待。待师徒一行到来时，观中道童只将人参果款待唐僧。悟空不甘受此冷落，加之贪吃的八戒在旁怂恿，便潜入果园偷吃人参仙果。道童发现后，双方争吵起来。唐僧训斥悟空，悟空一气之下，推倒了三千年的仙树，因为此事被镇元子问责刁难，最终孙悟空请来观世音菩萨，才成功救活了人参果树。

44 无花果

[简介] 无花果，又称阿驿、映日果、优昙钵、蜜果、文仙果、奶浆果、品仙果等，为荨麻目桑科榕属，亚热带落叶小乔木的果实。我国唐代从波斯传入，现南北均有栽培，新疆南部尤多。

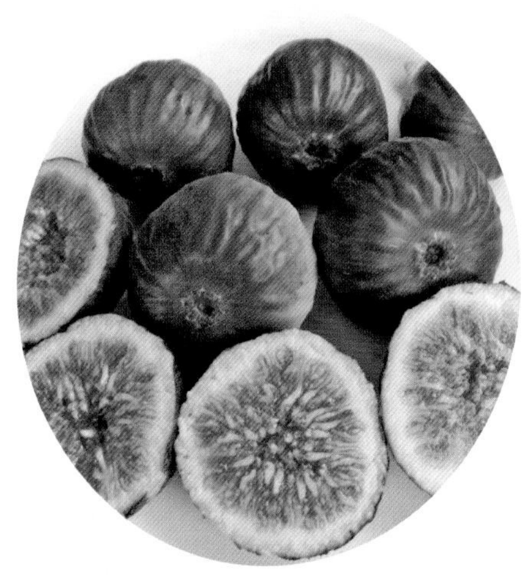

［成分与药用］ 无花果富含维生素C和花青素等抗氧化剂，可以协助清除人体内的自由基，延缓衰老并抑制色素沉淀，具有美容养颜的功效。另外，其所含的纤维素、铁和多种酶均可以对机体起到积极影响，降低血脂、减少脂肪淤积。

［性味］ 味甘，性平。

［功效与主治］ 健胃清肠，消肿解毒，利咽喉，开胃驱虫。用于食欲不振，脘腹胀痛，痔疮便秘，消化不良，痔疮，脱肛，腹泻、乳汁不足，咽喉肿痛，热痢，咳嗽多痰等。

［用法］ 果、叶：25～50克。根、叶：外用适量，煎水熏洗患处。

［验方应用］

1. 治久泻不止：无花果5～7枚，水煎服。

2. 发乳：无花果100克、树地瓜根100克、金针花根200～300克、奶浆藤100克，炖猪前蹄服。

3. 治肺热声嘶、咳嗽咽痛：无花果150克，水煎加冰糖适量服。

4. 治痔疮、脱肛、大便秘结。无花果2个生食，或用干果10个与猪大肠1段，共煮熟食。鲜无花果10个，水煎洗患处，治外痔。

5. 治肠炎：无花果2个、小茴香10克，水煎服。

6. 治疝气：无花果枝适量，水煎服，每日2～3次。

7. 治黄疸：无花果捣汁半杯，开水冲服，每日1次。

8. 治哮喘：无花果叶10克，水煎代茶饮。

9. 治喉痒：无花果根去粗皮，打碎，开水泡服。

10. 治误食鱼蟹类中毒、腹痛、呕吐：无花果鲜嫩叶，洗净捣烂绞汁，每次温开水和服半杯。

11. 无花果猪肉汤：猪瘦肉250克切小块，无花果100克（干品），同煮汤，用适量食盐调味食用。有理肠健胃、解毒消炎作用，治痔疮、慢性肠炎。

[食用注意] 脂肪肝、脑血管意外、腹泻、周期性瘫痪（血钾正常）等患者不适宜食用无花果；大便溏薄者不宜生食无花果。

[由来与传说] 很久以前，一位名叫库尔班的果农把毕生心血倾注在自己的果园里，他培育出一种松软甜美的水果被誉为"圣果"，不但能止饥解渴，还可以治疗多种疾病。国王贪图它的花香果甜，便下了一道圣旨，要库尔班将果树全部移栽到皇宫，否则要砍树，毁掉果园。库尔班连夜从果树上剪下条条嫩枝，送给附近的乡亲们栽培，第二天将光秃秃的果树移栽到国王的花园

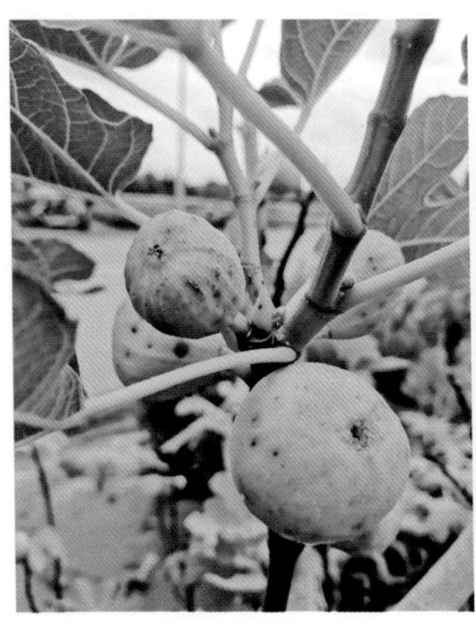

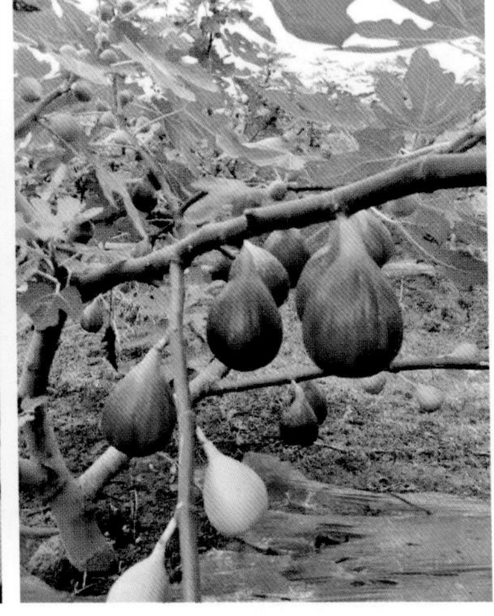

中。结果第二年开春，皇宫里的果树一棵也没活，乡亲们果园里的果树却枝繁叶茂，花香四溢。国王怒不可遏，派士兵循着花香找到果园，将繁花盛开的果树统统砍掉。库尔班与乡亲们偷偷藏下枝条掩埋，第二年春天，又到了果树开花的季节，大家担心浓郁的花香将再度引来灾难。乡亲们面对着待放的花苞，心中默默祈祷：要是不开花就结果该多好啊！他们的诚心感动了树神，果然没有开花就结出了累累硕果。从此，人们将这种“无花而果”的果树称为“无花果”。

45 火龙果

［简介］火龙果，别名红龙果、龙珠果、仙蜜果、玉龙果，为仙人掌科量天尺属植物的果实。其果实呈长圆形或卵圆形，表皮红色，肉质，具卵状而顶端急尖的鳞片，果长10～12厘米，果皮厚，有蜡质，果肉白色或红色，有近万粒具香味的芝麻状种子，故又称为芝麻果。在自然状态下，其果实于夏秋成熟，味甜多汁。

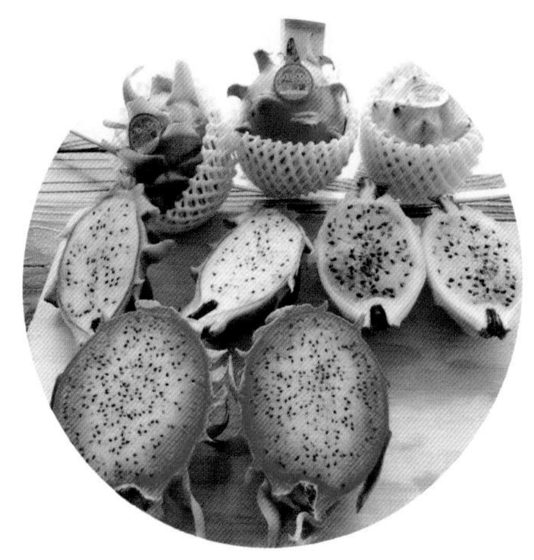

［成分与药用］火龙果营养丰富，主要含有有蛋白质、膳食纤维、维生素C、维生素B_2、维生素B_3、

花青素、铁、磷、镁、钾等。其果实和茎的汁可抑制肿瘤生长、病毒感染，对咳嗽、气喘有独特疗效，可预防便秘、老年病变等，具有抗氧化、降低胆固醇、润肠、预防大肠癌等功效。火龙果中的白蛋白是具黏性、胶质性的物质，对重金属中毒有解毒的功效，对胃壁还有保护作用。

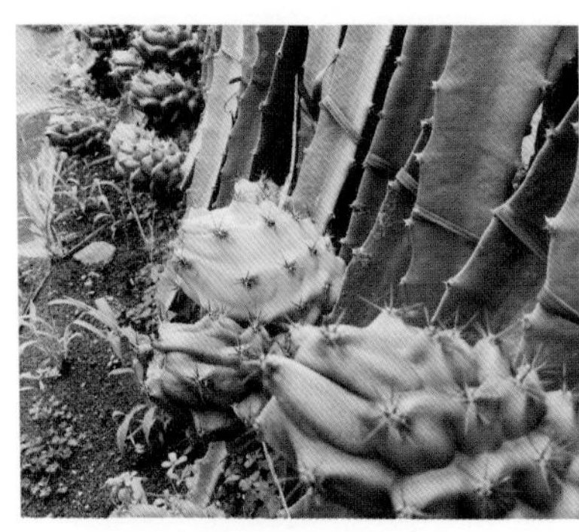

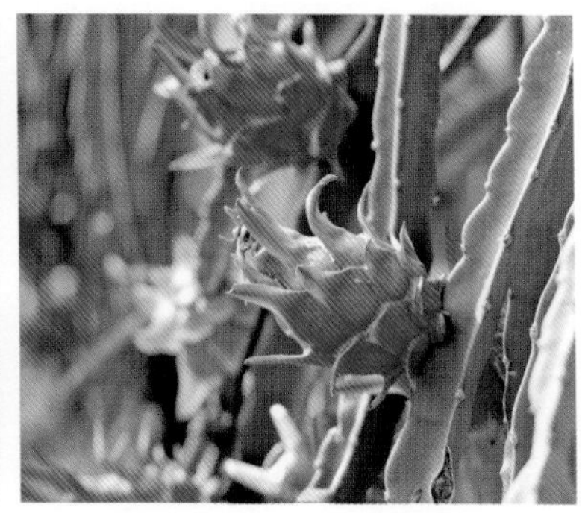

[性味] 味甘，性平。

[功效与主治] 降血压，降血脂，解毒，润肺，明目。用于贫血，美白减肥，排毒护胃，防止血管硬化等。

[用法] 直接食用。

[食用注意] 火龙果不宜与牛奶同食。糖尿病患者，女性体质虚冷者，脸色苍白、四肢乏力、经常腹泻等寒性体质者不宜多食；传说女性在月经期不宜食用火龙果。

[由来与传说] 传说一位贫苦的妇女在沙漠中迷路，处境十分危险，正在她陷入绝望时悠悠中听到一股上天传来的声音，告诉她赶快食用身旁的植物。于是她艰难地伸手去摸，已睁不开眼的她却感觉到身旁全是盘枝错落、蔓延无度的量天尺，当她拉扯并折断它时，手被刺得血淋淋，但她并没有感觉疼痛，她似乎被一种神奇的力量指使着，机械般地啃咬着这支肥厚的量天尺，并吃下了一颗鲜红夺目的火龙果。就在近午时分，这位妇女苏醒了

过来，体力快速恢复了，几近干裂的嘴唇魔幻般红润起来，顺利地走出了沙漠。火龙果的传说从此代代相传下来，量天尺被人们奉为神仙草，火龙果亦被称为神仙果、仙蜜果，无论其枝条、花朵、果实还是根系都成为当地人们不可缺少的独具药食功能的特别作物。

46 蛋黄果

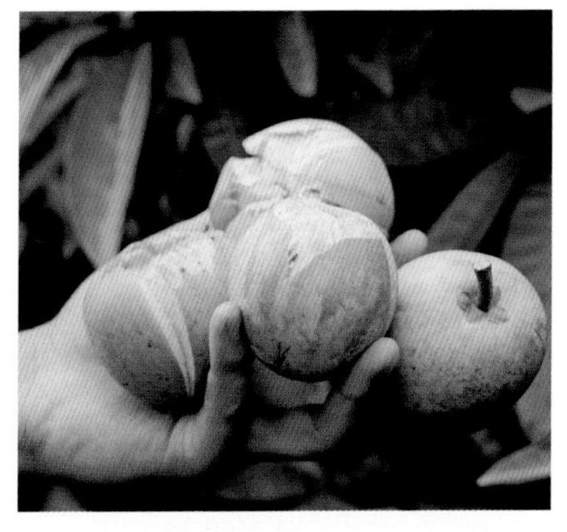

[简介] 蛋黄果，又名仙桃，山榄科蛋黄果属多年生常绿小乔木的果实。其果实呈球形，未成熟时为绿色，成熟时变为橙黄色或橙红色，皮薄而光滑，不易与果肉分离，果肉柔软，特别像煮熟鸡蛋的蛋黄，故得名“蛋黄果”。

[成分与药用] 蛋黄果果肉富含磷、铁、钙、维生素C、类胡萝卜素等营养物质及人体必需的17种氨基酸，常食蛋黄果能有开胃健食、化痰、提神醒脑、减压降脂等功效。此外，蛋黄果的叶子、种子和树皮都具有药用价值，其含有原儿茶酸、没食子酸、槲皮素、杨梅素等活性物质。

[性味] 味甘、酸，性平。

[功效与主治] 助消化，化痰，补肾，提神醒脑，镇静止

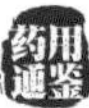

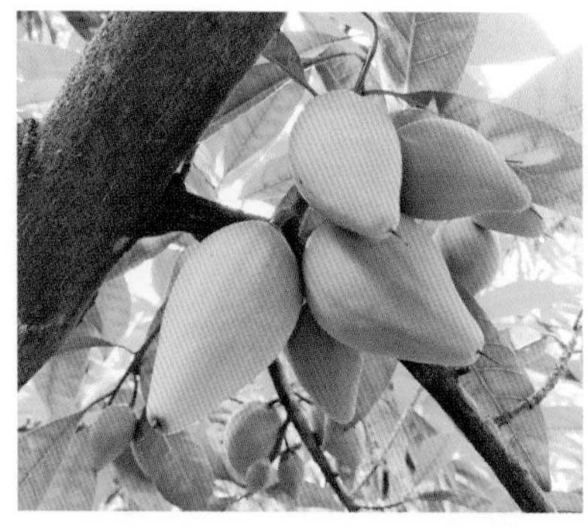
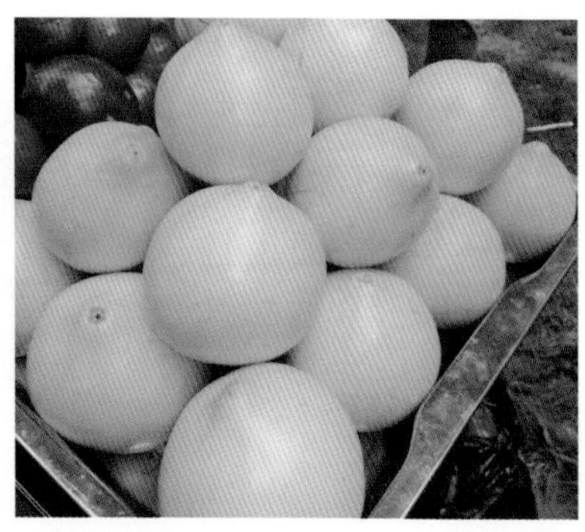

痛，降血糖。用于治疗炎症、溃疡、发热和皮肤疹等。

[用法] 果实除生食外，可制果酱、冰奶油、饮料或果酒。

[食用注意] 湿热、瘀血体质者禁食。

47 柚子

[简介] 柚子，别名文旦、香栾，为芸香科柑橘属植物成熟果实。其在每年的农历八月十五左右成熟，皮厚耐藏，一般可存放3个月而不失香味，故有"天然水果罐头"之称。柚子清香、酸甜、凉润，营养丰富，药用价值很高。

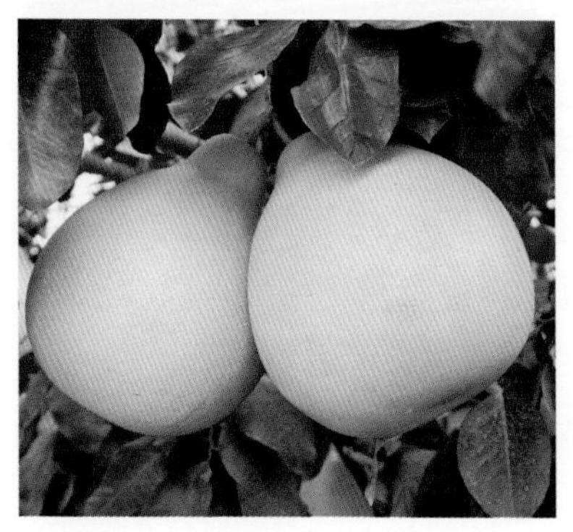

[成分与药用] 柚子中含有果胶、柚皮苷、橙皮苷、柠檬苦素、天然色素、香精油、膳食纤维、超氧化物歧化酶等植

物活性成分。柚肉中含有非常丰富的维生素C以及类胰岛素等成分，具有健胃化食、下气消痰、轻身悦色、降血糖、降血脂、减肥等功用。

[性味] 味甘、酸，性凉。

[功效与主治] 降血糖，降血脂，减肥，美肤养容，健胃，润肺，补血，清肠通便，促进伤口愈合，对败血症等有良好的辅助疗效。此外，柚子含有生理活性物质皮苷，可降低血液黏滞度，减少血栓形成，对脑血管疾病，如脑血栓、中风等也有较好的预防作用。鲜柚肉中含有类似胰岛素的成分，是糖尿病患者的理想食品。

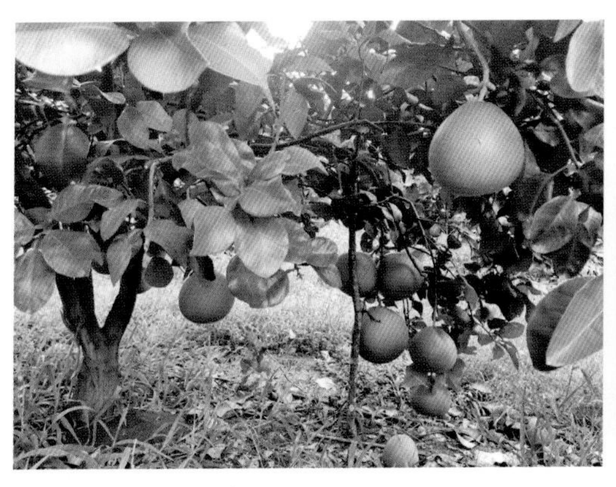

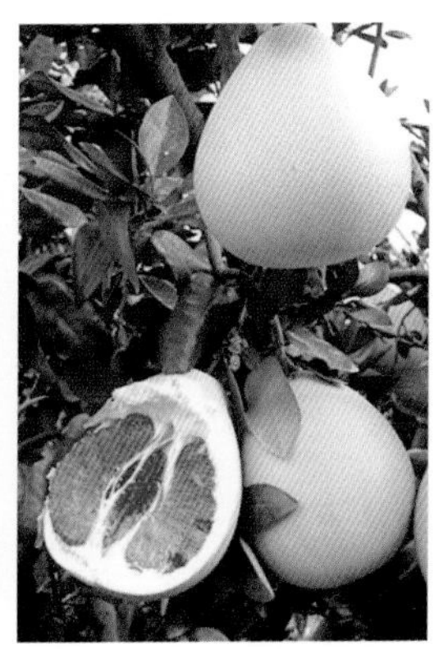

[用法] 直接食用，或水煎服。

[验方应用]

1. 治疗老年性咳嗽气喘：柚子皮用开水泡，代茶饮用。

2. 治疗肺热咳嗽：柚子100克、大生梨100克，一同洗净后煮烂，加少许蜂蜜或冰糖调服。

3. 治疗痰气咳嗽：将柚子去皮除核，切成片放入酒内浸泡一夜。煮烂，拌蜂蜜，时时含咽。

4. 治疗冻疮：柚子皮50克，水煎后，用其浸泡冻疮部位，每日数次。

5. 治疗头痛：柚叶与葱白各等量，将二者一同捣烂后贴于太阳穴上。

6. 治疗关节痛：柚叶、生姜、桐油各20克，一同捣烂后敷于疼痛处。

7. 治消化不良：柚子皮15克，鸡内金、山楂各10克，砂仁5克，水煎服。

8. 治急性乳腺炎：柚果肉200克、青皮50克、蒲公英30克，水煎服。

9. 经常感冒、咳嗽、气喘者：可用鲜柚1个留皮去核，配以正北杏、贝母、银耳各50克，加数瓶蜂蜜炖1日，常服能强健肺部。

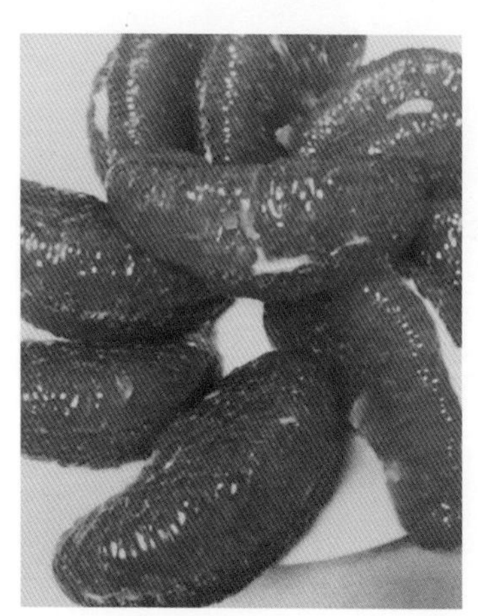

[食用注意] 柚子因其性凉，故气虚体弱者不宜多食。柚子有滑肠之效，故腹部寒冷、常患腹泻者宜少食。

[由来与传说] 由于柚子外形浑圆，象征团圆之意，所以也是中秋节的应景水果。更重要的是，柚子的“柚”和庇佑的“佑”同音，“柚子”即“佑子”，被人们认为有吉祥的含义。

48 柑橘

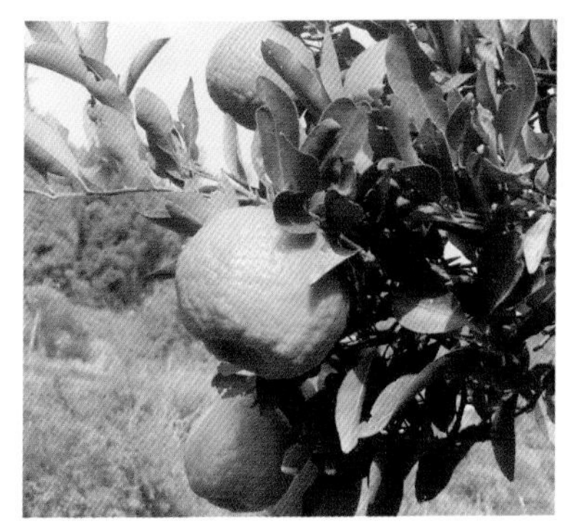

［简介］柑橘，别名柑子、金实、木奴、瑞金奴、扁柑、柑果等，为芸香科柑橘属植物的果实，常见的柑橘有潮州柑、新会柑、芦柑、金柑。我国是世界柑橘类果树的原产中心。其果皮较厚，易剥离，橙黄色。

［成分与药用］柑橘含有糖类和维生素C、烟酸、柠檬酸、钙、磷、铁、黄酮类、生物碱类、挥发油等，可理气调中、消痰散积。

［性味］味甘、酸，性凉。

［功效与主治］理气健胃，止咳化痰。用于胸膈烦热，口渴欲饮，醉酒，小便不利。

［用法］生食，绞汁或煎水服。

［验方应用］

1. 治胃火亢盛、心烦口渴或饮酒过度：可直接食1～2个柑橘，或柑橘剥皮绞汁和蜂蜜一起服，每日2次。

2. 治下焦结热、小便不利：柑橘2个，剥皮后直接食，或绞汁同鲜芦根50克煎水兑服，每日2次。

［食用注意］脾胃虚寒、肺寒咳嗽者不宜食。

［由来与传说］根据《禹贡》中的记载，夏朝时期我国江苏、安徽、江西、湖南、湖北等地生产的柑橘，已列为贡税之

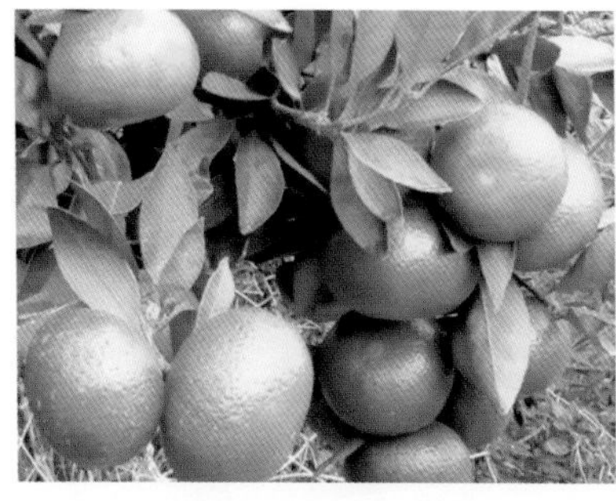
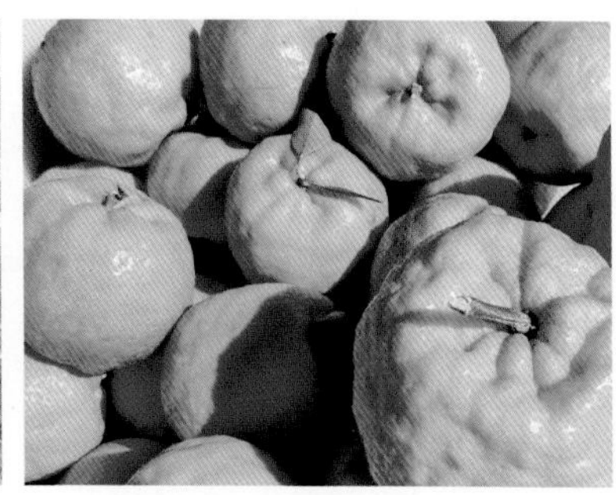

物。宋朝欧阳修等撰著的《新唐书・地理志》中列举了如今的四川、贵州、湖北、湖南、广东、广西、福建，浙江、江西、安徽、河南、江苏、陕西的南部，均有向朝廷进贡柑橘。

49 橙子

［简介］ 橙子，别名橙、黄橙、金橙、黄果、金环、柳丁，是芸香科柑橘属植物橙树的果实，是世界四大名果之一。橙子果实可以剥皮鲜食其果肉，果肉含有大量的糖和一定量的柠檬酸以及丰富的维生素，营养丰富，男女老少皆宜。

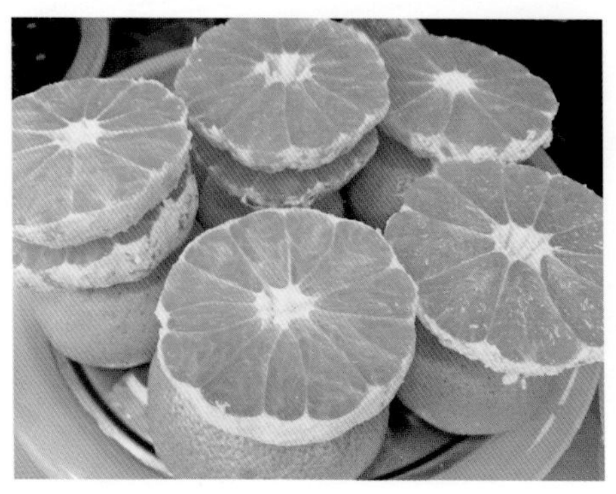

［成分与药用］ 橙子中含有橙皮甙、柠檬酸、苹果酸、琥珀酸、糖类、果胶和维生素C、芦丁等成分，又含有牻牛儿醛、柠檬烯等挥发

油。其中萜烯类化合物有明显的抗癌功效。

［性味］ 味甘、酸，性凉。

［功效与主治］ 生津止渴，开胃下气，健脾和胃。用于止呕恶，宽胸膈，消瘿，解酒，杀鱼、蟹毒。胸膈满闷、恶心欲吐、饮酒过多、宿醉未醒者尤宜食用。

［用法］ 生食，或绞汁饮、水煎汤服，每次1～2个。外用：风干、烧、烟熏。

［验方应用］

1. 治心烦口渴或饮酒过度：生食或绞汁饮。

2. 治大小便不通及痔疮出血：橙子1个，分2次食之，每日4次。

3. 治胃气不和、呕逆少食：橙子切细，加盐、蜂蜜煎服，亦可将橙子连皮加糖制成橙饼泡服。

4. 治痔疮肿痛：隔年风干橙子，桶内烧烟熏之。

［食用注意］ 饭前或空腹时不宜食用，糖尿病患者忌食。

［由来与传说］ 相传1820年，在巴西的一个修道院里种植着一棵普通的橙子树。这年秋天，这棵其貌不扬的小树由于极小概率的自然基因突变，长出了顶部呈开裂状的橙子，味香汁多，甜中带酸，格外美味。因其开裂的顶部形同脐眼，故得名“脐橙”。

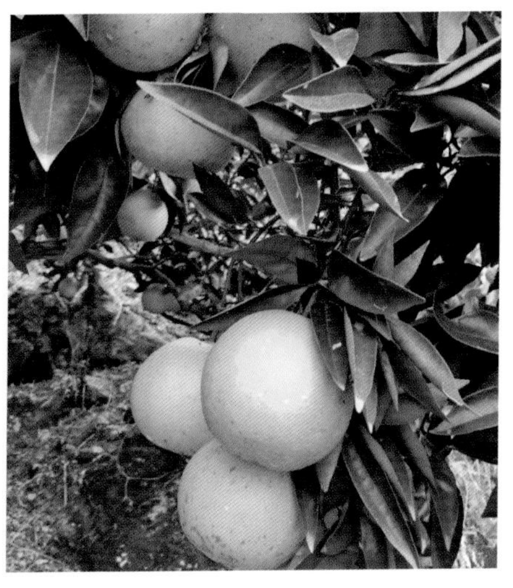

50 柠檬

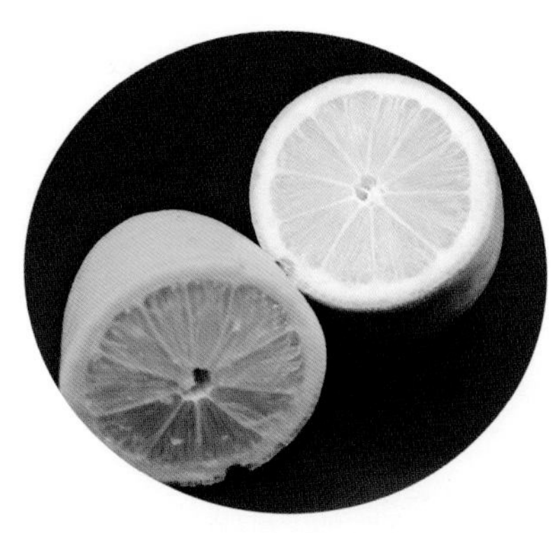

[简介] 柠檬，别名柠果、洋柠檬、益母果等，为芸香科柑橘属常绿小乔木的果实，是第三大柑橘品种。柠檬的营养价值、美容价值、药用价值已引起人们越来越多的关注。

[成分与药用] 柠檬中柠檬酸、柠檬香精油、类黄酮和维生素C、维生素A、芦丁较为丰富，还含有钙、铁、镁、磷、锌等多种微量元素，使其兼具丰富的活性物质与药用价值，如抗氧化、防癌、抗过敏、抗病毒、抗炎、抗菌、平衡血压、平衡血脂等。有研究表明，常食用柠檬及其制品，不但可以补充维生素、帮助消化、清热化痰、解暑开胃、延缓衰老、抑制色素沉着，还可预防或辅助治疗心血管疾病、口腔溃疡、结石等。

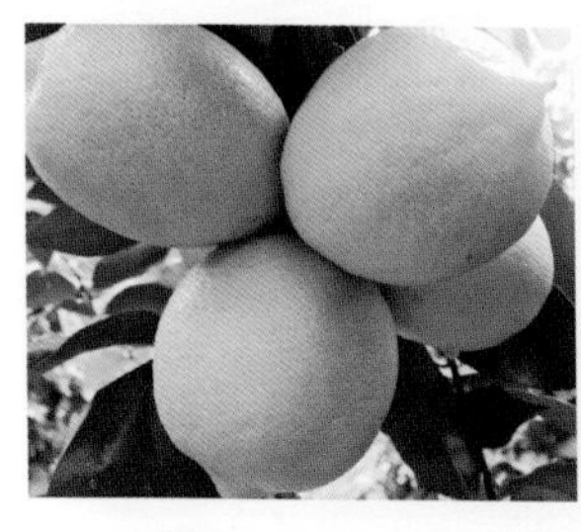
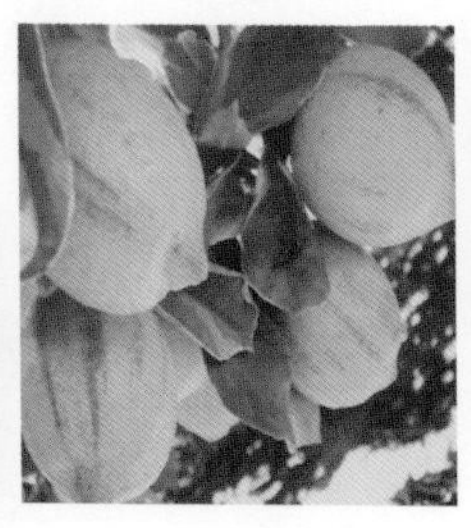
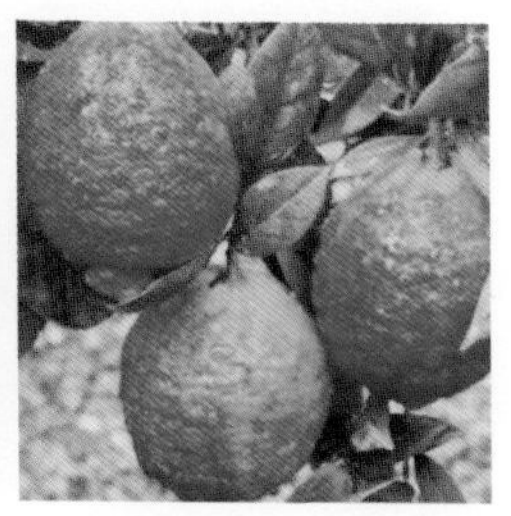

[性味] 味酸，性微寒。

[功效与主治] 清热解暑，生津止渴，和胃安胎。用于支气

管炎，百日咳，食欲不振，咽痛口干，高血压等。

［用法］生食，或绞汁、水煎汤，每次100～200克。

［验方应用］

1. 治高血压、咽痛口干：柠檬1个、马蹄10只，水煎服，每日1次。

2. 治痰热咳嗽：柠檬100克、桔梗12克、胖大海10枚、甘草9克，水煎服，每日1～3次。

3. 治暑热烦渴、胃热口渴：柠檬150克绞汁饮，或与甘蔗同用，每日2～3次。

4. 治口干消渴、妊娠食少、呕吐：鲜柠檬500克去皮、核，切块后放入砂锅中，加白糖250克腌渍1天，待糖浸透，以文火熬至汁液耗干，待冷拌入白糖少许，装瓶备用。

［食用注意］胃酸过多者不宜食。

［由来与传说］1747年，英国的皇家海军有一名外科医生詹姆斯·林德，他在治疗维生素C缺乏症患者时都会在其食物中添加柠檬汁，因为研究发现，食用柠檬可以有效减少维生素C缺乏症的发生。后来这种方法广泛被使用，该病患者也就渐渐地少见了。

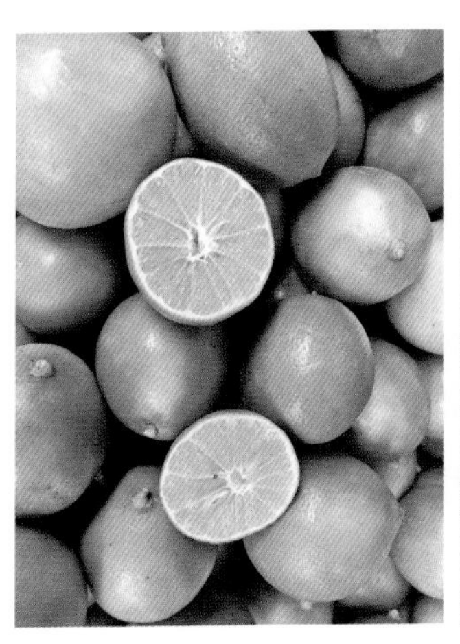

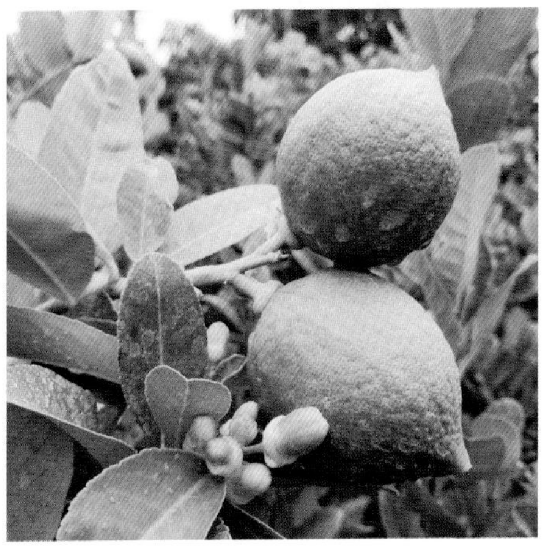

51 酸橘

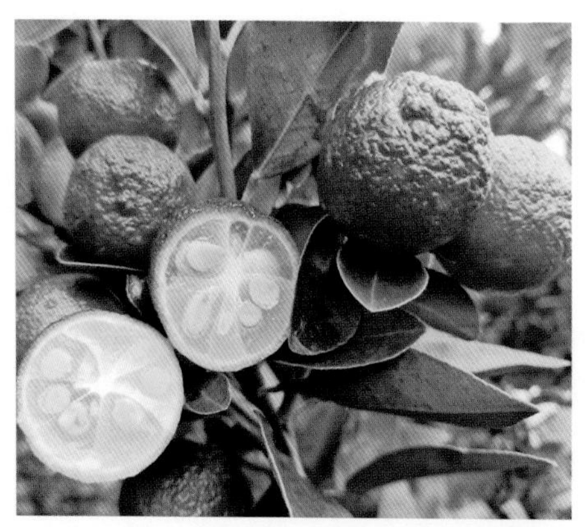

[简介] 酸橘，是芸香科常绿小乔木的果实，为海南本地野生种，味极酸，通常作为烹饪佐料使用，也可挑选青色、饱满、有弹性的果实浸泡酒中制成酸橘酒。

[成分与药用] 酸橘富含维生素C，可以提高身体免疫力，对美白肌肤也有显著的效果，可以褪去污渍。酸橘富含柠檬酸，对维生素C具有保护作用，因此即使被加工成果汁，易被破坏的维生素C也能够在很大程度上保存下来。酸橘还含有膳食纤维和果胶，不仅可以通便，还能降低体内胆固醇，对预防冠心病、动脉硬化等有很好的作用。酸橘皮中还含有挥发油，可以增加胃液的分泌，帮助消化和吸收食物，缓解食欲不振，从而能很好地保护胃。

[性味] 味甘、酸，性凉。

[功效与主治] 酸橘含有大量的维生素C、枸橼酸及葡萄糖等多种营养物质，若食用得当，能补益机体，特别对慢性肝炎和高血压患者，多吃酸橘可以提高肝脏解毒作用，加速胆固醇转化，防止动脉硬化。

[用法] 制作菜品，或水煎服。

[验方应用]

1. 脾胃虚弱、饮食减少、消化不良、大便腹泻者，常与人参、白术、茯苓等配合应用。因其既能健脾，又能理气，故往往用作补气药之佐使，可使补而不滞，有防止壅遏作胀作用。

2. 橘皮能和中，可治胃失和降、恶心呕吐，胃寒呕吐者可与生姜同用，胃热呕吐者可配伍竹茹、黄连等药同用。

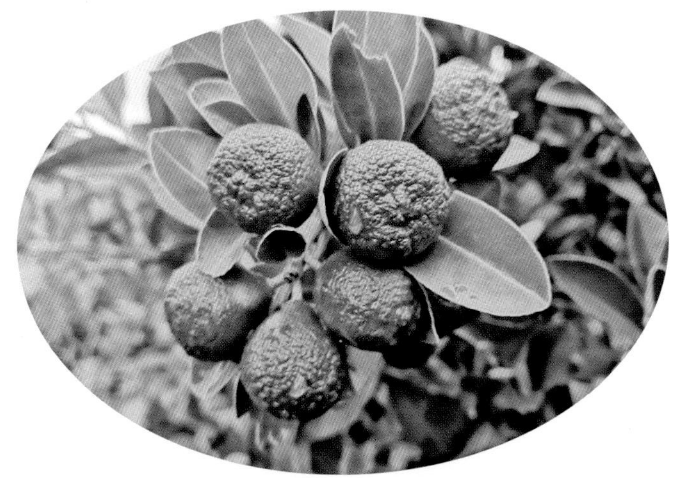

[食用注意] 对于胃黏膜有溃疡的人群不建议食用，风寒咳嗽及有痰饮者不宜食。

52 指橙

[简介] 指橙，别名指来檬、手指柠檬、澳洲指橘，是芸香科柑橘属植物的果实。其植株矮小，果实有黄、红、粉红、紫、

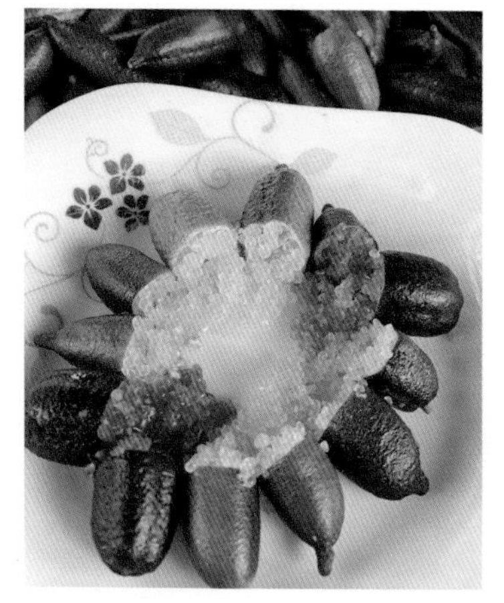

黑、蓝、绿多种颜色，果肉由鱼子大小的微粒组成，像鱼子酱口感爽脆，享有“来自森林的鱼子酱”的美誉。指橙味酸甜，色、香、味俱佳，号称柠檬家族中的极品，备受全球名厨的青睐。

[成分与药用] 指橙富含柠檬酸和维生素C，具有较高的营养价值、药用价值和食疗作用。

[性味] 味甘、酸，性凉。

[功效与主治] 对肠胃功能较弱者有食疗作用。

[用法] 直接食用，或水煎服、研磨外涂。

[验方应用]

1. 指橙研磨成黏状物后，每天涂擦脸部，能有效祛除粉刺、斑点，使肌肤保持白皙、细腻。

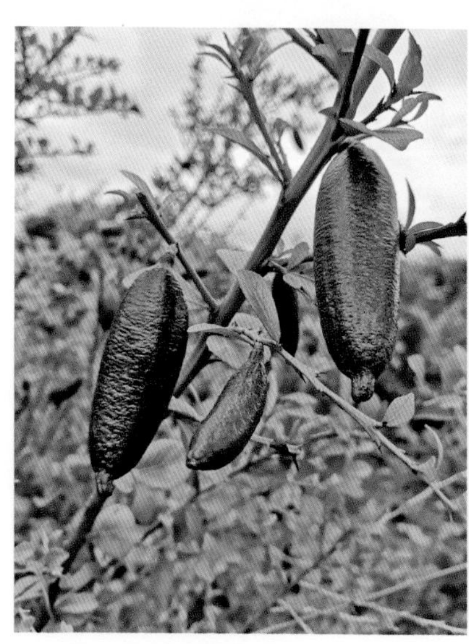

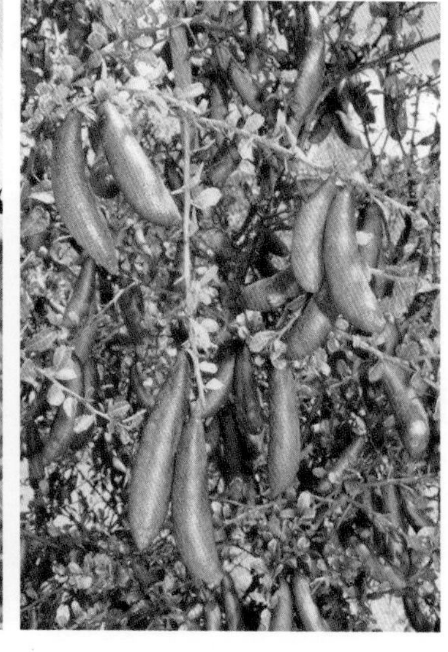

2. 指橙切碎后与盐一起煎煮，食后有助于解酒、止恶心。

［食用注意］过度食用会对肝脏造成损害，引起发热等症状。

53 梨

［简介］梨，别名快果、蜜父、水梨、果宗等，为蔷薇科梨属植物的果实，是我国的主要水果之一。梨不仅肉质脆嫩、汁多味甜，含有多种营养成分，还可加工制作梨汁、梨酒、梨罐头、梨脯、梨干等美味菜肴，而且具有一定的药用价值和保健作用。同品种梨的果皮颜色大相径庭，有黄色、绿色、黄中带绿、绿中带黄、黄褐色、绿褐色、红褐色、褐色，个别品种亦有紫红色。

［成分与药用］梨含有蛋白质、脂肪、碳水化合物、钙、磷、铁、胡萝卜素、维生素B_1、维生素B_2、烟酸、维生素C等，

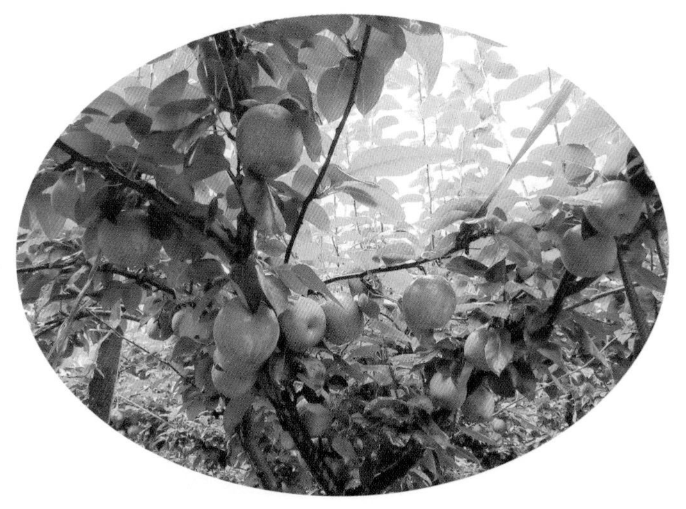

可用于热病伤阴或阴虚所致的干咳、口渴、便秘等症，或内热所致的烦渴、咳喘、痰黄等症。

[性味] 味甘、微酸，性凉。

[功效与主治] 生津止渴，润肺止咳，清热化痰。用于肺热咳嗽，声嘶失音，眼目赤痛，大便不畅等。适宜咳嗽痰稠或无痰、咽喉发痒干疼者，慢性支气管炎、肺结核、高血压、心脏病、肝炎、肝硬化患者，饮酒后或宿醉未醒者食用。

[用法] 生食，或绞汁、清炖、煎汤。

[验方应用]

1. 治小儿发热、咳嗽：梨3个洗净切碎，加适量水煎煮半小时，捞去梨渣，再加淘净大米适量，煮成稀粥，趁热食用。

2. 治肺结核虚弱、脑血管意外后遗偏瘫：鲜梨榨汁100毫升、人乳100毫升，蒸热饮用，每日2次，有补虚生血、养阴润燥的功效。

3. 治黄稠痰：取生梨250克、鱼腥草60克、白糖适量，先将鱼腥草加水文火煎30分钟，弃去药渣，留下澄清液500毫升。再把梨连皮切成碎块、去核心，置于药液内，加入白糖，文火烧煮，待梨完全煮烂后，即可食用。

4. 治伤阴口渴：梨1个，洗净、切成薄片，放碗中加凉开水

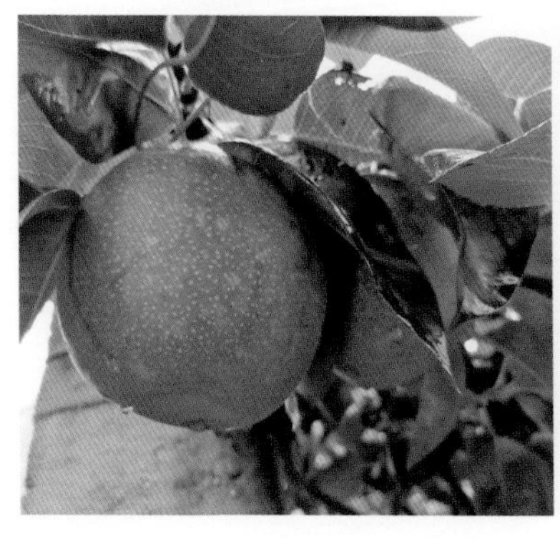

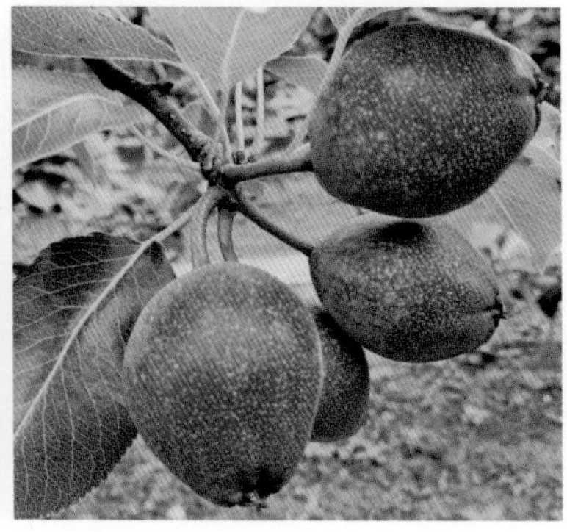

适量，浸泡半日，再以纱布包后绞汁，炖服，每日数次。

5. 治慢性支气管炎：梨1个、北杏仁10克、白砂糖30～40克，加入适量清水，隔水炖1小时，食梨饮汤，每日3次。

6. 治糖尿病：梨2个、白萝卜250克、绿豆200克，共煮熟服用，有一定辅助治疗作用，每日2次。

7. 治声哑咳嗽：将梨3个捣烂，加蜂蜜50克，水煎服用，每日2次。

［食用注意］梨属性凉多汁水果，脾虚便溏、慢性肠炎、胃寒、寒痰咳嗽或外感风寒咳嗽以及糖尿病患者忌食。女性月经期、妊娠期及寒性痛经者忌食生梨。

［由来与传说］相传有一位名叫艾丽曼的姑娘为了让乡亲吃上梨，她向东翻越99座大山，去过99个地方，骑死99头毛驴，引来99种梨树。可是种植以后，98个品种都死了，只有1棵梨树与本地野梨嫁接成功，待其成熟后，乡亲们纷纷来品尝祝贺。这件事传到地主巴依耳里，巴依用金银财宝、绫罗绸缎要买下这棵树，并不准艾丽曼传授别人栽培技术。艾丽曼拒绝了他的要求，于是他恼羞成怒，指使人砍倒了梨树，并杀死了姑娘。可是第二年，砍倒的梨树根长出青枝。乡亲们怕巴依知晓，就很快把梨树移走了，就这样，库尔勒香梨才栽遍千家万户。

54 草莓

［简介］草莓，别名凤梨草莓、红莓、洋莓、地莓等，为蔷薇科草莓属草本食用植物的果实。夏季采摘，生用。

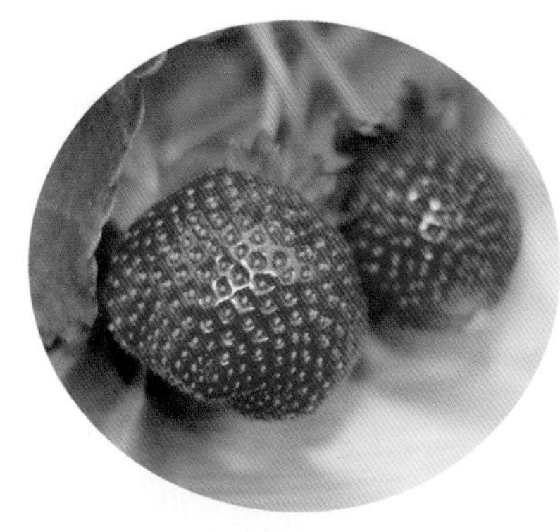

[成分与药用] 草莓富含氨基酸、果糖、蔗糖、葡萄糖、柠檬酸、苹果酸、果胶、胡萝卜素、维生素 B_1、维生素 B_2、烟酸、钙、镁、磷、钾、铁等，对生长发育有很好的促进作用，有润肺生津、健脾和胃、利尿消肿、解热祛暑之功。

[性味] 味甘、酸，性凉。

[功效与主治] 清暑解热，生津止渴，利尿止泻，利咽止咳。用于肺热咳嗽，食欲不振，小便短少，暑热烦渴，风热咳嗽，口舌糜烂，咽喉肿痛，高血压和便秘等。

[用法] 直接食用，或榨汁饮用。

[验方应用]

1. 治风热咳嗽：草莓30克、雪梨1个，绞汁服，每日3次。

2. 治白血病燥热便秘：草莓80克绞汁，与蜂蜜50毫升、柠檬汁90毫升混合，加凉开水100毫升饮服，每日1～2次。

3. 治高血压：草莓50克，生食，每日3次。

4. 治口舌糜烂、咽喉肿痛：草莓30克、西瓜500克绞汁服，每日3次。

[食用注意] 脾胃虚寒、肺寒咳嗽者不宜多食。

[由来与传说] 相传从前，有一对相爱的夫妻，他们喜欢一起做很多事情，直到有一天，他们发生了争吵，互相说了很多伤害对方的话。妻子流着眼泪跑出门去，心里想着永远不要再见到这个人。造物主看到了想为他们做点事情，便变幻出草莓挡在路上。妻子只顾痛哭，看不到面前的草莓。造物主又把草莓变得低矮了一些，牢牢绊住妻子的裙角。妻子扯动裙角，低头发现了这些红

红的草莓，便伸手摘下一个放到嘴里，觉得十分好吃，心想："我应该和谁分享呢?"她立刻想到了自己的丈夫。于是，她找了些枝条编成篮子，将这些浆果收集起来提回家，和丈夫重归于好了。

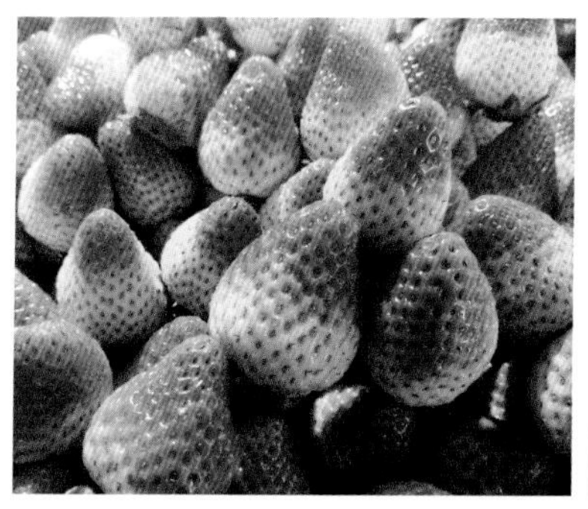

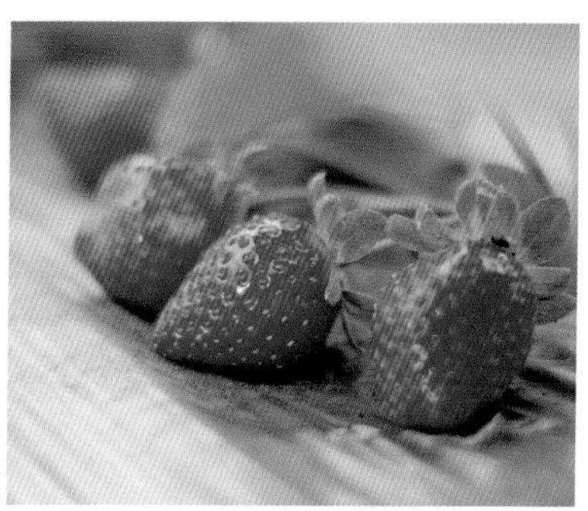

55 李子

［简介］李子，别名嘉庆子、布霖、玉皇李、山李子，是蔷薇科李属植物的果实，为我国传统的"五果"（桃、李、杏、枣和板栗）之一。

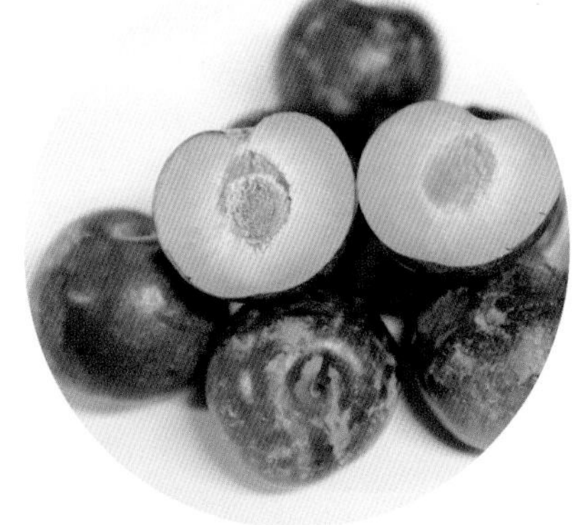

［成分与药用］李子中的维生素C、膳食纤维、多酚类物质含量较高，抗氧化活性能力较强，是美容养颜、润滑肌肤的果品之一。李子可以促进胃酸和胃消化酶的分泌，利于胃肠蠕动，适量食用可有效改善食欲，促进消化，尤其适宜

胃酸缺乏、食后饱胀、大便秘结者食用。李子中的甘氨酸、脯氨酸、丝氨酸等氨基酸类物质，具有较好的利尿消肿作用。

[性味] 味甘、酸，性平。

[功效与主治] 清肝解热，生津利水。用于阴虚发热，虚劳骨蒸，消渴，腹水。

[用法] 生食，或煎汤、做果脯。

[验方应用]

1. 治胃阴虚、口渴咽干：李子洗净鲜吃，或做果脯含咽。

2. 治肺经燥热、咳嗽无痰：李子生食，或加蜂蜜煎膏服，每次15毫升，每日2次。

3. 治虚劳骨蒸、消渴：鲜李子（去核）适量，洗净捣烂绞汁冷服，每次25毫升，每日3次。

[食用注意] 忌食过量、未熟透的李子，否则易损伤脾胃。

[由来与传说] 相传很久以前，李子树是不结果的，与杨树、柳树无异。一个李姓人家的兄弟为了钱财，弟弟将哥哥杀死

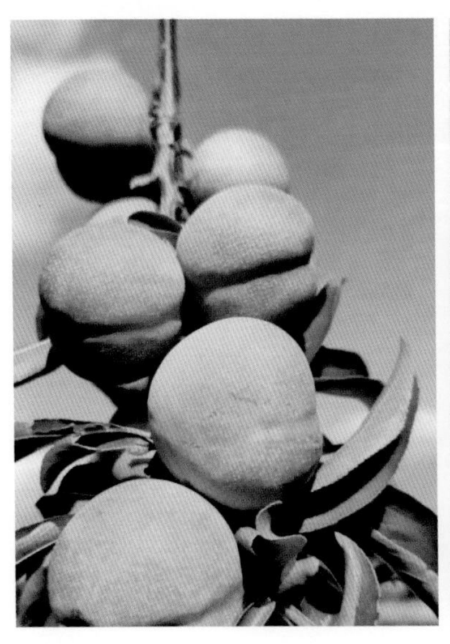

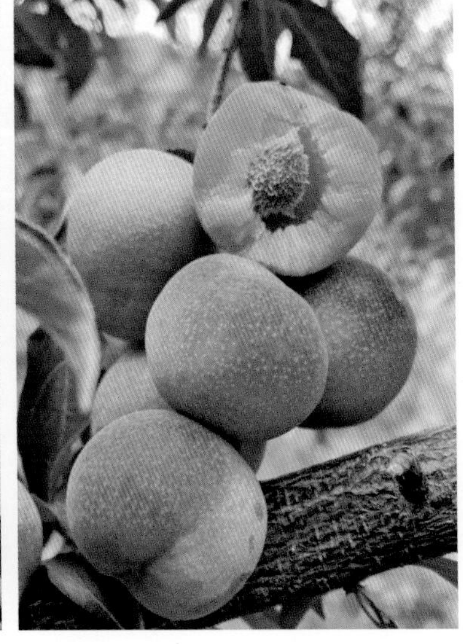

并掩埋于此树下。邻居们多日不见哥哥，弟弟便对外谎称哥哥外出做生意去了，一年之后，此树竟然结出了很多果子，而且个大味美，令所有人惊呆了。于是有人起了贪念，想将此树偷走。结果在挖掘中发现了一堆白骨，吓得赶快逃走了。第二天，官府派人来查，弟弟见事已败露，只得将其犯罪事实供认不讳。于是，事情被传开了，人们都说是因为哥哥阴魂不散，化身成了果子。就这样，这种树被人们命名为“李子树”。

56 三华李

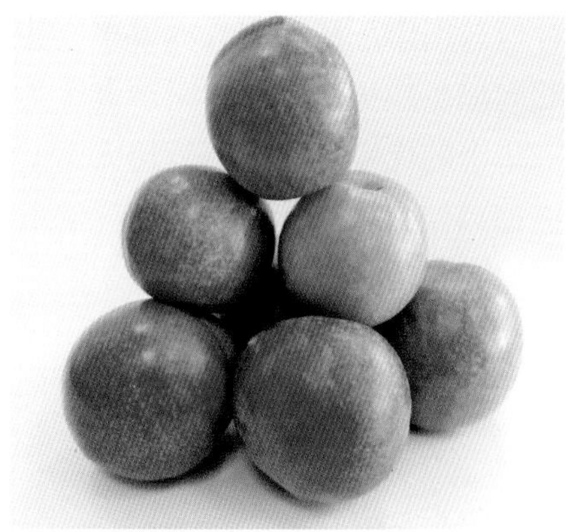

［简介］三华李，为蔷薇科李属落叶乔木植物的果实。其果圆形或近圆形，果粉厚，果皮紫红色，具芳香味，质地爽脆，有蜜味；果肉厚、爽脆，无酸、涩等杂味。

［成分与药用］三华李果实含糖、蛋白质、胡萝卜素、维生素B_2，维生素C等，风味品质极佳，营养价值高，具有护肝、防止贫血、美容的作用。

［性味］味甘、酸，性凉。

［功效与主治］保护肝脏，预防贫血，美容。用于胃阴不足，口渴咽干，大腹水肿，小便不利等。

［用法］内服：煎汤，10～15克；鲜者，生食，每次100～300克。

［食用注意］溃疡病，急、慢性胃肠炎患者，脾虚痰湿者，小儿不宜多食。

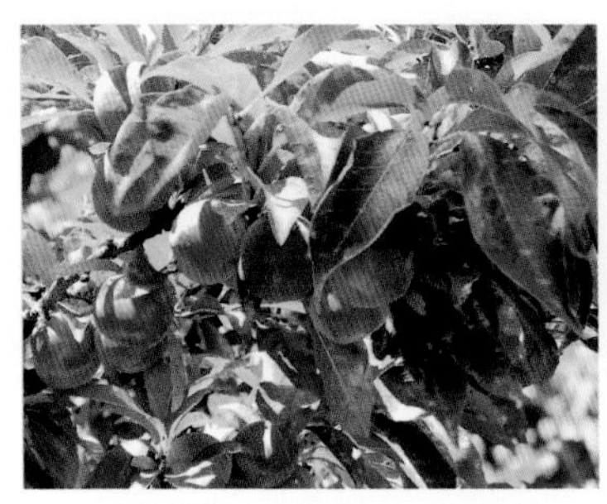
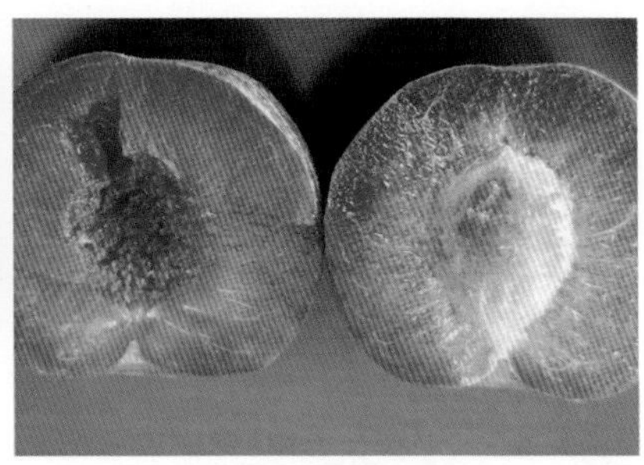

［由来与传说］三华李是广东省翁源县的名优特色水果。据《翁源县志》记载，翁源县龙仙镇三华村在明朝嘉靖年间，就有种植三华李。清朝文人林耀东《吟李诗》中“圆匀颗颗似明珠，贮向晶盘映玉壶；多少奇珍谁比美，三华佳果世间无”，赞美了三华李的优良品质。清朝诗人谢文俊的诗句“纹波敛艳逼星光，挂棹频催载月航；南发千里凭挚楫，沿江两岸闻果香”，则描绘了当时三华镇盛产三华李的情景。

57 羊奶果

［简介］羊奶果，又名密花胡、颓子、南胡颓子、藤胡颓子，为胡颓子科植物蜜花胡颓子的成熟果实。其果实椭圆形，成熟果实鲜红色至紫红色，酸甜，适度可口。

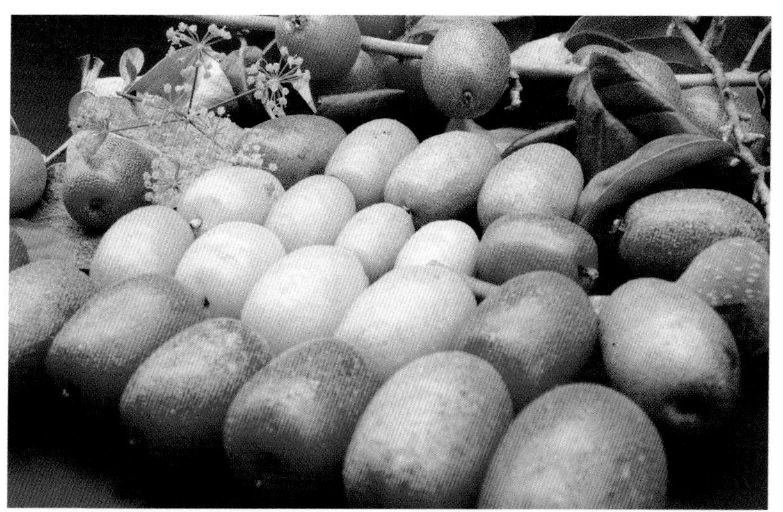

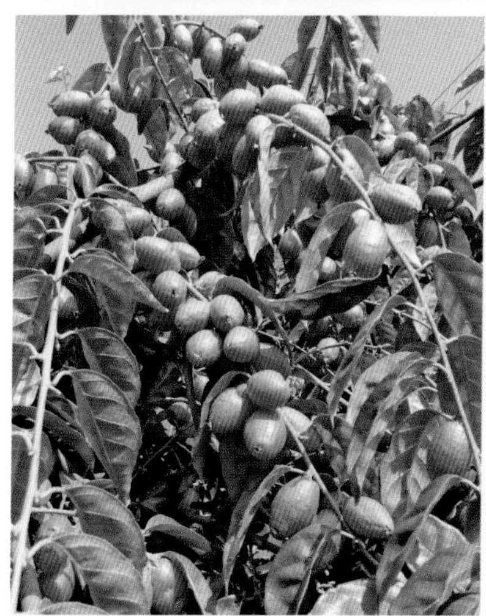

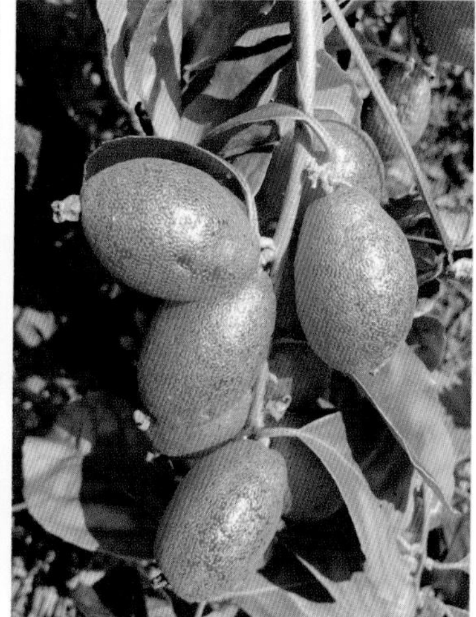

[成分与药用] 羊奶果中富含蛋白质、脂肪、碳水化合物、多种维生素、胡萝卜素以及钙、磷、锌等，食用羊奶果可以补充人体营养所需。在临床应用上，羊奶果经常用于治疗咽喉肿痛、感冒、惊厥、慢性支气管炎、肠炎、胃炎等疾病。

[性味] 味甘、酸，性平。

[功效与主治] 祛风利湿，行瘀止血，消食止痢，止咳平喘，收敛止泻。主治吐血、咯血、咽喉肿痛、感冒、小儿惊风、疮癣，还可治哮喘、虚咳、慢性支气管炎、肠炎、腹泻、跌打肿痛、风湿疼痛、黄疸等。

[用法] 直接食用，或水煎服。

[验方应用]

1. 治肠炎、腹泻：羊奶果实3～9克，水煎服。

2. 治跌打肿痛、风湿疼痛、黄疸：羊奶果根15～30克，水煎服。

58 木奶果

[简介] 木奶果，别名蒜瓣果、火果、树奶果、三丫果，属于大戟科木奶果属常绿乔木的果实。其果实如李子般大小，成熟

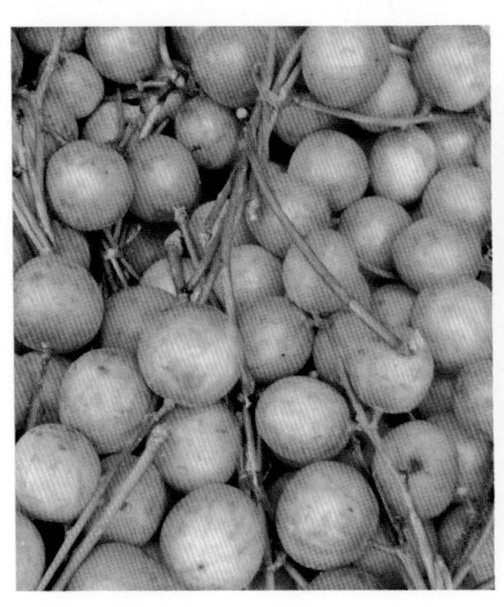
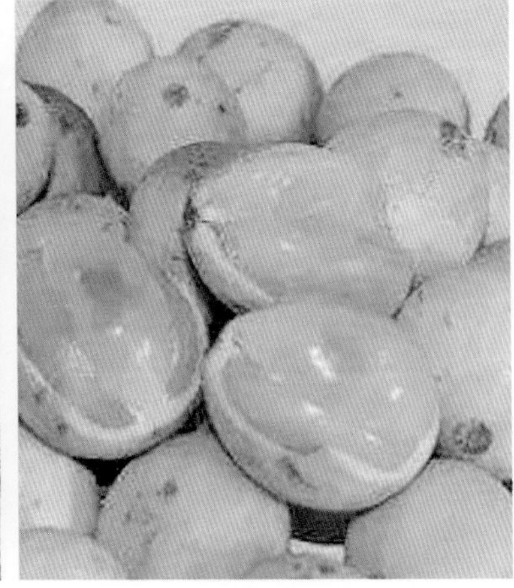

时呈红色或橙黄色，皮内有3瓣裹着果肉的种子，果肉酸甜可口。

［成分与药用］木奶果富含人体所需的维生素C、纤维素、可滴定酸、总糖等营养成分，具有生津止渴、消暑解热、美容保健的功效；其根、果皮富含挥发油、内酯，具有抗肿瘤活性。木奶果的根、茎、叶、果均可入药。

［性味］味甘，性凉。

［功效与主治］止咳平喘，解毒止痒。用于肺气不降，喘咳痰稠，胸痞，足癣，稻田皮炎。

［用法］内服：煎汤，3～10克。外用：煎水调涂患处；捣烂敷或熬膏敷。

59 余甘子

［简介］余甘子，别名油甘子、滇橄榄、庵摩勒、米含、望果、木波，属大戟科叶下珠属植物的果实。其果实鲜食酸甜酥脆而微涩，回味甘甜，故名“余甘子”。食品专家把余甘子、猕猴桃、山楂列为我国高营养的三大果品。

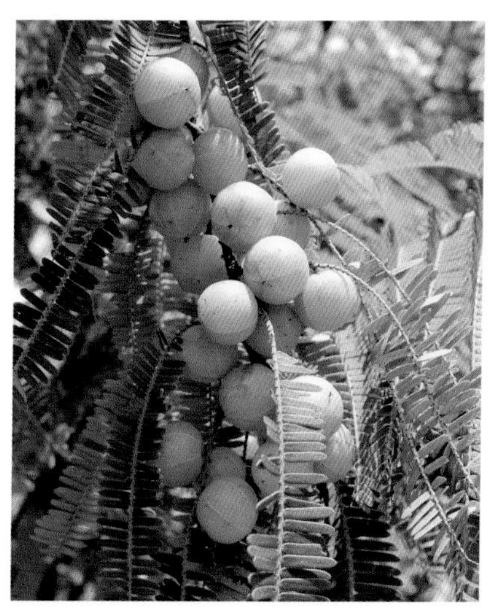

［成分与药用］余甘子果实中含有丰富的维生素C、芦

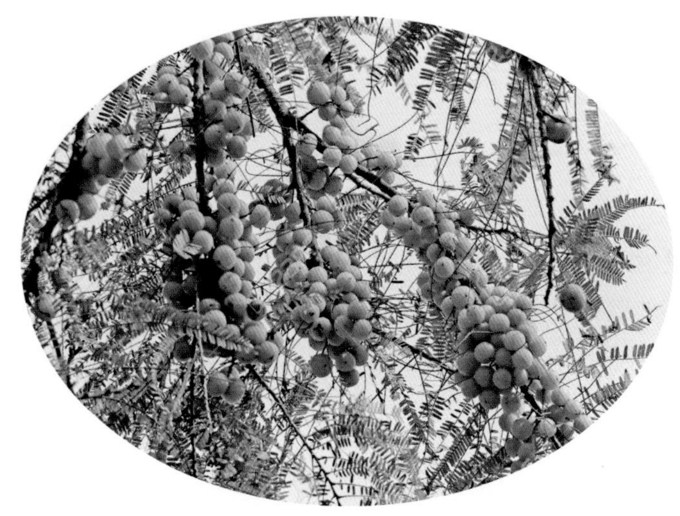

丁、蛋白质、脂肪、果酸、单宁、钙、磷、钾和多种氨基酸等，食用价值高。余甘子的果实、叶、茎、根均具有药用价值，其中以果实入药最普遍，具有抗氧化、抑菌、抗炎、抗癌、抗肿瘤等作用。

[性味] 味甘、酸、涩，性凉。

[功效与主治] 清热凉血，消食健胃，生津止咳。用于血热血瘀，消化不良，腹胀，咳嗽，喉痛，口干。

[用法] 煎汤内服，3~9克，多入丸、散服。

[验方应用]

1. 感冒发热、咳嗽、咽喉痛、口干烦渴、维生素C缺乏症：余甘子鲜果10~30个，水煎服。

2. 高血压：余甘子鲜果5~8枚生食，每日服2次。

[食用注意] 脾胃虚寒者慎服。

[由来与传说] 余甘子作为药用的历史悠久，其最早来自印度，名叫“庵摩勒”，意译为“无垢果”，古印度僧侣将其尊为“圣果”。后来庵摩勒同佛经一起传入中国，首载于晋代嵇含的《南方草木状》。

60 莽吉柿

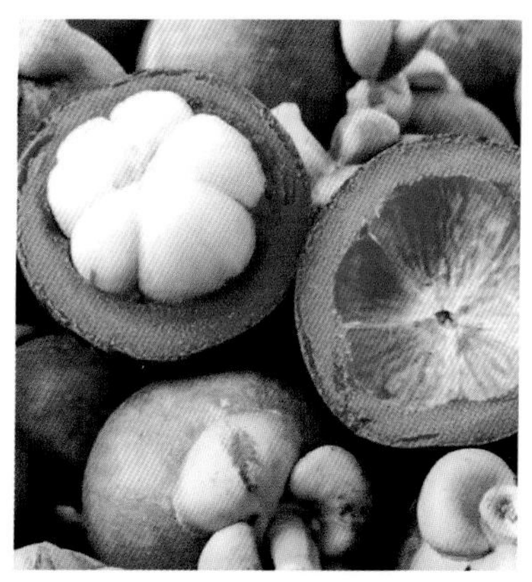

［简介］莽吉柿，别名山竹、山竺、山竹子、倒捻子，为藤黄科藤黄属常绿乔木的果实。其果实呈球形，成熟时为紫红色，间有黄褐色斑块，光滑，假种皮瓢状多汁，白色，为著名的热带水果，被誉为水果“果后”。

［成分与药用］营养价值非常丰富，其富含蛋白质与脂类，对于人体具有很好的补充营养作用，尤其对于营养不良、体质虚弱及病后人群都能起到很好的保健作用。

［性味］味甘、微酸，性平。

［功效与主治］清凉解热，补虚，美容肌肤。用于脾虚腹泻，口干，烧伤，烫伤，湿疹，口腔炎；其果皮外敷有治疗烫伤作用。

1. 莽吉柿具有降燥、清凉解热的作用。因为其含有一种特殊的物质，可缓解榴莲之燥热。很多人很喜欢吃榴莲，但是如果吃了过多的榴莲就很容易上火，这个时候如果吃几个莽吉柿就能缓解。

2. 莽吉柿含有丰富的蛋白质和脂类，对机体有很好的补养作用，对体弱、营养不良、病后都有很好的调养作用。

3. 莽吉柿富含维生素和矿物质，有益于身体健康。

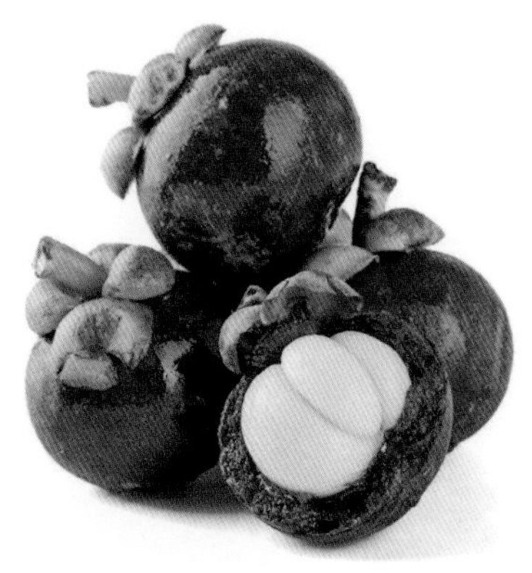

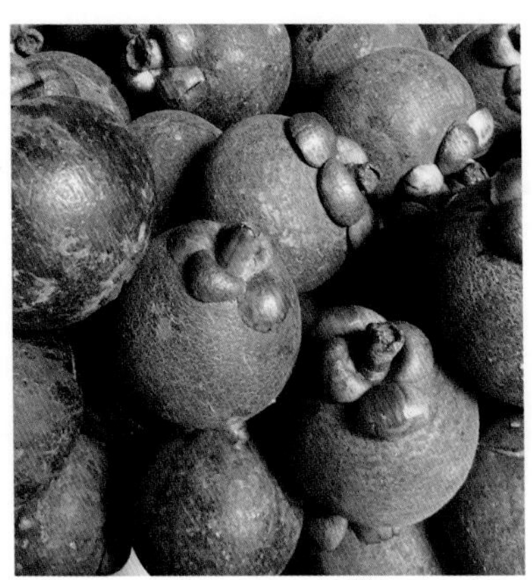

4. 美容肌肤：莽吉柿富含维生素C，可以美白肌肤，抗皮肤老化。

［用法］ 生食。

［食用注意］ 莽吉柿富含纤维素，在肠胃中会吸水膨胀，过多食用会引起便秘，若不慎食用过量，可用红糖煮姜茶解之。另外，体质虚寒者不宜多食，切勿和西瓜寒凉食物同食。

［由来与传说］ 如果说榴莲是热带水果之王，那么莽吉柿就是热带水果之后了。榴莲是热性水果，而莽吉柿可以缓解榴莲之燥热。吃榴莲上火者，可适当吃一些莽吉柿降火。

61 罗汉果

［简介］ 罗汉果，别名拉汗果、假苦瓜、光果木鳖、金不换、罗汉表、裸龟巴，为葫芦科罗汉果属多年生藤本植物的果实，是我国特有的药食两用食物，主要产于广西桂北地区。

［成分与药用］罗汉果的入药部位为植物的干燥果实，其主要含三萜苷类、黄酮类以及大量葡萄糖、果糖，锰、铁、镍等20多种无机元素，蛋白质，维生素C、维生素E等，有清热润肺、利咽开音、滑肠通便等功效。

［性味］味甘，性凉。

［功效与主治］清肺利咽，化痰止咳，润肠通便。用于咳喘，咽痛，便秘。

［用法］水煎服或沸水泡服。每次半个至1个。

［验方应用］

1. 治肺癌阴虚燥咳：罗汉果10克，山药15克，玉竹15克，莲子20克，薏苡仁20克，桂圆肉10克，红枣10克，枸杞子10克，猪排骨或鸡300克。先将上述中药常规水煎、去渣，放入排骨或鸡，先大火后文火煮3小时，食肉饮汤。

2. 治百日咳、支气管炎：罗汉果半个，猪瘦肉500克，西洋菜700克，南杏仁60克。先将罗汉果、猪瘦肉洗净，干水；西洋菜洗净；南杏仁开水烫，去衣。把罗汉果、南杏仁放入锅内，加清水适量，武火煮沸后，放入猪瘦肉、西洋菜，再煮沸后，文火煲1小时，调味佐膳。

3. 治颈淋巴腺炎、百日咳：罗汉果1个、猪肺100克（切小块）同煮汤食用。

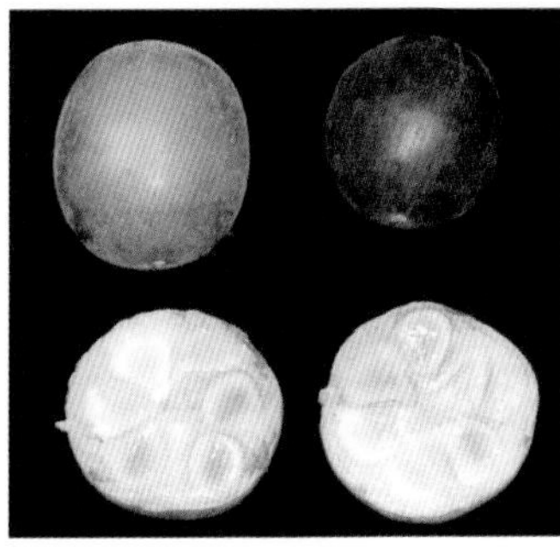

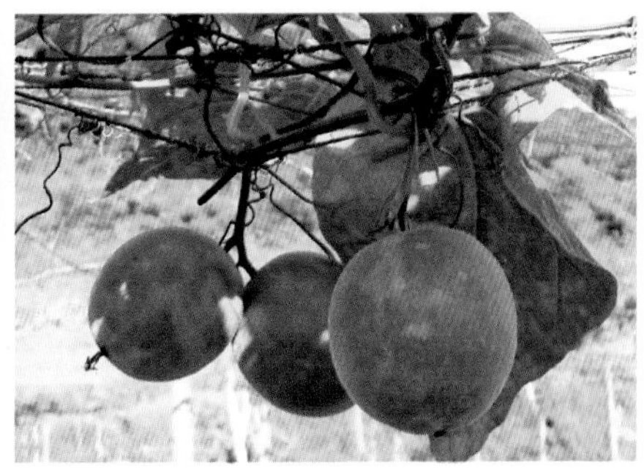

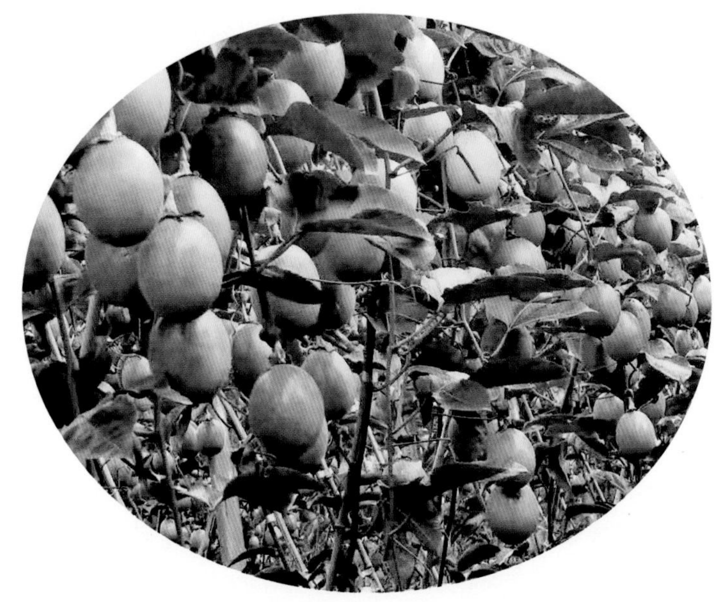

4. 治急性扁桃体炎：罗汉果1个，岗梅根30克，桔梗10克，甘草6克，水煎服，每日1～2次。

5. 治咽喉炎：罗汉果1个，沸水泡开，徐徐咽下；或罗汉果1个、胖大海3枚，沸水泡开，徐徐咽下。

[食用注意] 脾胃虚寒者不宜多服。

[由来与传说] 相传，有位农民上山砍柴时，发现在绿荫丛里的藤蔓上长有一个如鸭蛋大小的果子，便摘下来带回送给了一位叫罗汉的郎中。郎中经过研究发现这种果子有化痰止咳的作用。于是，就把这种植物引种到家里，开始进行人工栽培。后来人们常用这种果子来泡水饮用，不仅可以让嗓子圆润，而且还能强身健体。于是人们为了纪念郎中罗汉，便把这种果子叫作“罗汉果”。

62 树番茄

［简介］树番茄，又名木质番茄、洋鸡蛋，为茄科树番茄属植物的果实。其果实呈卵圆形，皮薄肉厚，多汁液，长5～7厘

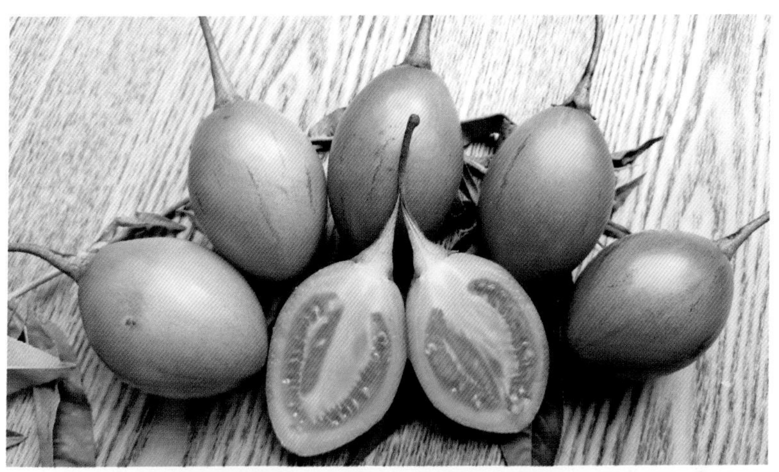

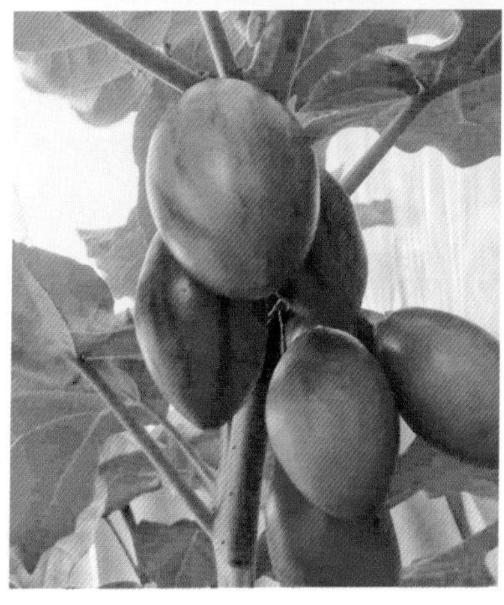

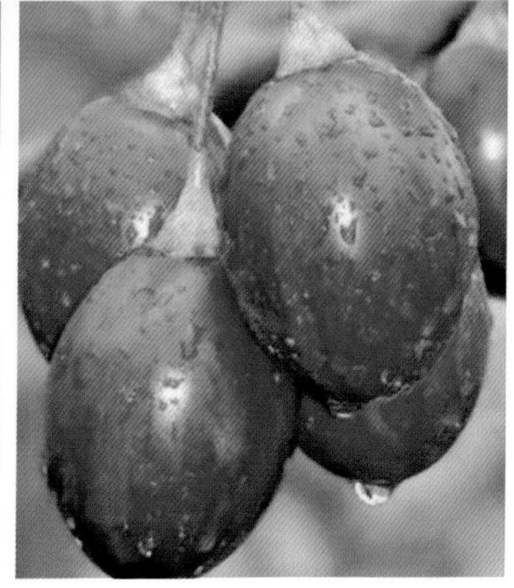

米，光滑具韧性，成熟果为橘黄色或带红色。

[成分与药用] 树番茄富含蛋白质、维生素C及矿物质等各种对人体有益的微量元素，具有健脾益胃作用。其鲜食香酸爽口，熟食酸甜可口、清香味美，是餐桌上最佳的开胃菜品。

[性味] 味甘，性平。

[功效与主治] 健脾益胃。用于脾胃虚弱证。

[用法] 内服：煎汤或煮食，10~30克。

63 面包果

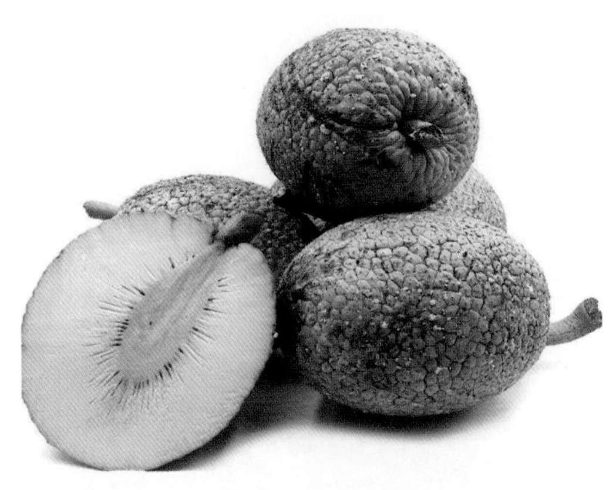

[简介] 面包果，又称面包树、巴刀兰、罗蜜树、面磅树，为桑科波罗蜜属热带多年生常绿果树的果实。其果实可食用，风味类似面包，因此而得名。

[成分与药用] 面包果营养价值丰富，其果肉及种子富含蛋白质，碳水化合物，钙、铁、磷等矿物质，维生素及丰富的膳食纤维、胡萝卜素和维生素B等营养成分。面包果的各个部位均有药用价值，主要药用部位是其汁液、叶端和韧皮。将其汁液涂抹在皮肤上可治疗骨折及扭伤；将它制成绑带绑在背脊上可以减轻坐骨神经痛；汁液、碾碎的树叶可用于治疗皮肤病以及鹅口疮等

由真菌引起的疾病；口服稀释的面包果汁液可治疗腹泻、腹痛、痢疾。在太平洋群岛，人们用其汁液及碾碎的树叶汁治疗耳部感染。另外，面包果的树根具有很好的收敛性，可用作通便剂，浸提后还可制成治疗皮肤病的药膏。目前，针对面包树不同部位提取物功效的研究已取得令人满意的效果，如树叶用于治疗肝病及发热；花浸提物在治疗耳部水肿方面有很好疗效；树皮提取物具有良好的细胞毒活性，对培养的白血病细胞具有抑制作用；树根提取物和茎皮具有抑制革兰阳性菌的功效，在治疗肿瘤方面具有潜力。

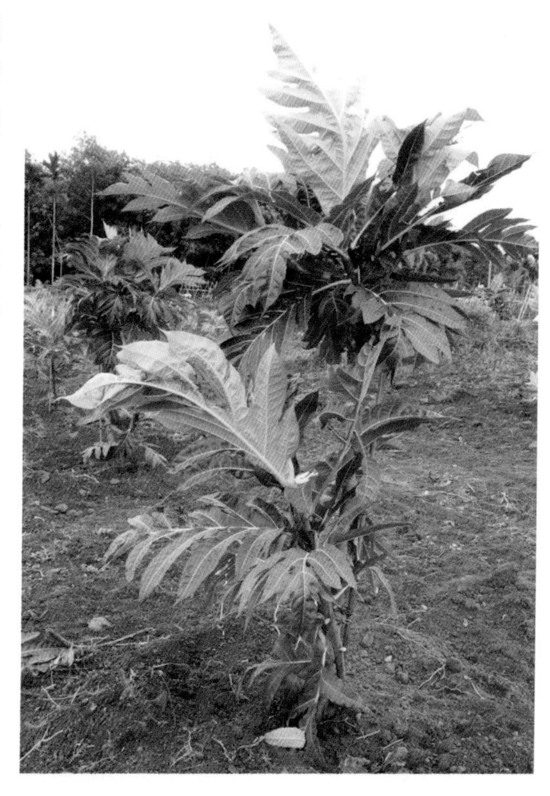

[性味] 味甘淡、微苦，性平。

[功效与主治] 止痛祛风，消肿拔毒，利尿，补虚，补胃，祛风湿。用于糖尿病，肾脏病，腰酸背痛，高血压，手脚筋骨痛，颈项肩背酸痛等。

[用法] 直接食用，或水煎服。

[验方应用]

1. 治疗糖尿病：取面包树30克、肾叶腰只草18.8克、三消草30克、小本山葡萄30克、白龙船花根30克、倒地铃18.8克、龙眼根30克、枸杞根18.8克，水8碗煎3碗，加猪排骨炖烂，分3次服。

2. 治颈项、肩背酸紧痛：取面包树枝37.5克、红骨蛇30克、万点金18.8克、白肉穿山龙30克、红三七18.8克、猪排骨150克，水6碗煎2碗，加猪排骨炖烂，分2次服。

3. 治脾肿大：取面包树叶18.8克、玉叶金花根18.8克、铁马鞭30克、虎刺30克、马蹄金30克，水5碗煎2碗，分2次服。

4. 治牙痛：面包树花18.8克（洗净），将面包树花炒至微焦后，涂擦牙床处。

5. 治糖尿病内热口渴：面包树30克、大飞扬37.5克、丁竖杇37.5克、土牛七30克、小金英30克、消渴草30克，水6碗煎2碗，分2次服。

6. 治良性肿瘤：取面包树30克、白花虱母子头30克、蛇波18.8克、黄水茄30克、臭茉莉37.5克、双面刺18.8克，水6碗煎

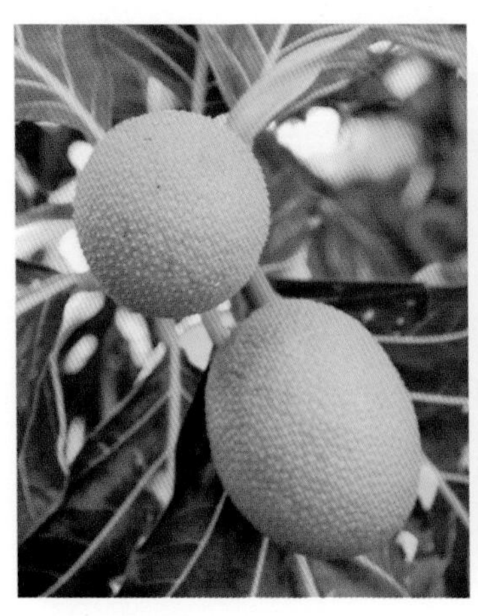

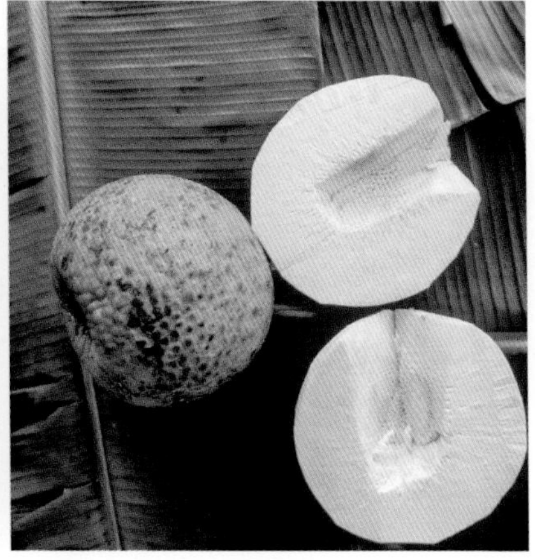

2碗，分2次服。

［由来与传说］ 波利尼西亚一直流传着一个关于饥荒的传说。为食物发愁的一家六口，为了维持生计住进一个山洞，靠吃附近山谷里的野生蕨菜生活。一家之主不忍心看着亲人们受苦，便告诉妻子自己会自埋于山洞外，在那长成一棵大树，以喂养家人。一天早上妻子醒来发现丈夫不见了，不远处伫立着一棵乌鲁树，树枝上长满了沉甸甸的面包果。如今，这个山谷称为马黑那，不过许多当地人仍然称之为“图阿乌鲁”，意为“面包果之谷”。

64 桃金娘

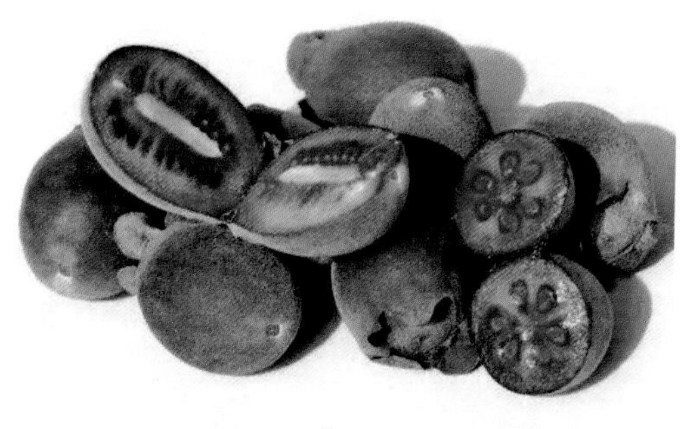

［简介］ 桃金娘，别名山菍、多莲、豆稔、岗稔、金丝桃，为桃金娘科桃金娘属灌木的果实，生于丘陵坡地，为酸性土指示植物。其果实为浆果，卵状壶形，成熟时果皮呈紫黑色，果肉呈紫红色，肉质多汁，营养丰富，具有良好的营养与保健功能，全株可供药用。

［成分与药用］ 桃金娘果实不仅富含人体所需的维生素、氨基酸、有机酸、矿物质、糖类等营养成分，而且含有黄酮苷、花色苷以及植物多糖类等生物活性物质，具有抗氧化、清除自由

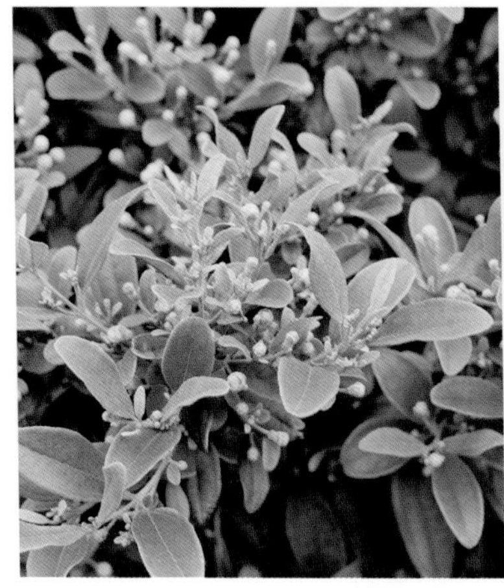
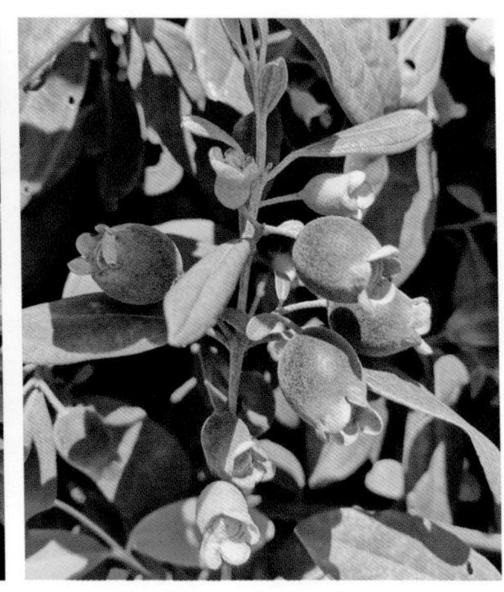

基、抑菌作用。

［性味］ 味甘、涩，性平。

［功效与主治］ 养血止血，滋养安胎，涩肠固精，利湿止泻，理气止痛。用于血虚体弱，吐血，鼻衄，劳伤咳血，便血，崩漏，遗精，带下，痢疾，脱肛，烫伤，外伤出血。

［用法］ 可直接食用，或泡酒、水煎服等。

［验方应用］

1. 治血虚：桃金娘果实1千克，焙干，蒸晒3次，用好酒1千克浸1周后，每日服3次，每次服30克。

2. 治鼻血：桃金娘干15克，塘鲺鱼2条，以清水3碗煎至大半碗，服之则愈。

3. 治胃、十二指肠溃疡：桃金娘果实60克，石菖蒲9克，水煎服。

4. 治烫伤：取桃金娘干果实煅存性，研细末，和茶调抹患处，每日1次。

［由来与传说］ 早在我国唐朝刘恂的《岭表录异》里就有桃金娘的记载了。苏轼也在《海漆录》里道："野花夹道，如芍药

而小，红鲜可爱，朴蔌丛生，土人云倒捻子花也。至儋则已结子如马乳，烂紫可食，殊甘美，中有细核，并嚼之，瑟瑟有声。”文中的“倒捻子”，就指的是桃金娘。

65 菱角

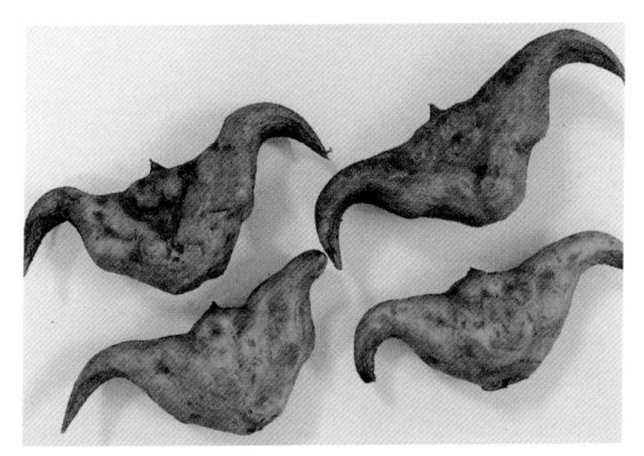

［简介］菱角，别名腰菱、菱实、水菱、风菱、水栗、乌菱，为菱科菱属一年生草本水生植物菱的果实。菱角肉嫩多汁，是药食两用之佳品。

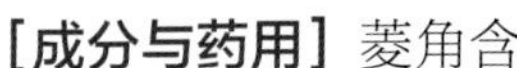

［成分与药用］菱角含有丰富的淀粉、蛋白质、葡萄糖、不饱和脂肪酸及多种维生素，如维生素B_1、维生素B_2、维生素C、胡萝卜素，钙、磷、铁等微量元素。《本草纲目》中说菱角能补脾胃、强股膝、健力益气，菱粉粥有益胃肠，可解内热，老年人常食有益。

［性味］味甘、涩，性平。

［功效与主治］利尿通乳，止渴，解酒毒。用于口渴自汗，食欲不振，胃溃疡，痢疾，食道癌，乳腺癌，子宫癌等。

［用法］菱角水煎或捣碎取汁服，每次100～250克。

［验方应用］

1. 治子宫癌、胃癌：生菱角肉，每日20～30个，加水适量，文火煮成浓褐色汤，分2～3次饮服。

2. 治慢性泄泻、营养不良：菱角（研粉）30～60克，大米100克，红糖适量，同煮粥佐膳。

3. 治酒精中毒、口苦、烦渴、咽痛：鲜菱角250克，连壳捣碎，加白糖60克，水煎后滤取汁液，1次服完。

4. 治痔疮出血：鲜菱角90克，捣烂后水煎服。

5. 用于食道癌、胃癌、肠癌、乳腺癌、子宫癌食疗：菱角肉50克，红枣20克，粳米100克，加清水适量，文火煮成稠粥，每日早、晚餐温热服之。

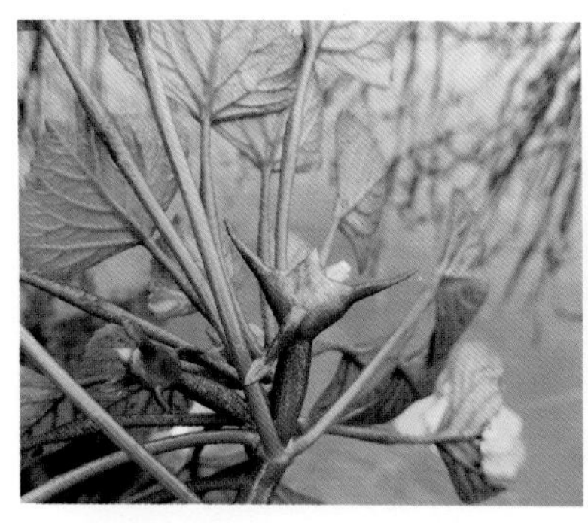

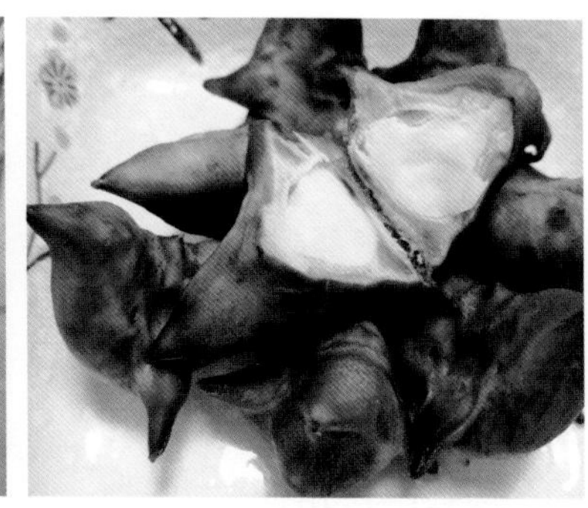

[食用注意] 脾虚腹胀者不宜多食。

[由来与传说] 古时，有个北方人到南方当县官。他刚到任，便应邀参加一个宴会。宴席上摆着一盆红菱，色泽鲜艳，引人注目。这位县官没见过菱角，心想这东西一定好吃，谁知道他夹起一只放进嘴里，竟然连壳都吃了。旁边的一位宾客告诉他："应该把壳剥了再吃。"县官听了，满脸通红，觉得堂堂县官老爷不会吃菱太让人耻笑了。于是他自己解嘲地说："你们不知道，我这种吃法可以理气清火！"这时有人问他："你们北方也产菱角吗？"他随口答道："多得很呢，山前山后有的是！"大家听后不禁哑然失笑。

66 黄泡果

[简介] 黄泡果，别名栽秧泡、黄锁梅、黄泡，为蔷薇科悬钩子属常绿灌木植物栽秧泡的果实，生长在海拔300～2000米山坡、路旁或灌丛中。其果实为聚合果球形，橘黄色。黄泡果的根、茎、叶、果实都可入药，果实更是天然美味的水果。

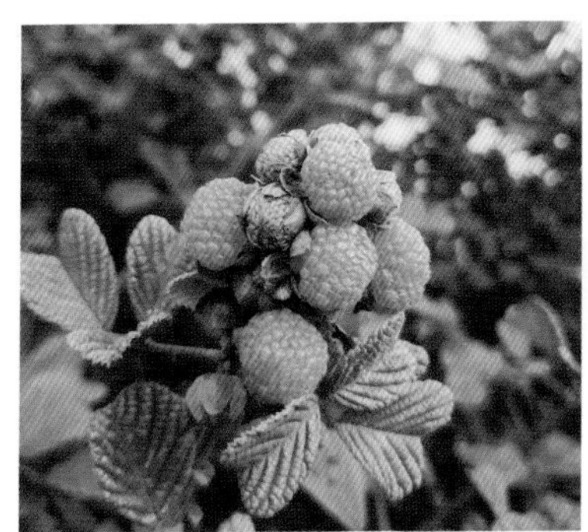

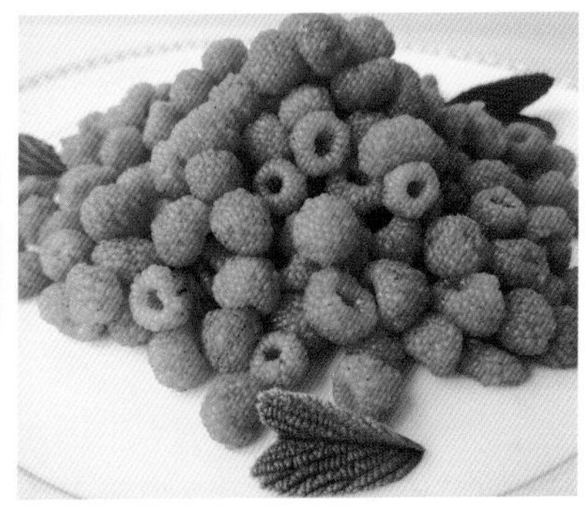

[成分与药用] 黄泡果含水量达80%左右，酸甜可口，富含有机酸和矿物质，具有较高的营养价值和医疗保健作用。其果、根（黄锁梅根）、叶均可入药。

[性味] 味酸，性平。

[功效与主治] 补肾壮阳，健脑益智，美容养颜。用于神经衰弱，多尿，遗精，早泄，腰膝酸软。

1. 补肾壮阳：黄泡果中含有多种天然活性成分，食用后能快速吸收和利用这些活性物质，加快血液循环，营养神经，提高性功能，对因肾虚导致的阳痿早泄以及性功能障碍都有明显治疗作用。

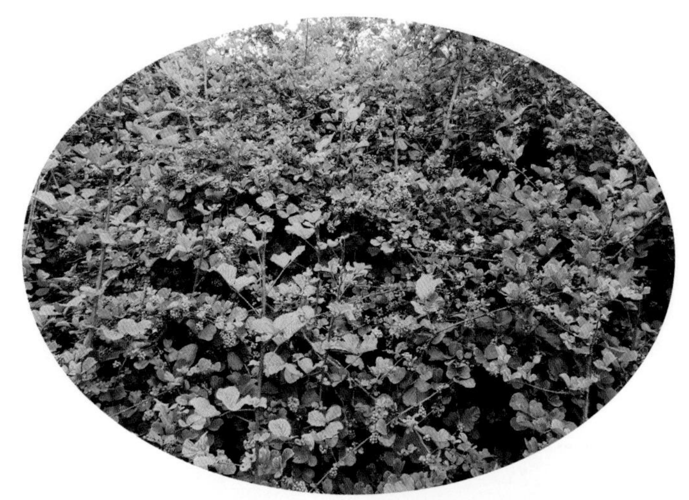

2. 健脑益智：黄泡果中含有丰富的半乳糖和一些天然活性酶，食用后可能直接作用于大脑，营养脑神经，提高脑细胞活性以促进智力发育，经常食用能健脑益智、提高记忆力，适合长期用脑的人群食用。

3. 美容养颜：黄泡果中还含有丰富的黄酮类化合物和一些天然果糖，这些物质可以增强皮肤的抗氧化能力，并能加快皮肤细胞的再生和代谢，食用后能延缓皮肤衰老，增加皮肤弹性，阻止皱纹和色斑生成。黄泡果还有一定的消炎能力，用其果汁涂抹肌肤能预防痤疮。

4. 治疗视物不清：视物不清与肝肾功能下降关系密切，可以用晒干后的黄泡果来治疗，在治疗时可以把黄泡果与枸杞子搭配在一起煎汤服用，可补益肝肾，提高肝肾功能，帮助尽快恢复视力。

5. 治疗女性不孕症：黄泡果是治疗女性不孕症的常用药，它含有的丰富营养能提高女性卵巢和子宫的功能，也能促进女性身体内雌激素分泌，预防女性内分泌失调，提高女性生育能力。

[用法] 直接食用，或水煎服。

[验方应用]

1. 治赤白痢：黄锁梅根、地榆二味同煎服。

2. 治白痢、休息痢：黄锁梅根、乌梅各1个，同煎服。

3. 治日久大肠下血：黄锁梅根、槐寄生等分，水煎，点水酒服。

4. 治筋骨疼痛、痿软麻木：黄锁梅根，水煎或泡酒服。

[由来与传说] 俗语曰："布谷叫黄泡熟，放牛娃娃好口福。"其意思是说初夏时节，天转热了，布谷鸟一叫，就到了黄泡成熟的时间了，放牛的娃娃晌午也就有黄泡果可以吃了。

67 五月茶

[简介] 五月茶，别称五味叶、酸味树、五味菜，为大戟科五月茶属乔木植物的果实，生长于海拔200～1500米山地疏林

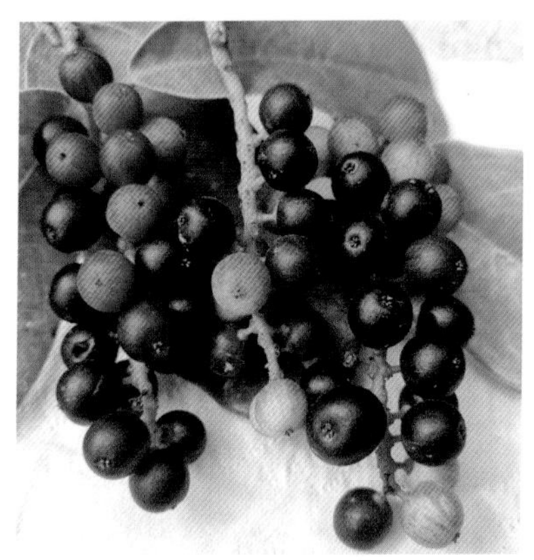

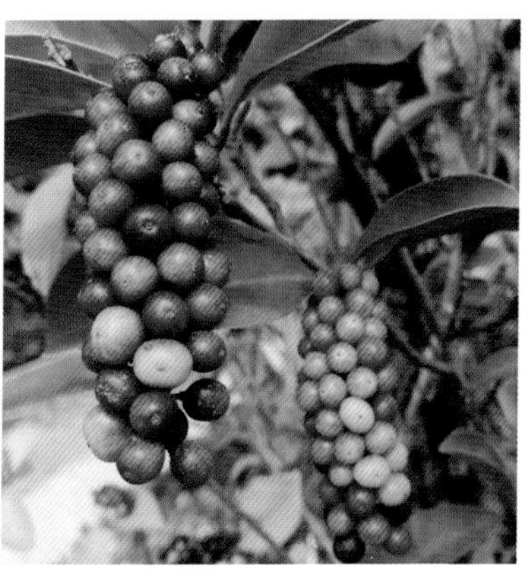

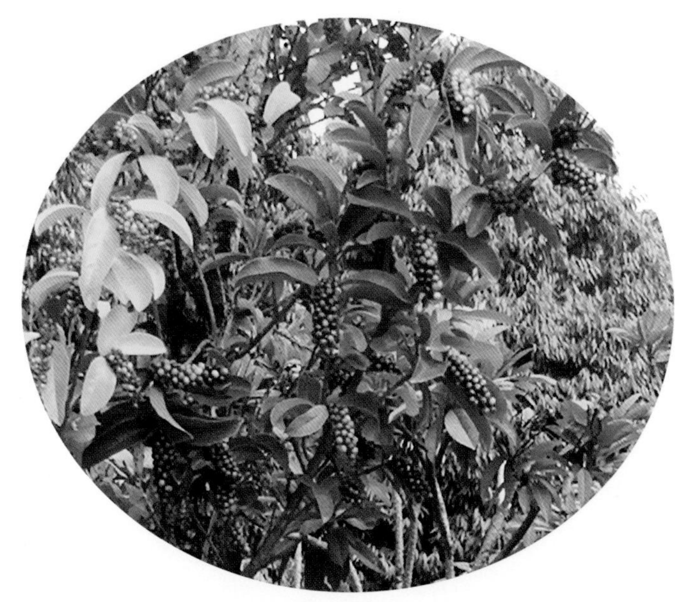

中。其核果近球形或椭圆形，长8～10毫米，直径8毫米，成熟时为红色；果梗长约4毫米，花期3～5月，果期6～11月。

［成分与药用］ 五月茶的叶、茎中均含有无羁萜、达玛烷型三萜类化合物，24-二烯-3-β-醇，其全草含多种维生素如硫胺素、核黄素、烟酸等物质，具有抗炎、抗菌、镇痛、生津、活血、收敛、解毒等功效。

［性味］ 味酸，性平。

［功效与主治］ 健脾生津，活血解毒。用于食少泄泻，津伤口渴，跌打损伤，痈肿疮毒。

1. 健脾生津：加入适量的水煎煮五月茶，日常饮用可健脾生津，有益身体健康。

2.《生草药性备要》中记载五月茶可以止咳止渴，日常咽干咳嗽者可以用五月茶煮水喝。

3. 据记载，用五月茶也可以治疗小儿头上的疔疮，用五月茶的果实与猪皮一起蒸，然后涂抹在小儿头部，可有效缓解病痛。

4. 跌打损伤者，用五月茶敷在病痛处可以缓解疼痛，有助于痊愈。

5. 五月茶可以治疗消化不良，具有止泻等作用。

［用法］内服：煎汤，0.5～1两。外用：煎水洗。

［由来与传说］盛传在明代嘉靖年间，当地村民苏真人苏华林见乡亲们缺医少药，便立下济世为民之志，到武当山拜师学医及法术。学成之后，苏真人回到蕉园村，种下了这棵五月茶，用它的果实调配药材，每遇村民有病痛，都能药到病除。苏真人济世救人，当地人将其奉若神灵，清代同治年间还在五月茶树附近修建了苏真人祠。

68 蒲桃

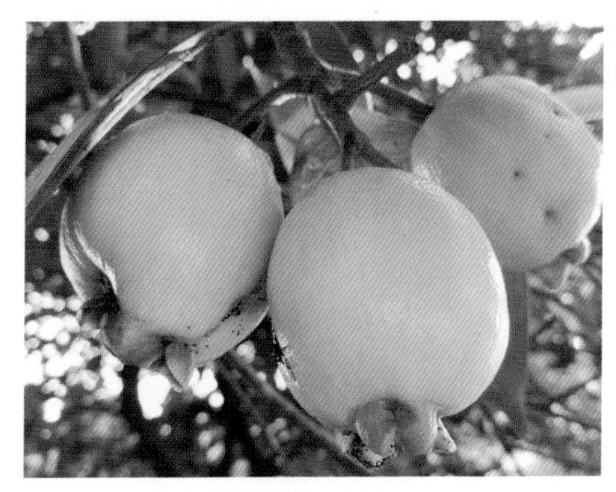

［简介］蒲桃，别名水蒲桃、香果、响鼓、风鼓、铃铛果，为桃金娘科蒲桃属常绿乔木的果实，多生于水边、河谷湿地。其果实呈球形，果皮肉质，直径3~5厘米，成熟时为黄色，可以食用。

［成分与药用］蒲桃树皮含生物碱、鞣质，蒲桃根皮含蒲桃素、油树脂、生物碱，果实主要含有挥发油、萜类、黄酮类等，

具有降血糖、抗菌、抗氧化、镇痛抗炎等作用。有研究表明，蒲桃的抗菌和降血糖作用具有很大的药用价值和开发前景。

[性味] 味甘、涩，性平。

[功效与主治] 凉血，收敛。用于腹泻、痢疾。外用治刀伤出血。

[用法] 内服：直接食用，或水煎服。外用：研末外抹。

1. 强肾：蒲桃、人参各3克。火酒浸一晚，清晨涂手心，摩擦腰脊，能助体力强壮，若卧时摩擦腰脊，可助肾坚强。

2. 治热淋、小便涩少、碜痛沥血：蒲桃（绞取汁）五合，藕汁五合，生地黄汁五合，蜜150克。上相和，煎为稀汤，每于食前服二合。

3. 除烦止渴：生蒲桃捣滤取汁，以瓦器熬稠，入熟蜜少许，同收，点汤饮。

4. 治吹乳：蒲桃一枚，于灯焰上燎过，研细，热酒调服。

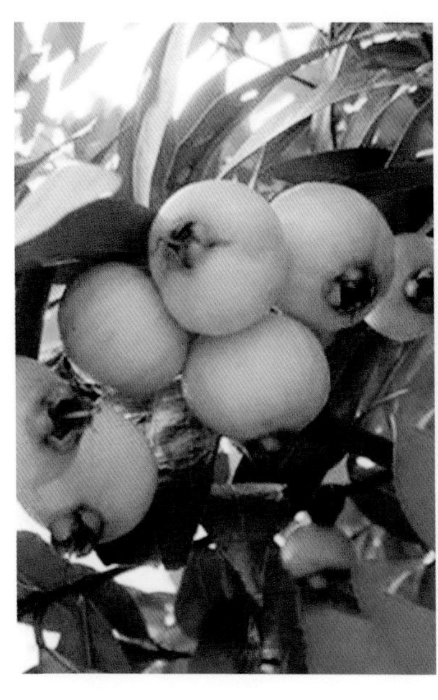

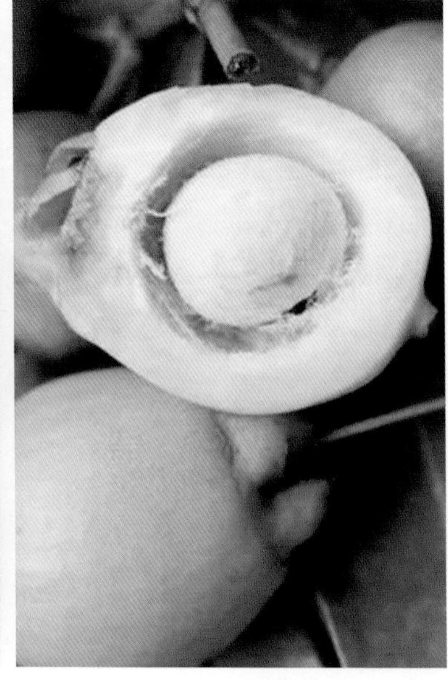

5. 治牙龈肿痛、势欲成痈者：蒲桃干去核，填满焰硝煅之。焰过，取置地上成炭，研末擦之，涎出，任吐自瘥。

6. 治慢性肾炎：取桑椹子60克、薏苡仁40克、蒲桃30克、大米适量，水煎服。

［食用注意］ 糖尿病患者、便秘者不宜多吃蒲桃；脾胃虚寒者不宜多食蒲桃，多食则令人泄泻。

69 五桠果

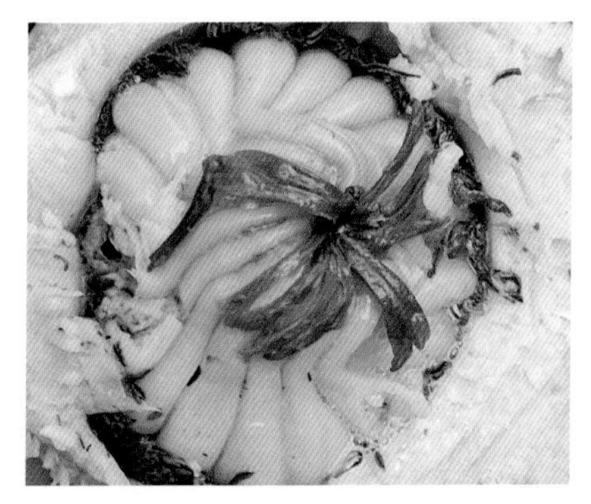

［简介］ 五桠果，别名第伦桃、拟枇杷，为五桠果科五桠果属常绿乔木的果实，喜生于山谷溪旁水湿地带。其果实呈圆球形，味酸、清香，可鲜食。

［成分与药用］ 五桠果果实含有三萜、甲醇、黄酮及酚酸类化合物，具有抗菌、抗氧化及抗肿瘤作用，还可作为缓泻剂，用于治疗疟疾、肠道疾病等。

［性味］ 味酸、涩，性平。

［功效与主治］ 解毒消肿，收敛止泻。用于瘀血肿胀，皮肤红肿，无名肿毒，痈疽疮疡，虫蛇咬伤，痢疾，肠炎，秋季腹泻。

［用法］ 内服：煎汤，4～6克。或研末冲水服。

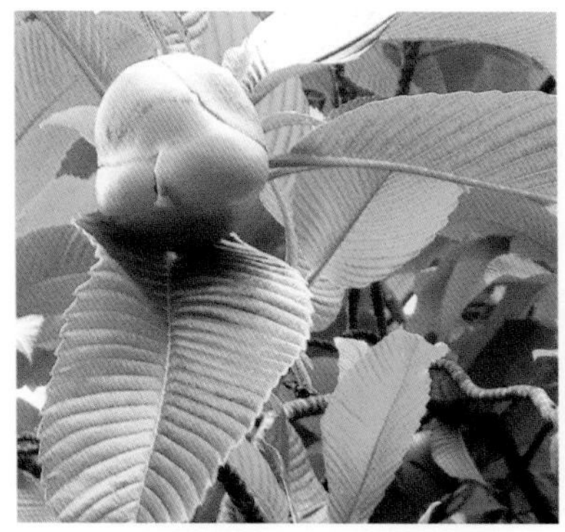

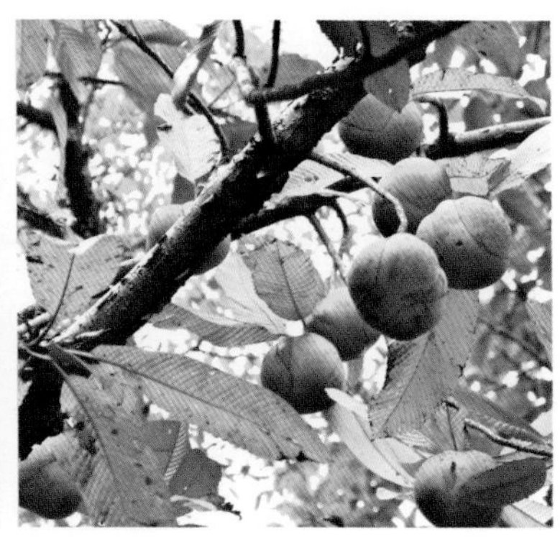

[食用注意] 孕妇忌服。

[由来与传说] 唐代羊士谔谓五桠果“珍树寒始花，氤氲九秋月。佳期若有待，芳意常无绝。鰯鰯碧海风，蒙蒙绿枝雪”。宋代的宋祁有诗句：“有果实西蜀，作花凌早寒。树繁碧玉叶，柯叠黄金丸。土都不可寄，味咀独长叹。”这些都在历史的长河中给人们留下了不可磨灭的印象。

70 榄仁

[简介] 榄仁，别名山枇杷、大叶榄仁，为使君子科诃子属大乔木植物的果实。其果实为广椭圆形核果，呈黄褐色，长约5厘米，内果皮坚硬、质轻，因果实的形状貌似橄榄的核，故而得名。

[成分与药用] 榄仁树种子含油53%，可以食用，也可用来榨油；树皮及果皮含单宁，能生产黑色染料；种子可清热解毒，对痢疾、咽喉肿痛及肿毒有治疗功效；叶及嫩叶对疝痛、发热、

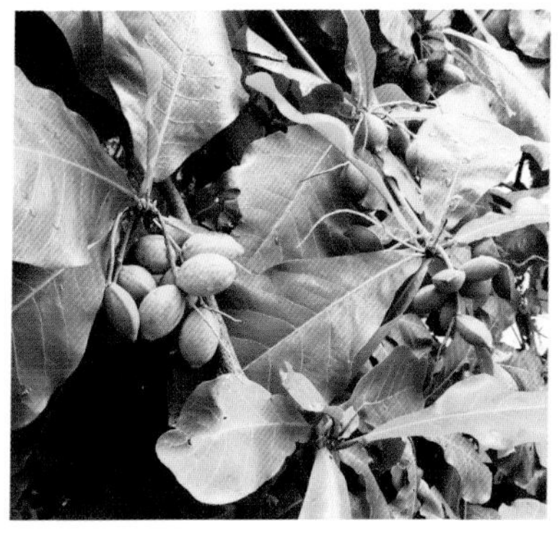
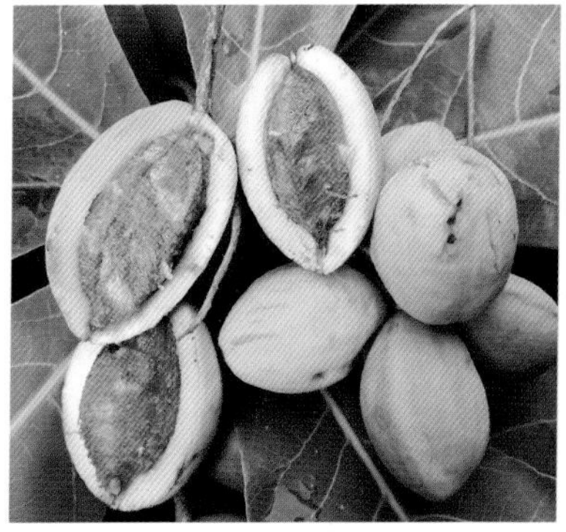

头痛、风湿性关节炎有治疗功效；叶汁对皮肤病、麻风及疥癣有治疗功效；树皮味苦、性凉，有收敛之效，可解毒化瘀、化痰止咳，对痢疾、痰热咳嗽及疮疡有治疗功效。

［性味］味苦、涩，性凉。

［用法］榄仁树嫩叶汁可制成油膏治疥痒、麻风等皮肤病，对疝痛、头痛、发热、风湿性关节炎有治疗功效。

［由来与传说］清朝末年，由于国库空虚，皇室全部使用红木及名贵木材建造或修缮圆明园、颐和园等皇家林园已是力不从心。鸦片战争前夕，有欧洲商人从当时的澳洲东北部、南洋诸岛走私一种心材酷似红木但价格低于名贵木材的澳洲榄仁木，可作为圆明园的御用木材替代品，由于其树心为红褐色，用桐油木漆漆透可呈现出红木的质感和效果，当时皇室称之为澳洲格格，并被指定为圆明园的专用木材。它是圆明园专用名贵木材替代品，一直不为外人所知，后来这种木材也只在朝廷官吏、达官贵人间流传，清朝衰败圆明园被焚烧后，这种木材就退出了木材市场。

71 嘉宝果

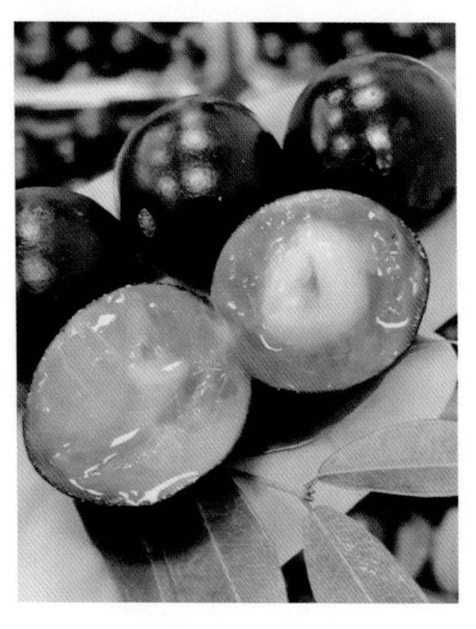

[简介] 嘉宝果，又名树葡萄、珍宝果、小硕果，为桃金娘科树番樱属常绿灌木或小乔木的果实。其花果直接着生于枝干上，果实呈深紫色，汁多味甜，营养成分丰富。

[成分与药用] 嘉宝果含有人体所需的多种营养元素，对人体健康有良好的营养价值，而且其蛋白质、糖以及纤维含量分布均匀，B 族维生素和锌元素的含量十分丰富，各种人群均可食用，尤其适宜中老年人和女性。其果实、果皮含有丰富的黄酮类、花青素、单宁和酚酸等酚类物质，具有抗氧化、抗炎症、抗菌、抗癌的生物活性，其提取物在临床上用于治疗癌症、糖尿病、高血压、冠心病、咯血、哮喘、腹泻、慢性扁桃体炎、风湿及类风湿疾病等。

[性味] 味甘，性凉。

[功效与主治] 消炎杀菌，壮阳健肾，补钙健骨，延缓衰老。用于腹泻、气喘、扁桃体炎，可预防心血管疾病，具有美容的功效。果实、树根、树皮、叶子全部可以入药，具有消炎杀菌、壮阳、利尿消肿等功效，多用于尿路感染、高血压、风湿骨

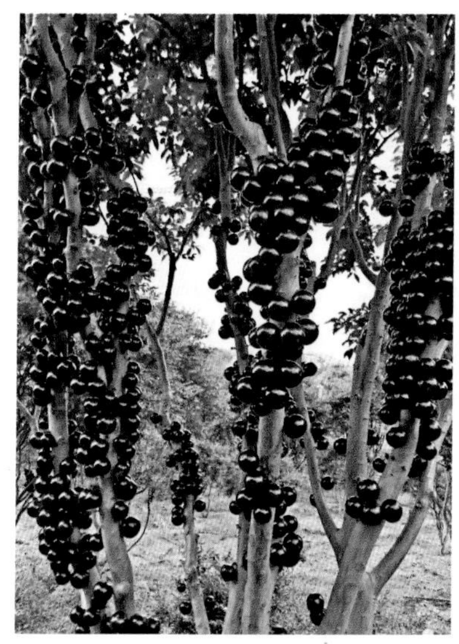

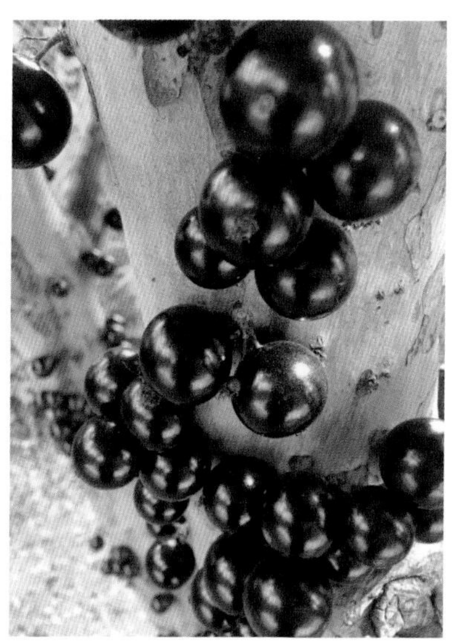

痛等病的治疗，另外还能治疗男性阳痿、早泄、不孕不育。

［用法］内服：生食或榨果汁、制蜜饯、做果酱、泡果酒。

72 水茄

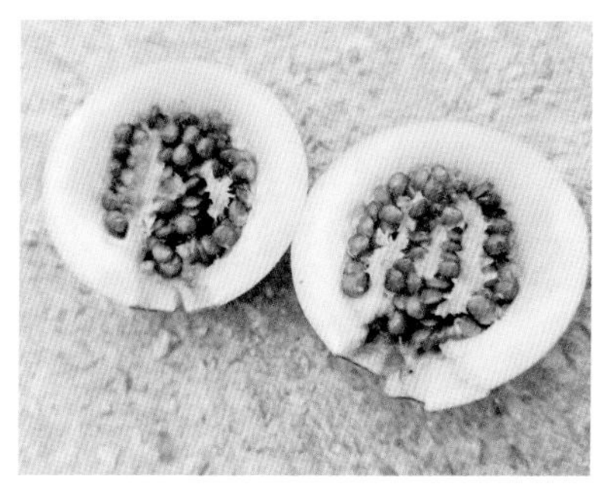

［简介］水茄，别名刺茄、山颠茄、金纽扣、鸭卡，为茄科茄属灌木（部分为草本）的果实，喜生长于热带地方的路旁、荒地、灌木丛中、沟谷及村庄附近等潮湿地方，海拔200～1650米处。其浆果

呈黄色，光滑无毛，圆球形。水茄可明目，其叶可治疮毒，嫩果煮熟可供蔬食。

[成分与药用] 水茄中含有多种甾体类皂苷成分，主要以根茎入药，具有活血、消肿、止痛的功效，用于胃痛、痧症、闭经、跌打损伤等。

[性味] 味辛，性微凉，有小毒。

[功效与主治] 散瘀，通经，消肿，止痛，止咳。用于感冒，久咳，胃痛，牙痛，痧症，经闭，跌打肿痛，腰肌劳损，疖疮，痈肿等。

[用法] 根：水煎服或浸酒服，3 ~ 5 钱（18.8 ~ 37.5 克）。外用：捣敷。

[食用注意] 本品有毒，用量不宜过大。青光眼患者忌内服，以免增加眼压而使病情恶化。

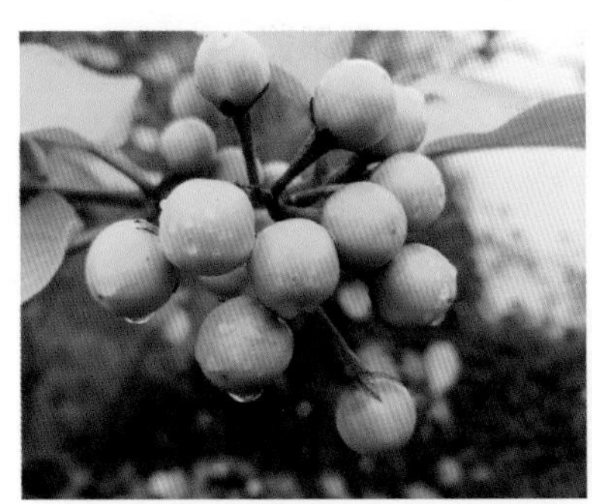

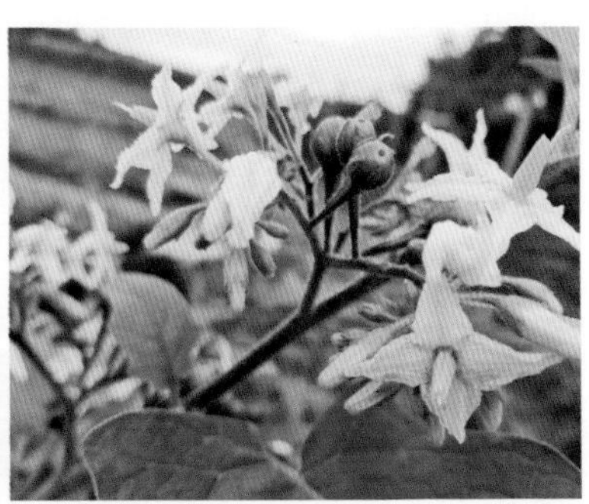

73 诺丽果

[简介] 诺丽果，又名海巴戟、海巴戟天，是茜草科巴戟天

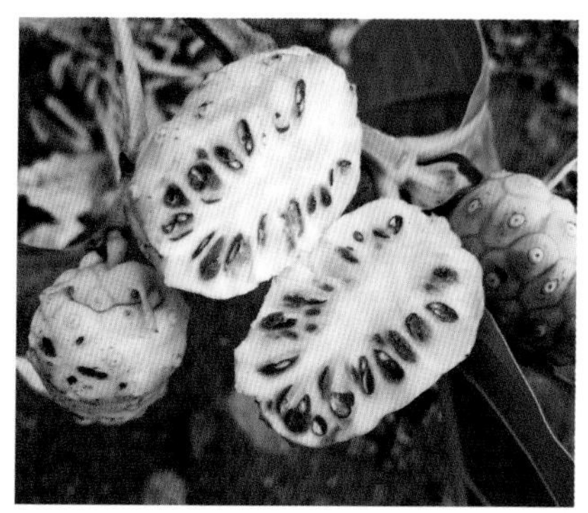

属植物的果实。其聚花核果浆果状、卵形，幼时绿色，熟时白色约如初生鸡蛋大小。诺丽果含有罕见的对人体健康非常重要的17种虹甙类强效天然活性营养，具有一定的营养价值和医学价值。

［成分与药用］诺丽果中含人体所需的多种营养素，其中诺丽多糖、总黄酮、总皂甙、总多酚为四大核心成分，还含有人体内无法自行生成的必需氨基酸以及虹甙类、赛洛宁等生物活性成分，具有超强的抗氧化活性，长期食用可最大限度增强人体免疫力。

［性味］味酸、甘，性平。

［功效与主治］滋补肝肾，强筋健骨，益气养阴。用于肝肾不足之腰膝酸软、筋骨痿弱，气阴亏虚之疲倦口渴等。

［用法］以果浆或干粉服用，折合干品为1～4克。饭前半小

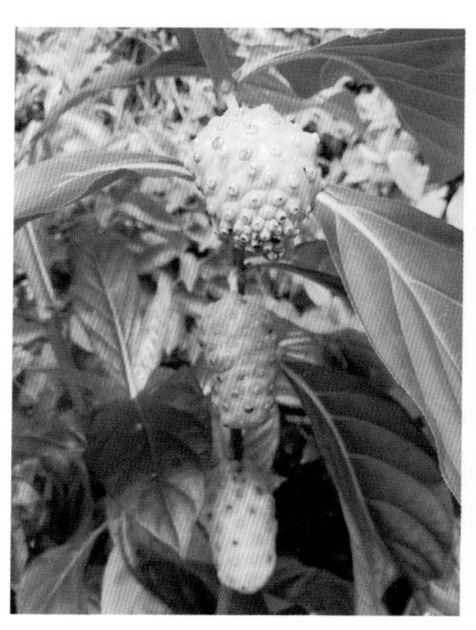

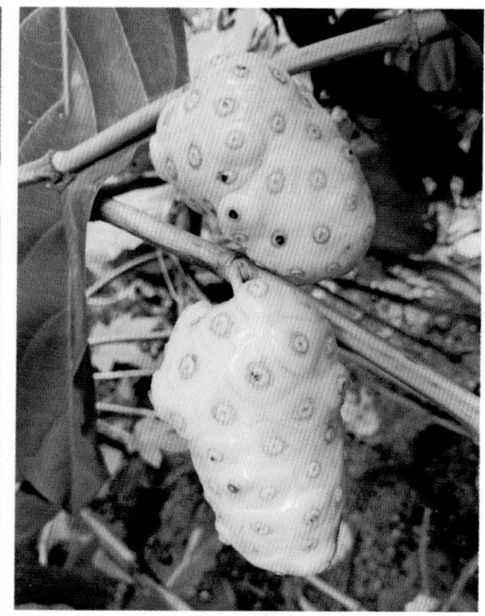

时空腹服用，服用之前先喝一杯温开水，服用时以少量多次最佳。一般以3个月为一个阶段，前3个月每日2次，每次30毫升，坚持每天饮用。

[食用注意] 糖尿病、肠胃疾病、器官移植患者，不宜食用。

[由来与传说] 第二次世界大战期间，在美国军队配发给太平洋作战士兵的《生存手册》中，诺丽果为指定的自然野外药物，用于刀伤、枪伤、蚊虫叮咬及各种传染疾病。生活在南太平洋的原土著居民，认为遍布该地的小型开花灌木诺丽树是上帝的恩赐，将其作为传统药食两用的习俗已有近两千年的历史。

74 白桂木

[简介] 白桂木，别名水冬瓜，是桑科波罗蜜属常绿乔木的果实。其聚花果为球形，直径3~4厘米，果实和种子可生食，味似柠檬，酸味，也可作蜜饯、饮料的原料。

[成分与药用] 白桂木的果实营养丰富，果味酸甜可生食，或作调味的配料、糖渍，风味独特，营养保健价值甚高，有生津

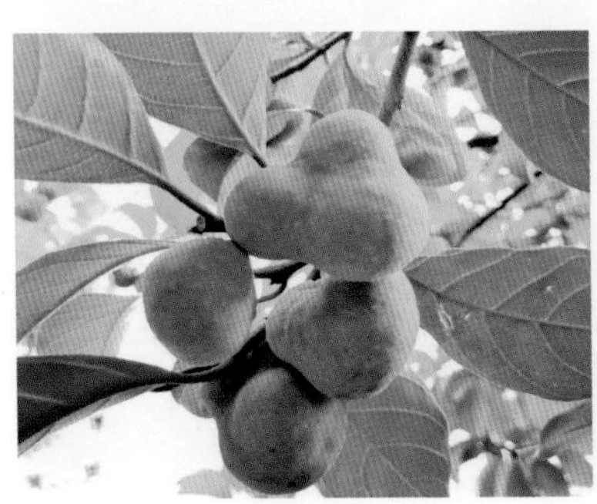

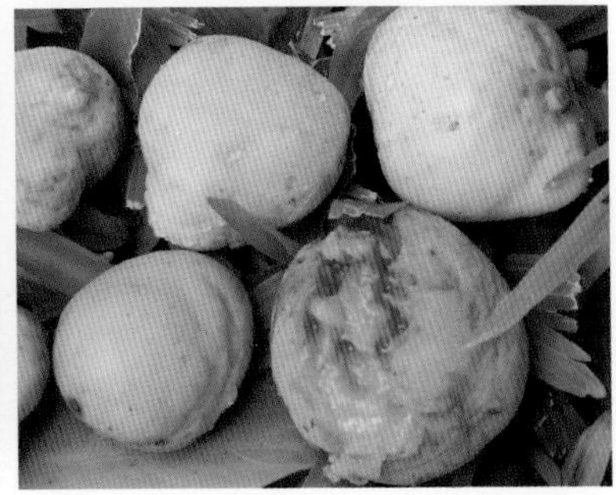

止血、健胃化痰之效。

[性味] 味甘、酸，性平。

[功效与主治] 生津止血，健胃化痰。用于肺结核咳血，支气管炎，鼻衄，吐血，咽喉肿痛等。

[用法] 用干果5钱至1两、猪瘦肉适量清水煎服。

[由来与传说] 白桂木已被列入1984年国家环保委公布的《中国珍稀濒危保护植物名录》《中国植物红皮书——稀有濒危植物（第一册）》（1992年），为珍稀树种，又称将军树（广东）、胭脂木（海南）。

75 乌饭果

[简介] 乌饭果，又名南烛、西烛叶、乌米饭、零丁子，为杜鹃花科越橘属植物的果实，生于丘陵地带或海拔400～1400米

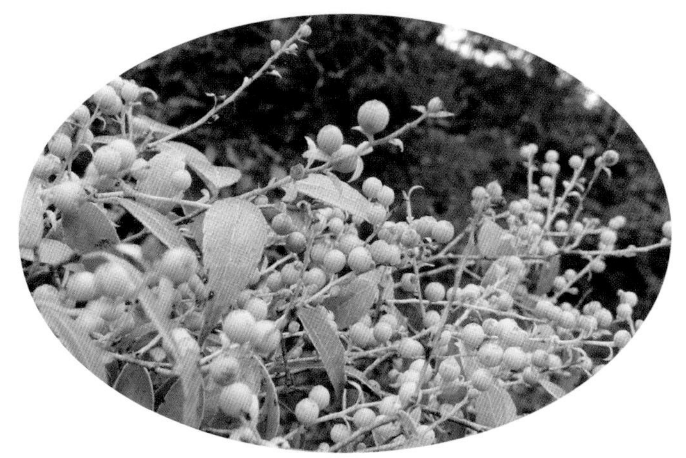

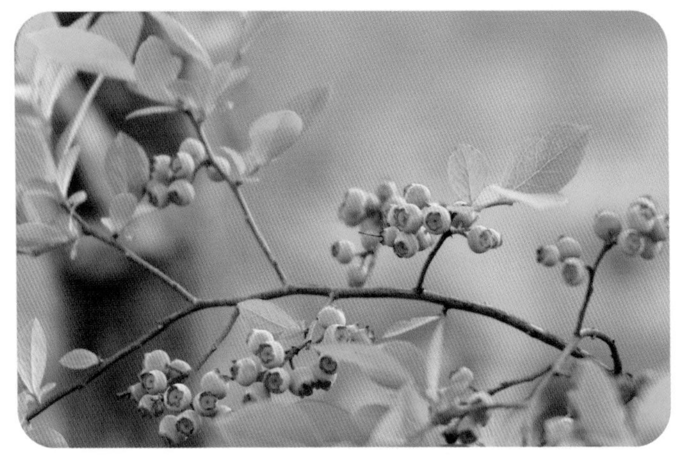

的山地，常见于山坡林内或灌丛中。其浆果直径5~8毫米，熟时呈紫黑色，外面通常被短柔毛，稀无毛。乌饭树花期为6~7月，果期为8~10月。在我国长江以南地区，乌饭树常作为一种药食兼用的野生果树植物资源。

［成分与药用］乌饭果含有多种葡萄糖苷类、酚类物质，多种维生素及矿物质，其中水溶性β-胡萝卜素和维生素C含量较多，还含有鞣质、有机酸、挥发性成分、多糖以及钾、钠、钙、镁等元素，具有软化血管、抗衰老、清除自由基等作用。

［性味］味酸、甘，性平，无毒。

［功效与主治］抗衰老，抗氧化，抗癌防癌，抗菌抗病毒，改善记忆力等。用于筋骨痿软乏力，滑精。

［用法］果实10~25克，水煎服。

［由来与传说］唐代的青精饭是按照道家食疗营养古方用南烛树叶浸米蒸者而成的饭食。南烛树又称乌饭树，人食其树叶汁能强筋益颜。每年的农历四月初八，在我国苏、浙、皖、赣、鄂、湘等地区有吃乌饭的习俗，尤以江南为最。每年这天，各地大街小巷卖乌饭的摊位比比皆是。将乌饭置于干净的

湿白布上一摊，热气腾腾，放上白糖，白布一卷，再用荷叶包裹，喷香扑鼻，别具风味。青精饭也叫“乌饭”，主要是为了滋补身体、祭祀祖先，相传为道家所创。李时珍《本草纲目》卷中有这样的记载：“此饭乃仙家服食之法，而今释家多于四月八日造之，以供佛。”

76 海南蒲桃

［简介］海南蒲桃，又名乌墨、乌口树、乌木，是桃金娘科蒲桃属常绿乔木的果实。其核果状浆果，椭圆或卵圆形，果实又名“羊屎果”，是一种中药材。

［成分与药用］有研究表明，海南蒲桃种子醇提取物有降血糖作用，果实有化痰作用。

［性味］味甘、酸，性平。

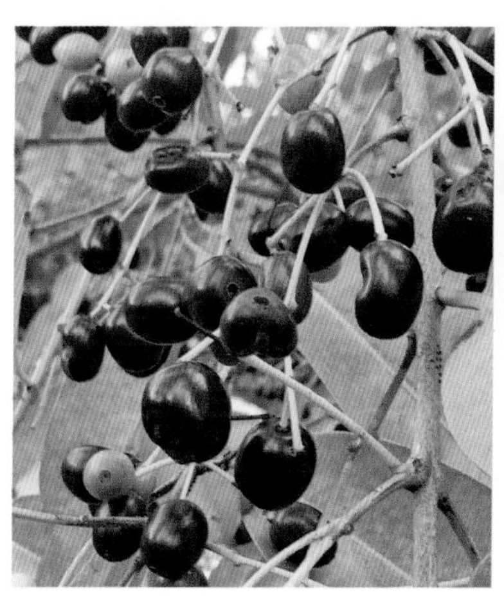

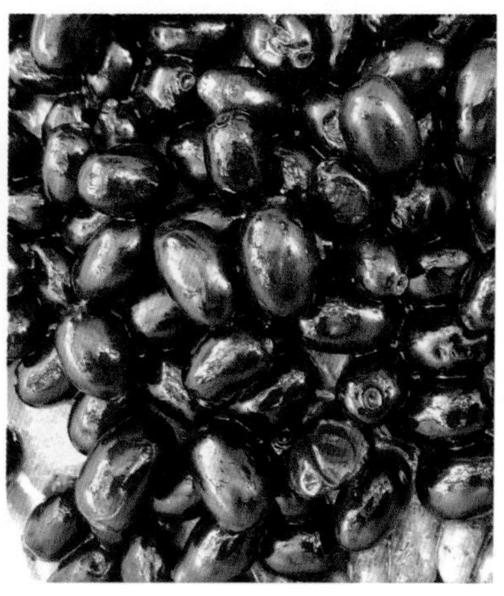

[功效与主治] 降血糖，化痰，敛肺定喘，生津，涩肠。用于劳咳，虚喘，津伤口渴，久泻久痢。

77 文定果

[简介] 文定果，又称南美假樱桃，是杜英科文定果属常绿小乔木的果实。其植物盛花期为3~4月，花可零星开至10月

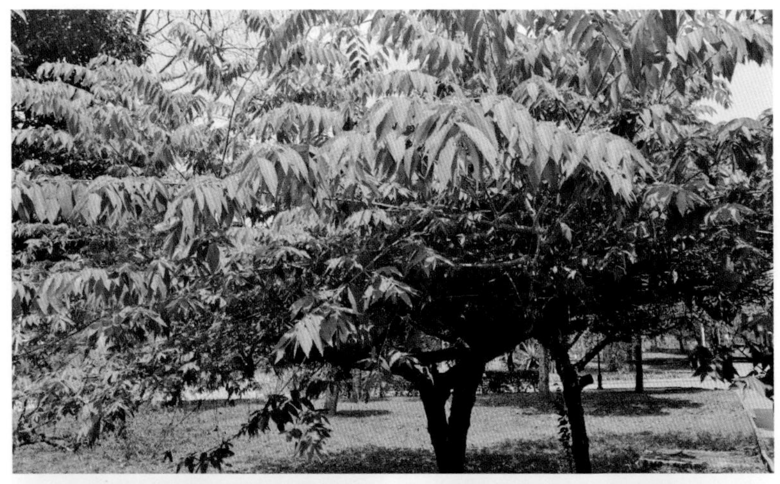

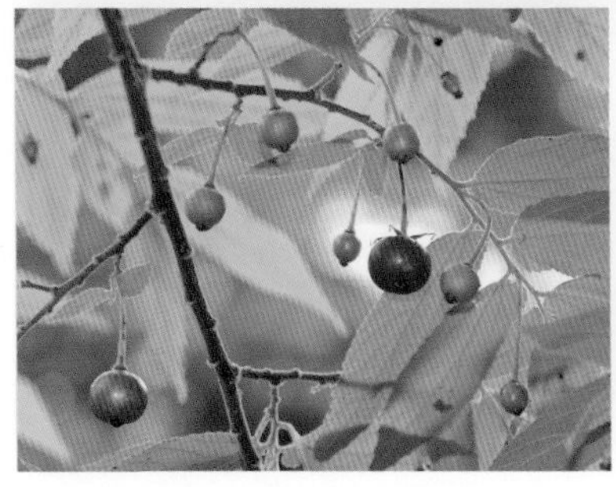

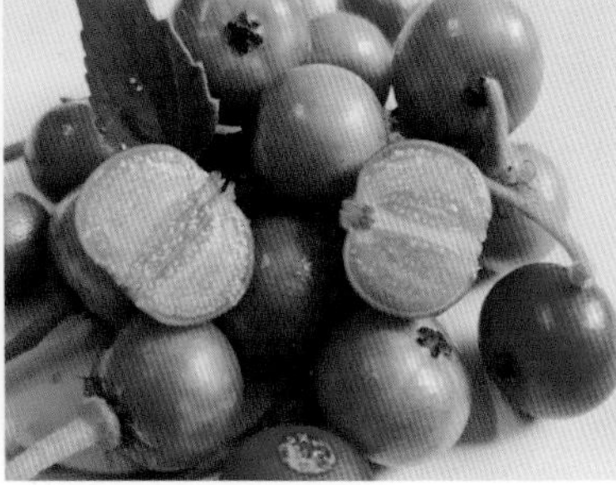

底，花后20天左右果色转红，盛果期在6~9月，果实圆形浆果，成熟时通红，色泽鲜艳，像樱桃，果肉柔软多汁，风味独特，是一种具有开发前景的热带水果。

［成分与药用］文定果中可溶性固形物、可溶性蛋白、还原糖、总酚及黄酮含量相对较高，具有较强的抗氧化作用。

［功效与主治］根和花：用作通经药、堕胎药、解痉药、发汗药、镇定药、强壮药；叶：用于胎儿出生。

78 酸角

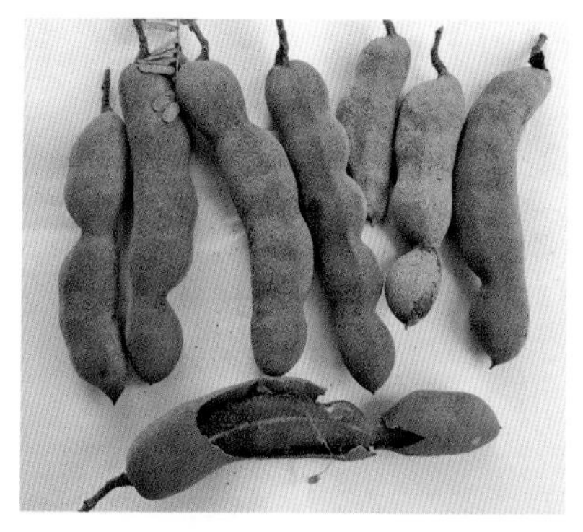

［简介］酸角，别名酸豆、罗望子、酸饺、甜目坎、通血香、木罕、曼姆，为豆科酸豆属植物的果实，生于海拔1400米以下的旱坡荒地、干热河谷、庭院四旁和滨海，绝大部分处于野生和半野生状态。

［成分与药用］酸角果实的果肉中含有丰富的还原糖（葡萄糖、果糖）、有机酸（主要是酒石酸，其次为草酸、苹果酸、琥珀酸、柠檬酸及奎宁酸）、果酸（以半乳糖醛酸为主，其次为半乳糖、阿伯糖）、矿物质（以钙、钾和磷为主，镁和锌较少）、罗望子胶、蛋白质、脂肪、维生素和89种芳香物质及多种色素；种子占果实的30%，含有蛋白质、脂肪、粗纤维、碳水化合物、灰分、单宁等物质，具有清

热解暑、和胃消积的作用。

[性味] 味甘、酸，性凉。

[功效与主治] 清热解暑，和胃消积。用于暑热伤津，烦躁口干，食欲不振，妊娠呕吐，小儿疳积，便秘等。

[用法] 内服：煎汤，0.5～1两；或熬膏。

[验方应用]

1. 治全身性胆液质增多、肠道不畅、大便干结、胃热纳差、恶心呕吐、口干烦渴、昏倒、心悸心慌、面目黄疸：取适量酸角，泡入开水中，溶化出药味，内服。

2. 治皮肤瘙痒：取适量酸角，前汤内服。

3. 治口腔溃疡：取适量酸角，浸泡在开水中，待凉后漱口。

4. 治热性心虚、胃虚、胆液质性恶心呕吐、血压升高、心悸心慌、皮肤瘙痒、霍乱：取适量酸角，泡入适量开水中，溶化出药味，内服。

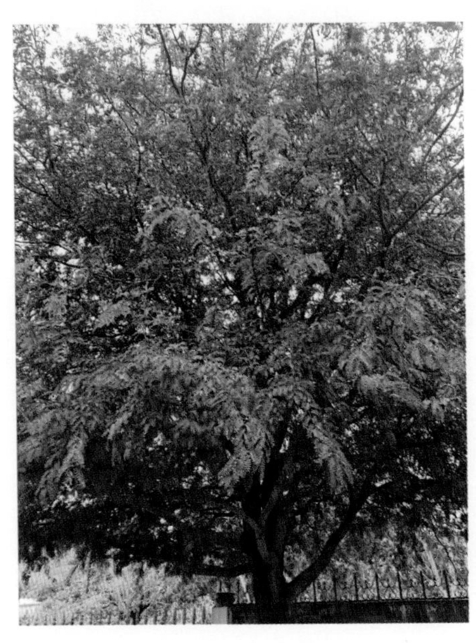

5. 治白喉、口腔溃疡：取适量罗望子浸泡在开水中，待凉后漱口。

6. 酸角种子多糖（TSP）可用于治疗或预防皮肤和黏膜层的微生物感染。

7. 酸角作为治疗和预防心脑血管疾病的配药。

8. 预防中暑、饮食不振、妊娠呕吐、便秘、小儿疳积：酸角五钱至一两，水煎服。

[食用注意] 胃酸过多者不宜食用；本品用量过多、过久可引起咳嗽，矫正药为大枣、砂糖。

[由来和传说] 酸角最古老的发源地是热带非洲，后经苏丹引入印度繁衍栽植，中世纪时被阿拉伯人发现，流入中东地区；随后，酸角进入了欧洲国家；17世纪，西班牙军队将酸角带往西印度群岛。至此，几乎每个热带地方都有了酸角的踪迹。后来酸角由亚洲南部传播到波斯、阿拉伯国家和欧洲等地。公元前4世纪酸角曾一度风靡古埃及和希腊。

79 野樱桃

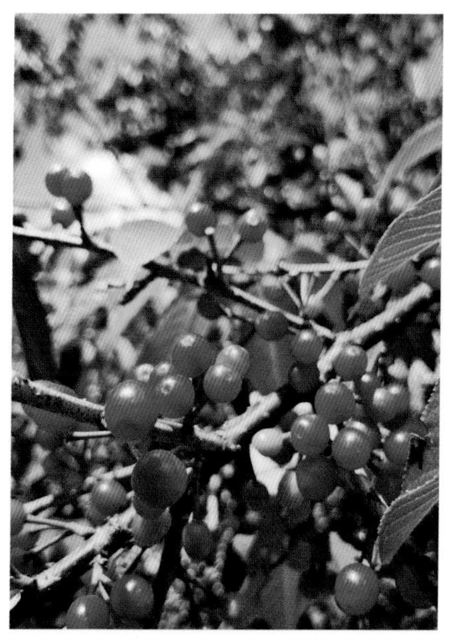

[简介] 野樱桃，别名缠条子，为蔷薇科李属落叶灌木或小乔木的果实。其核果近球形，较小，呈红色、橙色或黄色，果肉多汁。

[成分与药用] 野樱桃含铁量较高，位于各种水果之首，其维生素A的含量比苹果、橘子、葡萄高4~5倍。铁是人体合成血红蛋白、肌红蛋白的原料，在人体免疫、蛋白质合成、能量代谢等过程中发挥着重要作

用，同时也与大脑及神经功能、衰老过程密切相关。樱桃含有丰富的蛋白质、维生素，钾、钙、磷、铁等矿物质，低热量，高纤维。研究发现，野樱桃还含有花色素、花青素、红色素等，具有重要的医药价值。野樱桃具有较强的抗氧化作用，可以促进血液循环，有助于尿酸排泄，缓解痛风、关节炎所引起的不适。

［性味］味甘，性微凉。

［功效与主治］

1. 促进血红蛋白的再生，增强体质，起到抗贫血的作用。

2. 有效地预防麻疹，预防感染。

3. 治疗轻、重度烫伤。

4. 对风湿腿痛患者有一定的缓解作用，可以起到祛风除湿的效果。

5. 樱桃含有丰富的维生素C以及其他的营养物质，可以起到美容养颜的效果。

6. 野樱桃泡酒具有凉血止血、补肾壮阳的功效。用于治疗因血热导致的衄血、咯血、呕血、尿血、便血、崩漏、产后出血不止，因肾虚导致的腰膝酸软、少气懒言、精神不振、脱发、少白头、嗜睡、多梦、阳痿、早泄、遗精、滑精、遗尿、性功能减退、性功能障碍、宫寒不孕等。

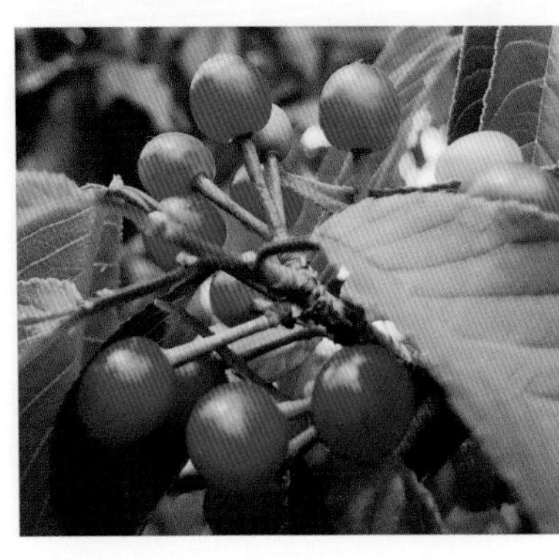

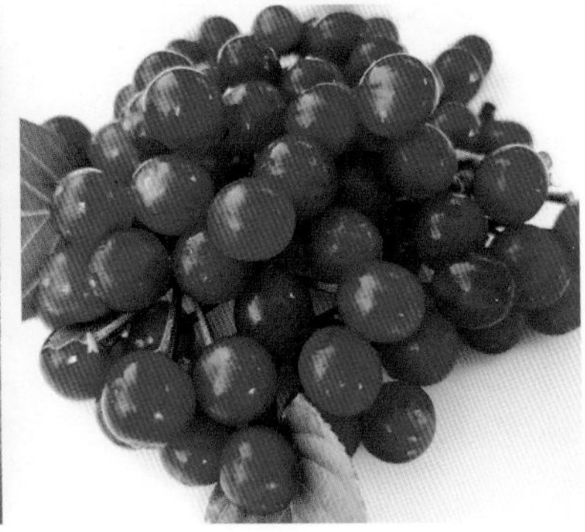

[用法] 煎汤，或泡酒、捣汁。

[验方应用]

1. 治咽喉肿痛、声哑：捣汁，每服1酒杯，每天2次。

2. 治麻疹初起、疹出不透：野樱桃核3钱，芫荽2钱，水煎服。

[食用注意] 热性病及虚热咳嗽、便秘者忌食，肾功能不全、少尿者慎食。

80 橄榄

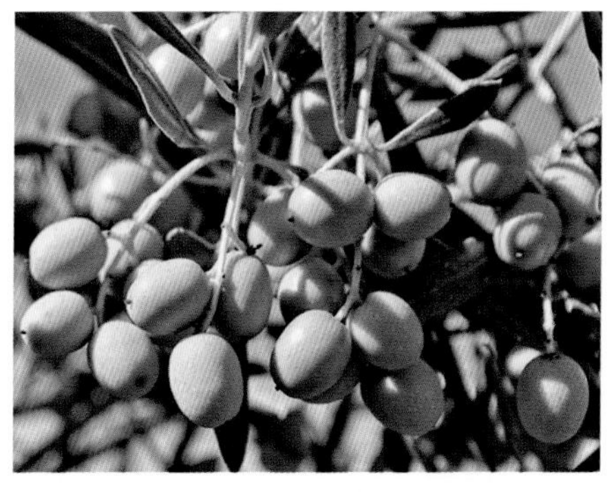

[简介] 橄榄，别名青榄、青果、山榄，为橄榄科橄榄属乔木植物的果实，成熟于冬季，为冬春季节稀有应市果品。其果实为硬壳肉果，呈纺锤形，不论成熟与否都呈青色，初食略有酸涩苦感，久嚼后味转清甜，满口生津，余味无穷，经蜜渍后香甜无比，风味宜人，是茶余饭后的食用佳品。除供鲜食外，它还可加工成五香橄榄、丁香橄榄、甘草橄榄等。

[成分与药用] 橄榄果肉中含有糖、粗纤维、蛋白质、有机酸、脂肪，其中可溶性糖类主要为蔗糖和果糖，还包括少量的葡萄糖、棉籽糖和麦芽糖；有机酸成分主要为苹果酸，其次为柠檬酸、酒石酸、奎宁酸、草酸，以及少量的富马酸和乙酸。橄榄果

肉蛋白质中氨基酸种类齐全，谷氨酸、天冬氨酸、赖氨酸含量相对较高。橄榄果肉中矿物元素丰富，其中钙含量较高。《本草纲目》中记载："生津液、止烦渴，治咽喉疼，咀嚼咽汁，能解一切鱼蟹毒。"

［性味］ 味甘、酸、涩，性凉。

［功效与主治］ 清肺利咽，开胃生津，解毒。用于咳嗽痰血，咽喉肿痛，食欲不振，暑热烦渴，醉酒，鱼蟹中毒，鱼骨鲠咽，湿疹疳疮。

［用法］ 内服：煎汤，6～12克，或熬膏、入丸剂、鲜品嚼食。外用：适量，研末撒或油调敷。

［验方应用］

1. 治风寒咳嗽、痰涎壅盛、肺经燥：橄榄、枇杷叶、款冬花、百合、川贝母、黄芩各30克，知母45克，杏仁30克，麻黄15克，法半夏30克。上为细末，炼蜜为丸，每丸重6克。每服1丸，小儿1次服半丸，开水送下。虚弱者忌用。

2. 治咽喉痛：鲜橄榄4.8千克，煎汁1次，去核，再煎1次榨净。将两次所煎药汁澄清滤过，蒸发成浓汁，加冰糖12.5千克收膏，成膏14.4千克。每次半羹匙，开水化服。

3. 治咽喉肿痛、声音嘶哑、口舌干燥、吞咽不利：橄榄（去核）、桔梗、生寒水石、薄荷各1240克，青黛、硼砂各240克，甘草620克，冰片36克。共研末，为蜜丸。每服3克，日服2次。

4. 治孕妇胎动心烦、口渴咽干：橄榄适量，置猪肚内，炖熟，食肉喝汤。

5. 治酒伤昏闷：用橄榄肉10个煎汤饮。

6. 治河豚鱼、鳖诸毒、诸鱼骨鲠：橄榄捣汁，或煎浓汤饮。

7. 治野蕈毒：橄榄捣为泥，食之。

8. 治痴癫或羊头风：橄榄5千克，入沙锅煮数滚，去核，入

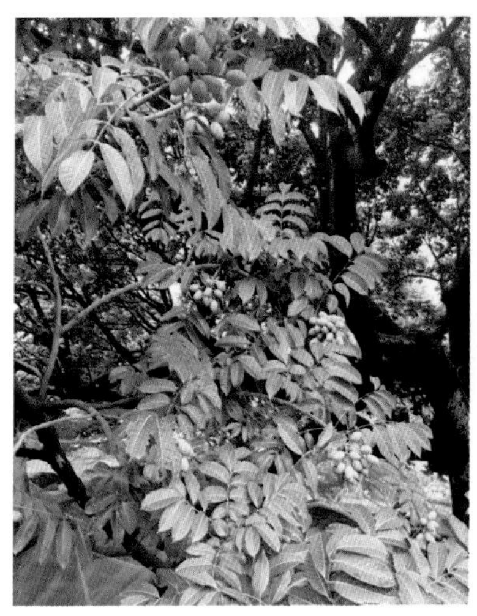
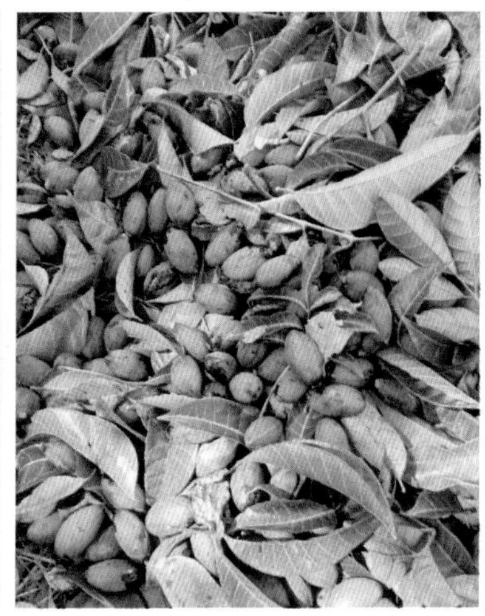

石臼捣烂，仍入原汤煎腻出汁，易水再煎，煎至无味，去渣，以汁共归一锅，煎浓成膏；或白明矾8钱，研粉入膏搅和。每日早、晚各取膏3钱，开水送服；或初起轻者，取橄榄咬损一头，蘸矾末入口嚼咽，至愈乃止。

9. 治唇紧、燥裂生疮：橄榄不拘多少，烧灰。上为细末，以猪脂和，涂患处。

10. 治牙龈溃烂、诸药不效者：盐橄榄2~3个，连皮带核，火中煅过存性，加冰片半分，搽之。

11. 治下部疳疮：橄榄烧存性，研末油调敷之，或加孩儿茶等分。橄榄（烧存性）、白螺蛳壳（醋煅）各1钱。研末，加冰片1分，研匀。麻油调搽，湿者掺之。须先用甘草花椒汤洗。

［食用注意］ 不宜多服，脾胃虚寒者慎服。

［由来与传说］ 相传有一位老中医，医术十分高明。一天，有个叫黄三的人来看病，他说：“久仰先生大名，今日特来求医，吾黄胖、懒惰、贫寒，望能妙手医治。”老中医暗忖，此“三病”之根在于懒惰，须先将其由懒惰变得勤劳。便告诉他：

"从明天开始，你每日早晨去茶馆饮橄榄茶，然后拾起橄榄核，回家种植于房前屋后，常浇水护苗，待其成林结果，再来找我。"黄三遵嘱照办，细心护林。几年过去了，橄榄由苗而树，由树而林，由林而果，黄三终于变得勤快起来，人也长得壮壮实实。可是他仍然很穷，便去找老中医。老中医笑曰："你已没了黄胖、懒惰之症了，你且回去，从明天开始，我叫你不再贫穷。"

次日，果然有不少人前来向黄三买橄榄，从此，黄三也就不再贫穷了。原来，老中医开处方时需要橄榄作药引，而这一带没有种植，便想出这个给黄三治病的办法。人们都叹服老中医的高明。

81 美国山核桃

［简介］美国山核桃，又名薄壳山核桃、薄皮山核桃，为胡桃科山核桃属乔木的果实。其树干端直，树冠近广卵形，根系发达，耐水湿，为很好的城乡绿化和果林兼用树种；果仁可食，味美榨油供食用，含油量达70%以上。

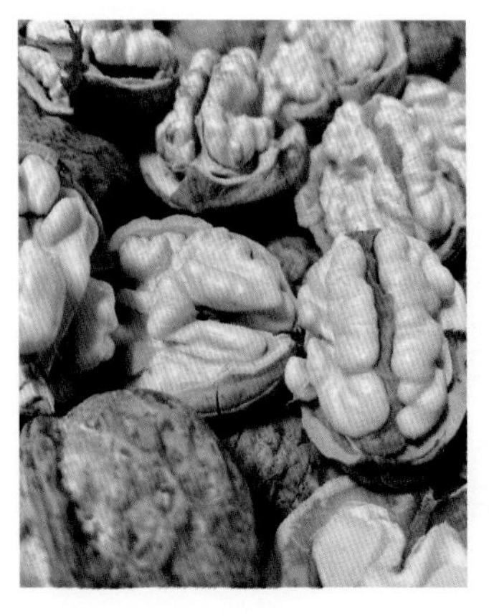

［成分与药用］美国山核桃果仁油脂含量很高，其中单不饱和脂肪酸（油酸）相对含量为58.76%～73.01%，能提高人体血清中的高密度脂蛋白水平，降低低密度脂蛋白水平；多不饱和脂肪酸以亚油酸为主，相对含量为19.69%～32.20%，可以降低血液中的胆固醇和三酰甘

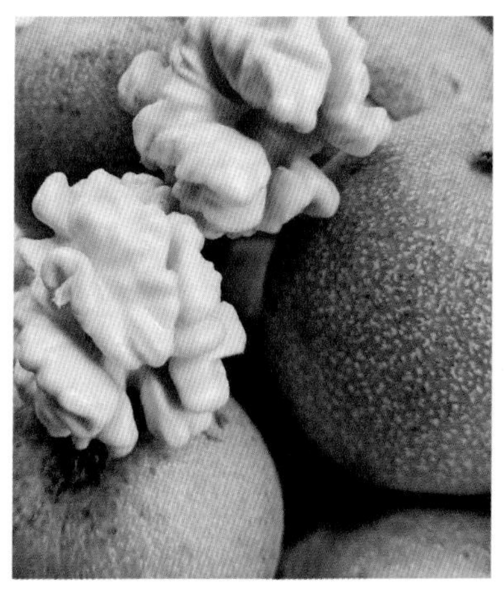
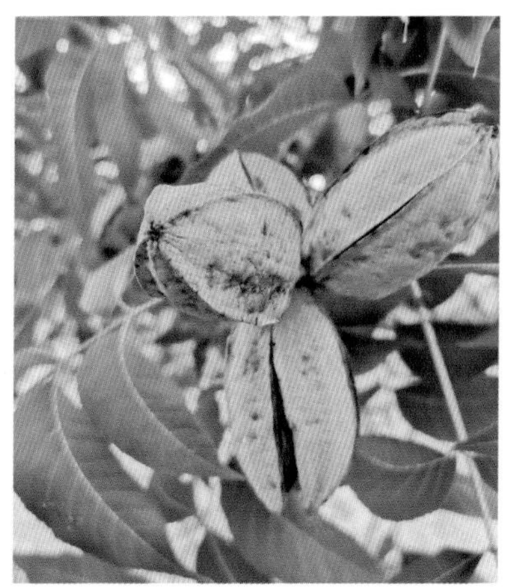

油，调节心脏功能，降低血液黏稠度，增强记忆力和思维能力。其果仁中提取的酚醛类物质含量很高，此类物质能够清除自由基，降低阿尔茨海默病、帕金森综合征、心脏疾病和其他衰老症状的发病风险。

［性味］果仁：味甘，性平；核桃青皮：味辛、苦，性涩、平。

［功效与主治］果仁长期食用有明显的防衰老，健肠胃，预防前列腺癌、肝炎、妇女白带增多，防治心脏病、心血管疾病，改善性功能等作用。用于腰膝酸软，隐痛，虚喘久咳等。

［用法］内服：煎汤，9～15克；或研末，3～5克。

82 薜荔

［简介］薜荔，又名凉粉子、凉粉果、木莲，为桑科榕属常绿攀缘或匍匐植物的果实。

［成分与药用］ 薜荔果中富含脱肠草素、佛手柑内酯等，对风湿痹痛有较好作用。薜荔果中还富含多种有机酸、芸香甙、蒲公英赛醇乙酸酯等，具有清热凉血、活血消肿的效果，用于痈肿疮疖、跌打损害等。薜荔果中的大量酸性物质，有收涩之功，对因肾虚精室不固而诱发的遗精、阳痿等有较好作用。薜荔果乙醇浸出液中可别离出内消旋肌醇、芸香甙、β–谷甾醇、蒲公英赛醇乙酸酯及β–香树脂醇乙酸酯等，有抗肿瘤、抵制癌细胞成长的功能，能预防肿瘤。薜荔果多糖对化疗所致的免疫抑制现象有纠正作用，且对放疗和化疗后的骨髓有一定的保护作用，还可以用于治疗其他恶性肿瘤，对宫颈癌、乳腺癌、大肠癌、食道癌、恶性淋巴瘤等有较好的治疗作用。此外，薜荔果中有抗菌、增强免疫、抗肿瘤、抗炎镇痛和驱蛔虫等活性成分。

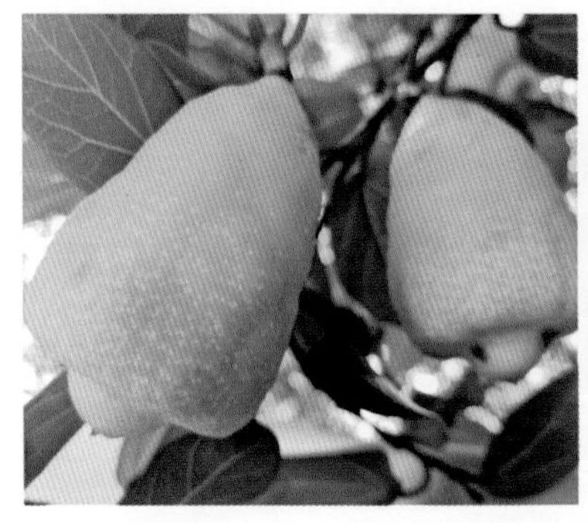
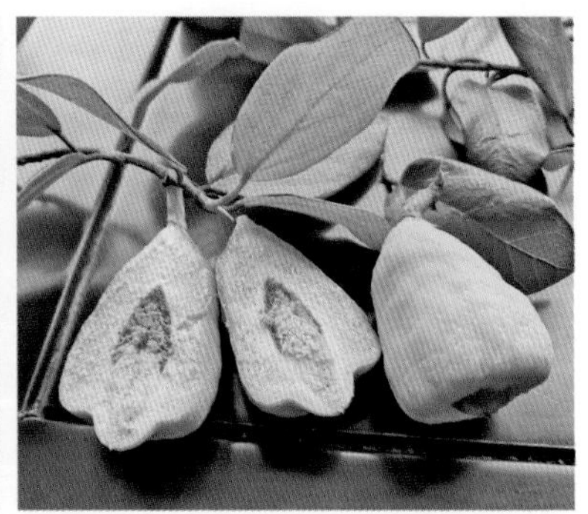

［性味］ 味甘、酸，性平。

［功效与主治］ 补肾固精，清热利湿，活血通络，催乳，解毒消肿。用于肾虚遗精，小便淋浊，阳痿，久痢，痔血，闭经，疝气，乳汁不下，痄腮，痈肿。

［用法］ 直接食用，或制作菜品、水煎服。

［验方应用］

1. 通经活络、消肿止痛：鲜薜荔100克，红糖50克，白烧酒

30毫升。将鲜果洗净，以刀切开，放入瓦罐中，加入白酒和清水，中火煎20分钟后，再加入红糖，不断搅拌直至溶化即成。每日1次，晚上睡前服。适用于跌打损伤、腰痛、关节疼痛等病症。

2. 健脾养血、通经活络：新鲜薜荔150克，精猪肉500克，料酒50毫升，调料若干。将薜荔果洗净，以刀切开备用；猪肉洗净，切成3厘米见方的肉块备用；将猪肉、薜荔同放入瓦罐中，加入料酒、适量清水、少许精盐、姜1块拍碎，先用旺火煮沸，改用小火焖45分钟，调入味精，即可食用。适宜于病后体虚患者食用。健康者食之亦可强身体、利关节。

3. 清热凉血、祛风除湿、活血通络、消肿利尿：将鲜薜荔切开，把里面的籽装进纱布口袋中，放入一盆凉开水里浸泡一段时间，然后用力反复揉搓挤压，看着乳白色的胶汁从口袋渗出，直至把果籽里饱含的胶质全部挤出来。然后把口袋提出来，撇去水中的果籽等杂质，让水静止放置，半小时后，胶质自动凝结成晶莹剔透的凉粉。可以加入一些蜂蜜或桂花，冷藏后食用。适宜暑热中暑患者食用。

[食用注意] 脾胃功能较差者不宜多食，胃及十二指肠溃疡者忌食。

83 野刺梨

[简介] 刺梨，别名茨梨、刺石榴、缫丝花，为蔷薇科蔷薇属植物的果实，其成熟果实肉质肥厚、味道酸甜、香味浓郁，呈金黄色，维生素C含量极高，被誉为“维生素C之王”。

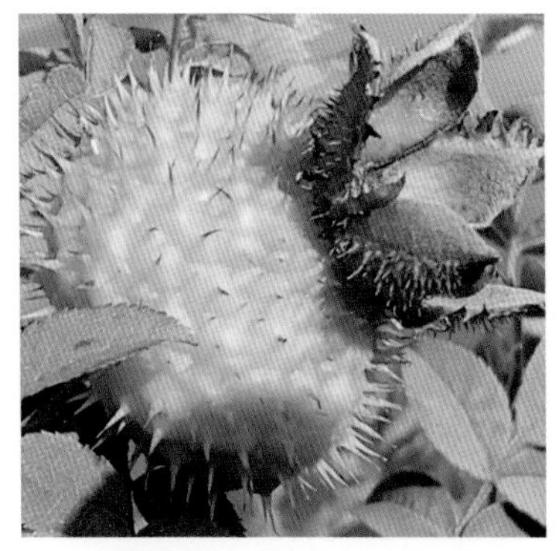

[成分与药用] 刺梨营养丰富，是滋补健身的营养珍稀水果，富含维生素C、超氧化物歧化酶、黄酮及多种微量元素，具有较高的食药价值。有研究显示，刺梨制剂具有抗氧化、免疫调节、抗动脉粥样硬化、抗癌等功能。

[性味] 味甘、酸、微涩，性凉。

[功效与主治] 清热生津，健胃消食，养颜美容。用于胃阴不足，食欲减退，消化不良，饮食积滞，饱胀满闷，腹泻便溏，热病或暑热伤津，口干口渴，心烦发热，小便短赤。

[用法]

1. 生吃：刺梨是一种可以生吃的果实，夏季成熟时刺梨果呈金黄色，果肉丰厚，味道酸甜，是一种不可多得的美味水果。

2. 泡酒：刺梨干可泡酒，刺梨和酒的量没有严格的限定，刺梨多则酒甜，刺梨少时则酒浓，可根据个人喜好进行泡制，但注意应限量饮用。

3. 泡茶：刺梨干可泡茶，取3～4个干制刺梨果实加入100

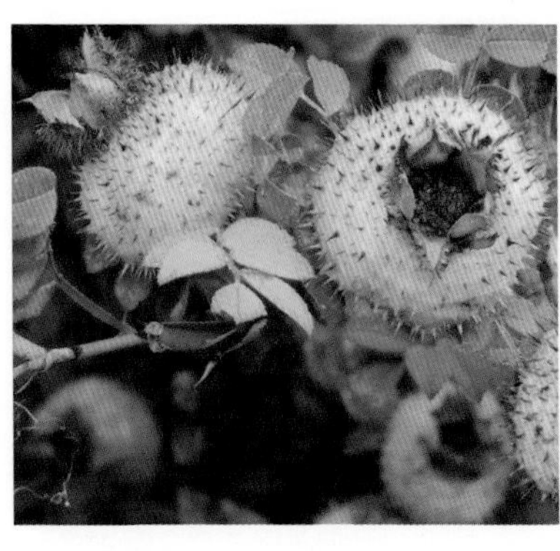

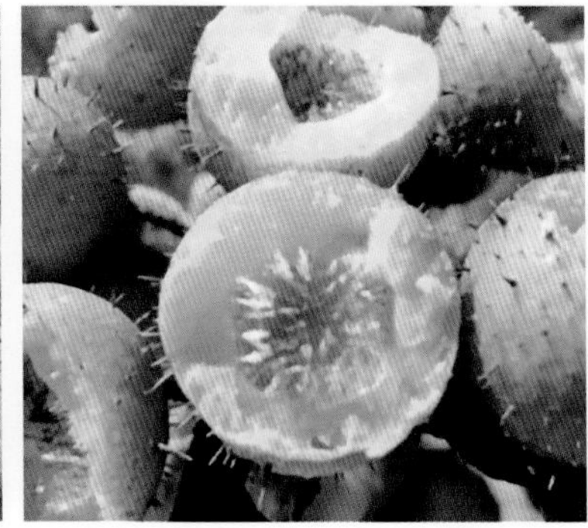

毫升左右的开水冲泡，泡出来的茶味香而且酸甜适中。

［食用注意］脾胃虚寒、慢性腹泻者应少生食刺梨。

［由来与传说］三国时期诸葛亮率十万大军七擒孟获，据说，当时孟获起兵造反在云贵边界兴义、安顺一带，那里是亚热带气候，经常瘴气弥漫，瘟疫流行。诸葛大军浩浩荡荡到达安顺，正逢当地雨季，大军捡高地扎寨，埋锅做饭，并派人四处打探军情。正欲点兵，突然中军来报，说大营内许多军士出现腹痛恶心，病倒许多。诸葛亮闻报大惊，立即命令随军医师前往治疗。谁知，军士服药后一点起色都没有，反倒更加沉重，这如何是好呢？诸葛亮愁绪交加，也病倒了。危难之时，突然有人前来求见诸葛亮，说有良策告知！诸葛亮急忙招来大营。此人乃汉人，人称“醉葫芦”。他在了解了诸葛亮及其众军士的病情后不慌不忙地从怀中掏出一个葫芦，拔开塞子，一股奇香冲进大家的鼻孔。诸葛亮只喝了一口，便觉得心旷神怡，诸病全无，大喜，当即让帐下军官试之，军官当场也好了许多。众军士喝下此酒，病体痊愈，三军无不欢欣鼓舞，士气大振，为七擒孟获打下了基础。事后，诸葛亮得知是因为云贵边界新仪、安顺一带的瘴气弥漫和瘟疫导致的，唯一治疗的办法就是用云果，即刺梨，后来刺梨便成为军中的圣品。

84 刺黄果

［简介］刺黄果，别名红彩果、林那果、假虎刺、老虎刺、绣花针，为夹竹桃科假虎刺属刺黄果的果实，多生长在日照充足

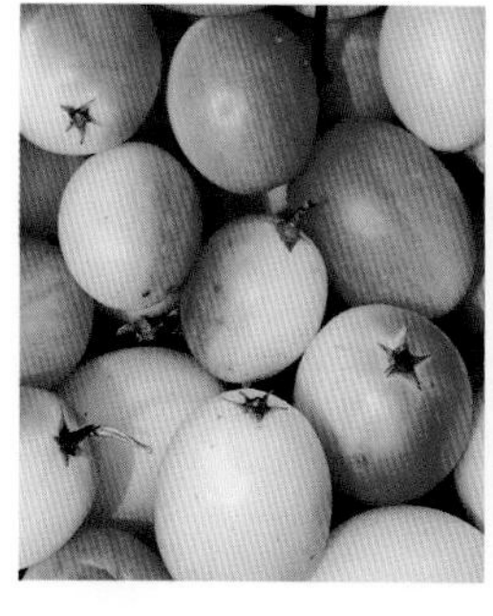 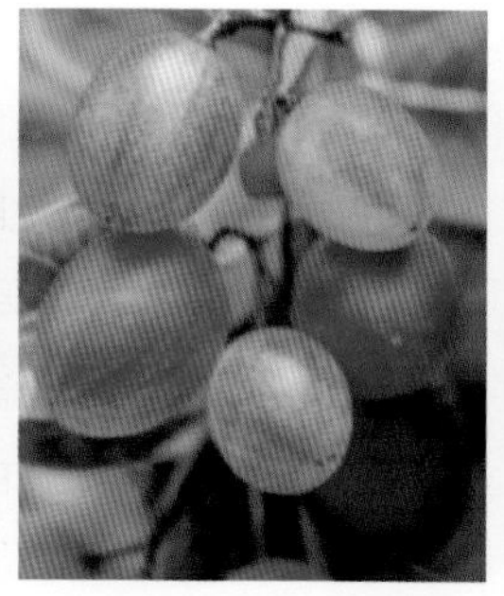 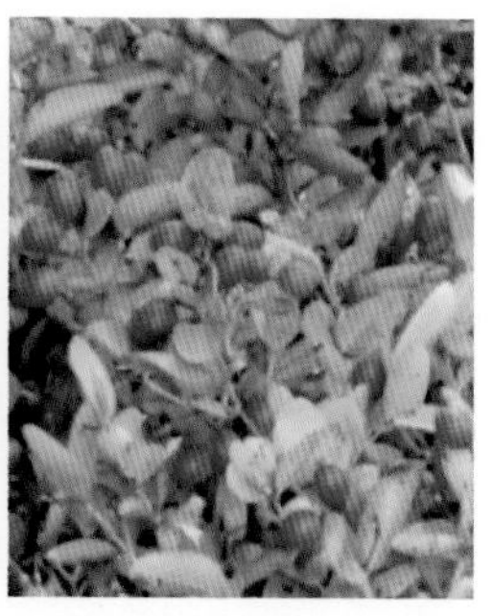

的山坡、村旁、庭院、园林中。其浆果光滑，长卵形似枣，长1.5~2.5厘米，直径1~2厘米，初为绿色，后为白色，再后为红色至黑色，有淡雅的香味，果实可鲜食、加工。

［成分与药用］刺黄果果肉中含水、蛋白质、脂肪、糖类、维生素C，以及多酚、黄酮、木脂素、倍半萜等活性物质，具有抗菌、消炎、镇痛、抗氧化、抗肿瘤等作用。

［性味］味甘、酸，性平。

［功效与主治］收敛，抗坏血病等。

［用法］可生吃或加工成果酱等，口感较酸，生食较少，一般需要经过加工做果酱、果馅、果汁、蜜饯、果酒等后再食用。

85 巴西莓

［简介］巴西莓，又称阿萨伊，为棕榈科巴西莓属高大乔木的果实。成熟的巴西莓果会由绿转紫色，直径1~2厘米，一粒粒排列于每一叶鞘，其果核直径7~10毫米，可食用的果肉厚度只有1毫米，深紫色的大核果实含有大量抗氧化物和氨基酸，被称

为巴西的“超级水果”。

［成分与药用］巴西莓果实富含维生素、矿物质、脂肪等营养成分，包括硫、维生素B_1、维生素A、维生素E等，总脂肪中油酸占60%、亚油酸占12%、棕榈酸占24.1%，其还含有β-谷甾醇等植物甾，可以维持人体血脂平衡，降低高脂血症、糖尿病和心脏病的发病率。另外，巴西莓中的活性成分包括醇多酚、黄酮类化合物，大部分是花色甙及原花色甙类，有较强的抗氧化作用，可降低血压、预防血栓形成。

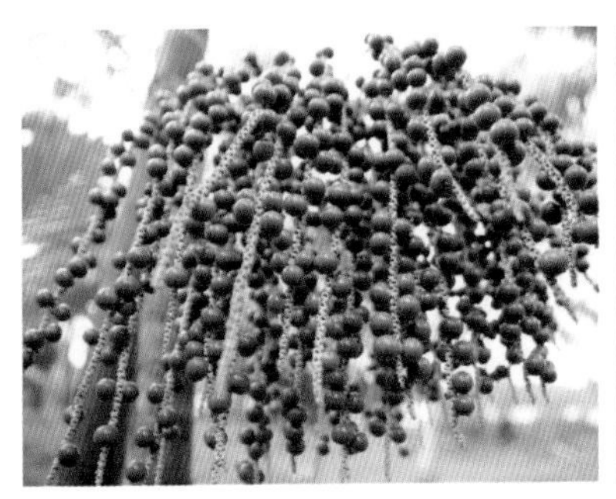

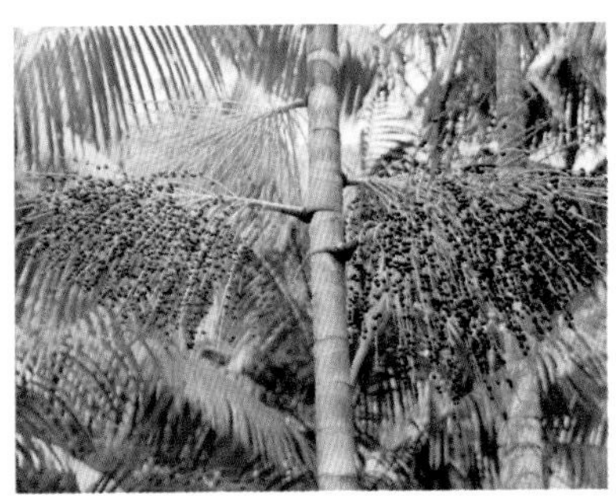

［性味］味甘、酸，性凉。

［功效与主治］健脾益气，滋补肝肾，活血降脂，解酒保肝，抗炎。用于糖尿病、高脂血症、酒精性肝损伤、腹泻、发热、出血、皮肤溃疡等。

［用法］生食，或绞汁饮，制成冻干粉及其胶囊、片剂等服用。

86 巴西番樱桃

［简介］巴西番樱桃，又名巴西樱桃、巴西蒲桃，为桃金娘

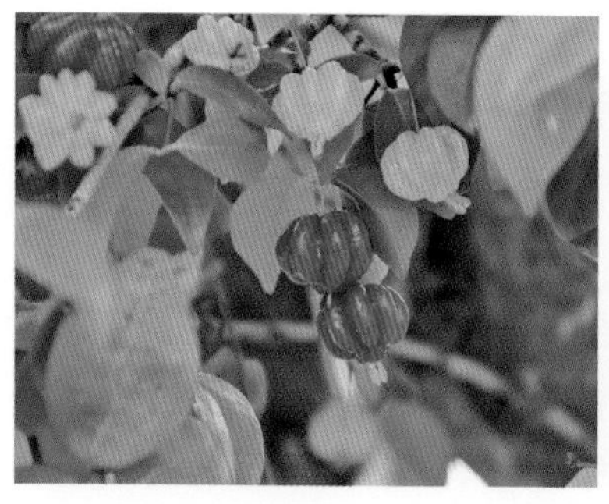
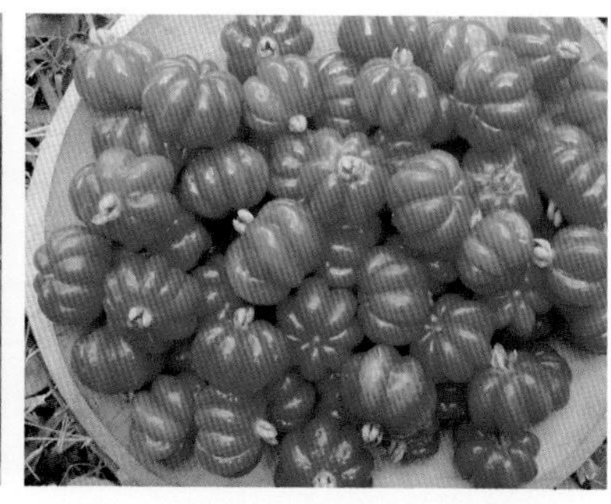

科番樱桃属常绿灌木或小乔木的果实，原产于巴西南部热带地区。其果实呈球形，成熟过程由绿变红，最后呈暗紫色至近黑色，成熟的果实多汁。

[成分与药用] 巴西番樱桃营养丰富，富含维生素A和维生素C，是一种高钾低钠的健康水果。其果实内含有丰富的酸性成分，在促进消化和养胃健脾方面有较好的作用。丰富的维生素及氨基酸被人体吸收后，能够提高人体对钙的吸收，促进人体骨骼及大脑的发育，促进睡眠，提高注意力的集中程度，改善记忆力。巴西番樱桃的丰富糖元素可以有利于人体补充体力，其糖分配比很适合滋补大脑，改善大脑的疲惫、失眠等多种问题。

[性味] 味甘、酸，性凉。

[功效与主治] 滋补大脑，抗氧化，抗抑郁，降血糖，止痛活血，抗炎。用于腹泻，关节炎，风湿病等。

[用法] 直接鲜食，或制成果酱、果汁、果冻、果酒和果干等食用。

[由来与传说] 巴西番樱桃原产于巴西南部热带地区。20世纪初，美国农业部收集来自各地的巴西番樱桃种子在迈阿密种植获得成功；中国台湾地区在2002年引进种植，2010年广东省及福建省均开始引进栽种。巴西番樱桃并不是真正的樱桃，其果实红艳欲滴，每个果实上有八条棱，犹如一个个小小的红灯

笼挂在枝头。由于其形似樱桃，又通过南洋引入我国，因此有了番樱桃之名。而又因其果实靓丽，故又有红果仔、巴西红果等名称。

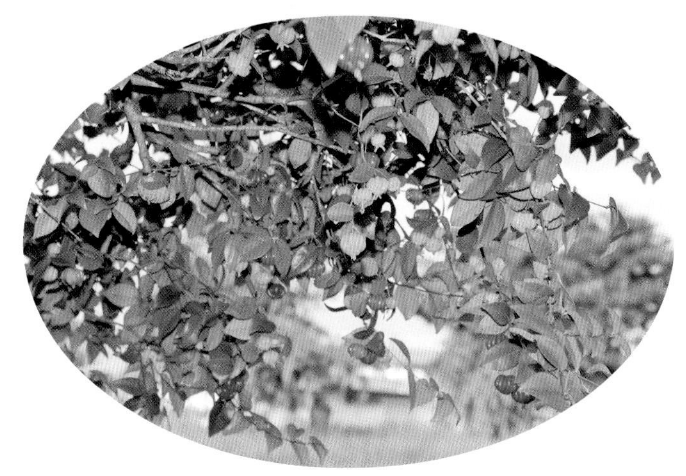

87 卡姆果

[简介] 卡姆果，又名卡姆莓，为桃金娘科中小型灌木的果实。其植物开白色蜡质小花，产红色或紫色浆果，外形似葡萄，果实直径为2～3厘米；果实成熟时呈紫红色。卡姆果的天然维生素C含量达2%～3%，是猕猴桃的20～30倍，被称为“自然的维生素丸”。

[成分与药用] 卡姆果中富含维生素C，多种氨基酸如丝氨酸、缬氨酸、白氨酸，少量维生素B_1、核黄素和烟酸，β-胡萝卜素、钾、钙、生物类黄酮等。丰富的天然维生素C能积极还原

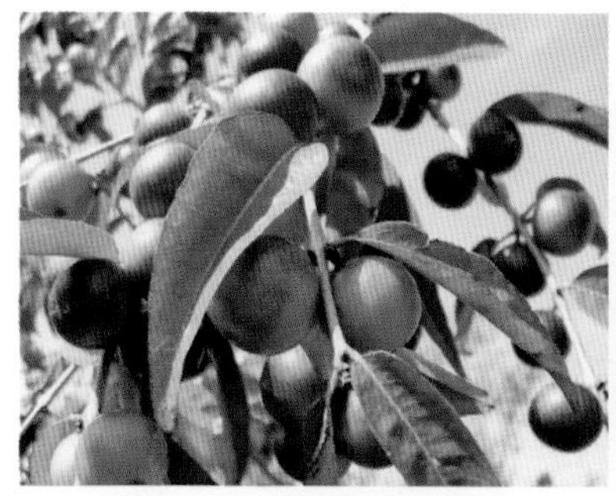
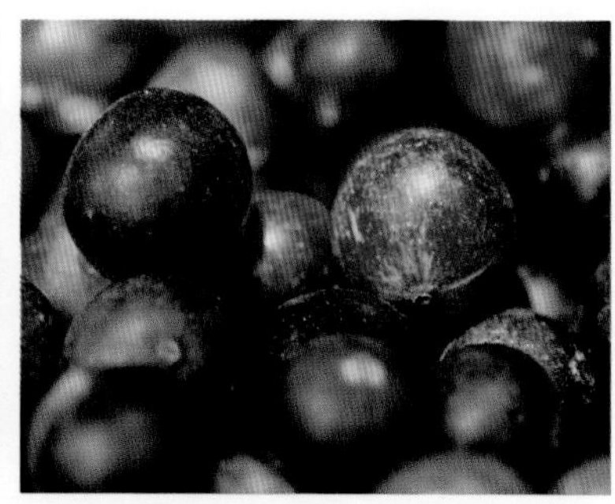

黑色素，令皮肤充满透明感，焕发白皙光彩。其种子中富含的多酚能改善细纹、松弛等肌肤问题。

[性味] 味酸、涩，性凉。

[功效与主治] 调理气血，延缓机体衰老，提高免疫力，预防各类感染，美白肌肤，减脂。

[用法] 常制成混合果汁，或冷冻干燥成粉末，添加到果汁中，或混合到其他食物中食用。

[食用注意] 卡姆果的酸性太强，不太适宜生食。

[由来与传说] 传说，成熟的卡姆果被风吹落在亚马孙河中，引来鱼群，鱼群抢食果实时发出“哈姆哈姆”声，后来人们就将这种水果称为“卡姆果”。

88 仙都果

[简介] 仙都果，又名山陀儿，为楝科落叶乔木的果实。其浆果呈球形或扁球形，有毛，果实成熟时呈淡棕色或金黄色，果肉白色。

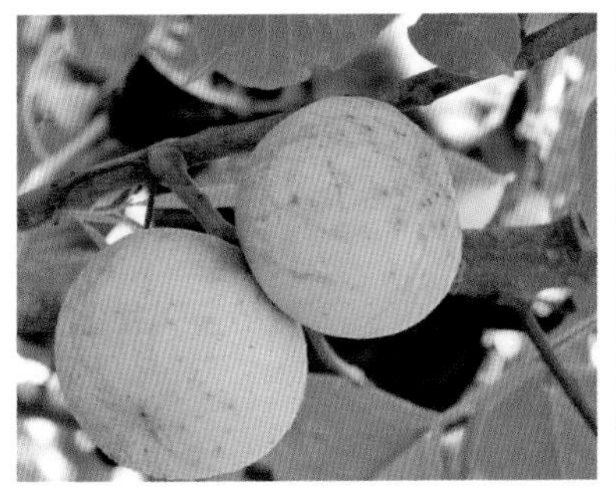

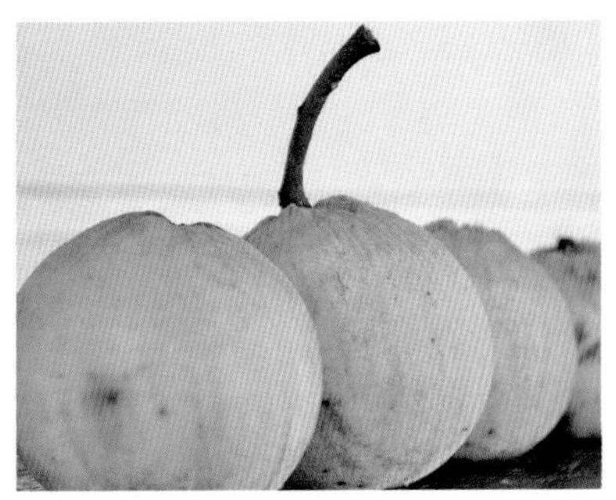

[成分与药用] 仙都果中含有蛋白质、碳水化合物、脂肪、纤维素、灰分、钙、磷、铁、胡萝卜素、硫胺素、烟酸、抗坏血酸、果胶等。其果肉可作止血剂，根是胃药和止痉挛药，也是滋补品。将它放进在醋和水的混合物中，可作为泻药和治疗腹泻和痢疾的药物。

[性味] 味甘、微酸，性凉。

[功效与主治] 果肉具收敛之功效。用于发热，腹泻，痢疾，皮疹，癣，皮肤感染，白带，疝气等。

[用法] 果实可生吃，或做糖水；果肉可做成果酱、果冻、干果，也可提取香料。

[食用注意] 仙都果种子不宜食用，吞食可能会引起肠梗阻和肠穿孔等并发症。怀孕或哺乳期女性忌食。

[由来与传说] 仙都果又名山陀儿，均为其属名的音译。其植物最高可达十五六米，树干很直很整齐，在泰国经常作为庭院树或者景观树。与一般的楝科植物果实较小且味苦难以食用不同，仙都果果实大而味甜可食。

89 星苹果

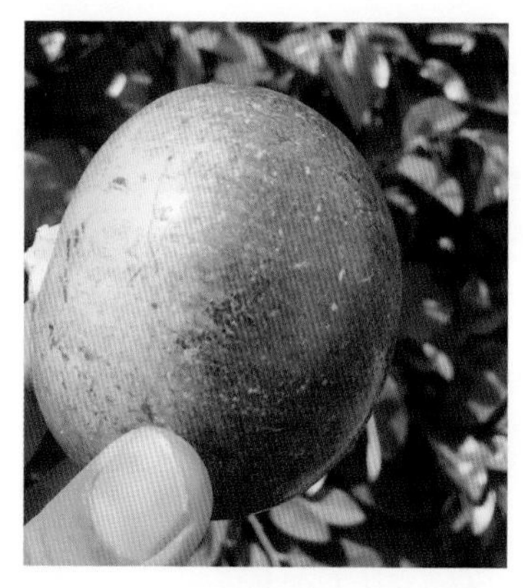

[简介] 星苹果，别名金星果、牛奶果，为山榄科金叶树属乔木的果实。其果实呈圆形或者椭圆形，果肉质细滑，具柔和甜味，宜鲜食，可制成蜜饯。其本身没有特殊风味，但与芒果、柑橘类尤其是橙类、菠萝、椰子等水果制成混合果汁饮料，风味可大大得到改善。

[成分与药用] 星苹果中含有蛋白质、碳水化合物、纤维素、灰分、钙、磷、铁、胡萝卜素、维生素 B_1、核黄素、烟酸、维生素C、色氨酸、蛋氨酸、赖氨酸等。食用成熟的果实可减轻喉炎和肺炎炎症，用果实熬煮的水漱口可减轻咽喉痛。成熟的果实对糖尿病同样有治疗作用。把星苹果的种子捣碎成粉，可用作利尿剂和解热剂。

[性味] 味甘，性凉。

[功效与主治] 消炎，养胃，抗氧化，抗癌。用于喉炎，肺炎，肠道不适，糖尿病，高血压，动脉粥样硬化症，消炎。

[用法] 果实入药，可鲜食、煎水、捣碎、加工配制。

[验方应用]

1. 生食成熟的星苹果可减轻喉炎和肺炎炎症，对胃黏膜有保护功效。

2. 生食快成熟的星苹果可调理肠道不适。

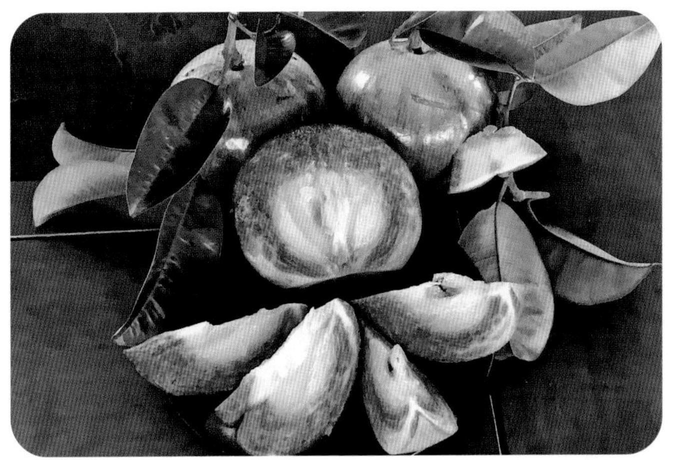

3. 用星苹果熬水漱口可减轻咽喉痛。

4. 星苹果的根、皮、叶、种子均可直接捣碎使用，也可加工提取有效成分，主要用于处理伤口止血、消毒，促进伤口愈合，治疗肌肉扭伤。

5. 用星苹果的果壳或树叶熬水可治肺病，树叶煎水还用于癌症辅助治疗。

6. 树皮富含单宁，用来熬水除可止血，还有止泻和止咳的功效。

7. 种子可加工配制成消炎药膏，捣碎成粉可用作利尿剂和解热剂。

90 神秘果

［简介］神秘果，别名变味果、奇迹果、甜蜜果，为山榄科

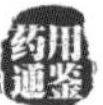

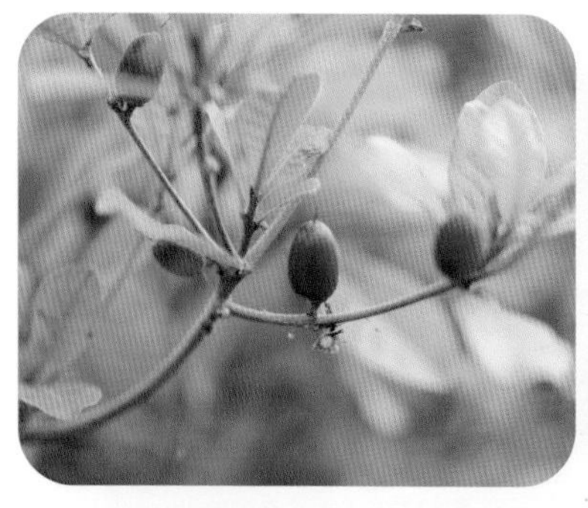
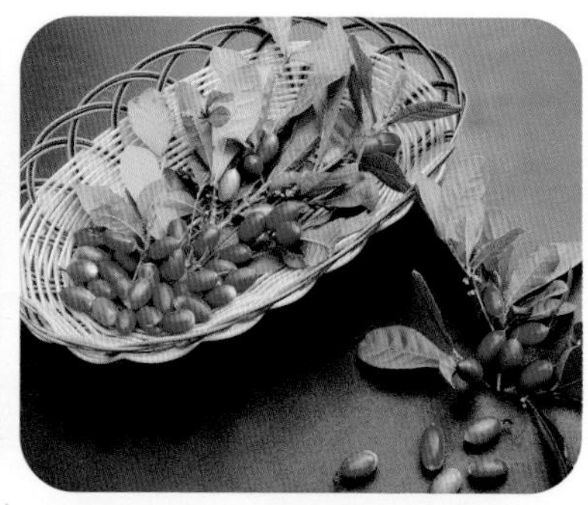

神秘果属常绿灌木的果实。神秘果是一种国宝级的珍贵植物，被称为“味觉魔术师”。

[成分与药用] 神秘果含有丰富的维生素、柠檬酸、琥珀酸、草酸等。其种子含有天然固醇等；叶子含有钠、钾、钙、镁等微量元素。另外，神秘果中含有一种特异的糖蛋白——神秘果素，食用后可以改变人的味觉，使酸性食物变得芳香甜美，具有变味、抗氧化及降血糖等作用。

[性味] 味甘、酸，性凉。

[功效与主治] 果实可益心血管，益肝，健脾润肠，调血

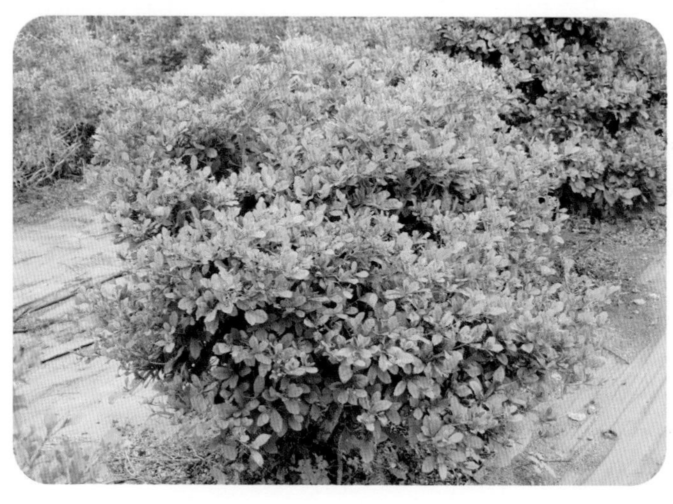

压、血糖，调经。用于调节血糖、血压、血脂，痛风，尿酸，头痛等。种子可解心绞痛、喉咙痛、痔疮等。叶子能调节血糖、血压，保护心脏，控制尿酸，减轻痛风，解酒。

[用法] 生食或炖熟食。

[食用注意] 胃病患者不能吃神秘果，因为神秘果含有各种酸，胃病患者食用后会引起胃酸分泌，加重病情；空腹食用神秘果对肠胃刺激性较大，因此需慎食。

[由来和传说] 20世纪60年代，神秘果开始在我国栽培。神秘果是一种国宝级的珍贵植物，不管是在西非各国还是我国，都受到保护，禁止出口。因其果肉酸涩，但含有神秘果蛋白，吃了神秘果两小时内，再吃其他酸性水果会觉得不再是酸味，而变为甜味，故名神秘果。

91 菲油果

[简介] 菲油果，又名费约果、肥吉果、纳粹瓜、凤榴，为桃金娘科菲油果属常绿灌木或小乔木的果实。其果实富含特殊营养保健物质，被誉为“智慧果”和“水果中的中华鲟”。

[成分与药用] 菲油果属于“四高一低”的现代保健食品，即高膳食纤维、高矿物质、高维生素、高抗氧化、低热量，具有很高的营养价值，其新鲜果实中碘化合物的含量为百果之首。菲油果富含维生素C、叶酸、植物纤维以及多种苷类和黄酮类物质，具有排毒养颜、降血脂、抗癌等功效。

[性味] 味甘多汁、芳香，性凉。

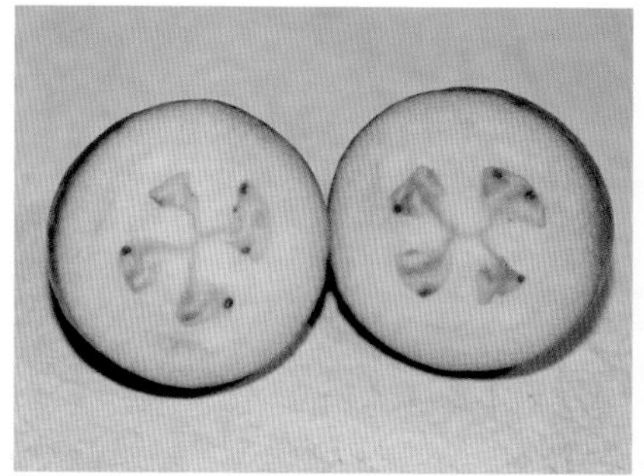
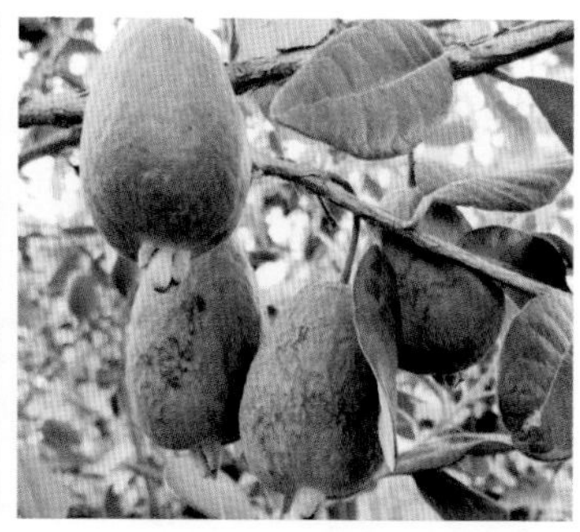

[功效与主治] 排毒养颜，降血脂，抗癌，消除碘缺乏症，美容抗衰老，减肥润肠，降血糖。

[用法] 鲜食，或加工成各种加工品，或加入冰淇淋、巧克力、饼干、糖果、面包、酸奶等中用作为食品调味剂。苦涩的果皮，略甜、脆而多汁的花瓣也可直接鲜食或作为原材料加入沙拉。

92 海葡萄

[简介] 海葡萄，别名树蓼，为蓼科海葡萄属落叶灌木或乔木的果实。其果实成熟后花被呈紫红色，肉质呈浆果状，直径约2厘米，像葡萄般一簇一簇的。花期为5~6月，果期为夏秋。海葡萄很耐旱，但是保持土壤湿润有利于生长。海葡萄不耐寒，较能忍

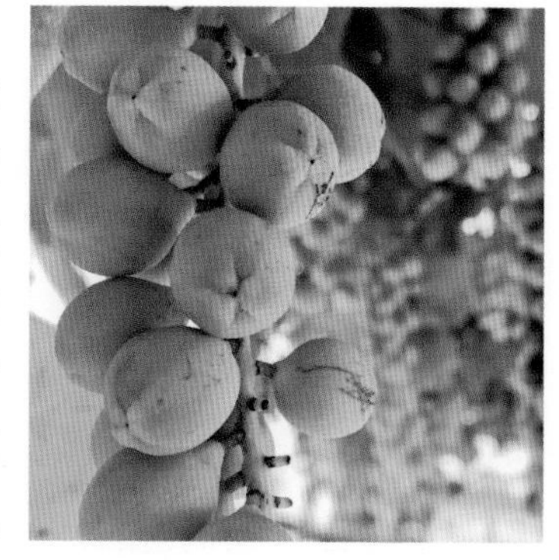

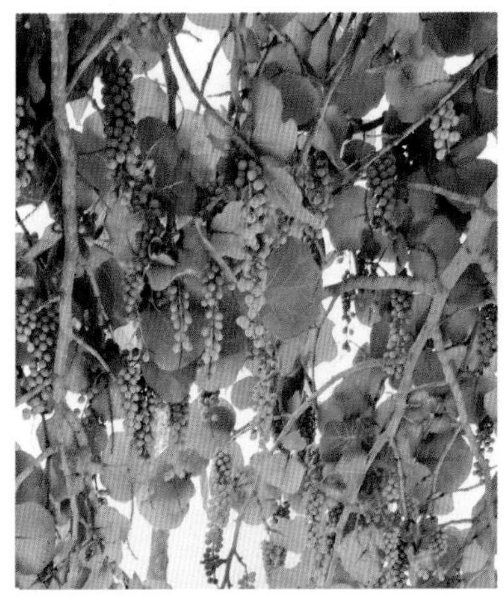
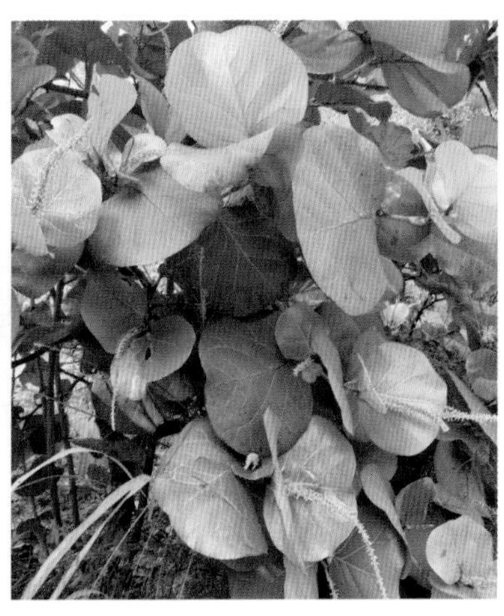

耐阴暗的天色，而对盐则有高度的抵抗力，故被作为防风树种种植在海滩边。

［成分与药用］ 海葡萄的果实、种子中含有丰富的黄酮类化合物、总酚类物质和鞣质等活性物质，其叶片中含有α-香树脂醇、大黄酚、大黄素、大黄素甲醚、大黄酸、罗列酮、β-谷甾醇等活性物质，具有抗氧化、抗癌、抗肿瘤、净化血液、美容等作用。

［功效与主治］ 抗氧化，抗肿瘤，降血糖，止泻，抗炎。用于糖尿病，腹泻。

［用法］ 直接食用或制成果酱。

93 蛇皮果

［简介］ 蛇皮果，别称沙叻，为棕榈科蛇皮果属的果实。其果实上尖下圆，红褐色的外皮像蛇皮的鳞片，故叫“蛇皮果”。

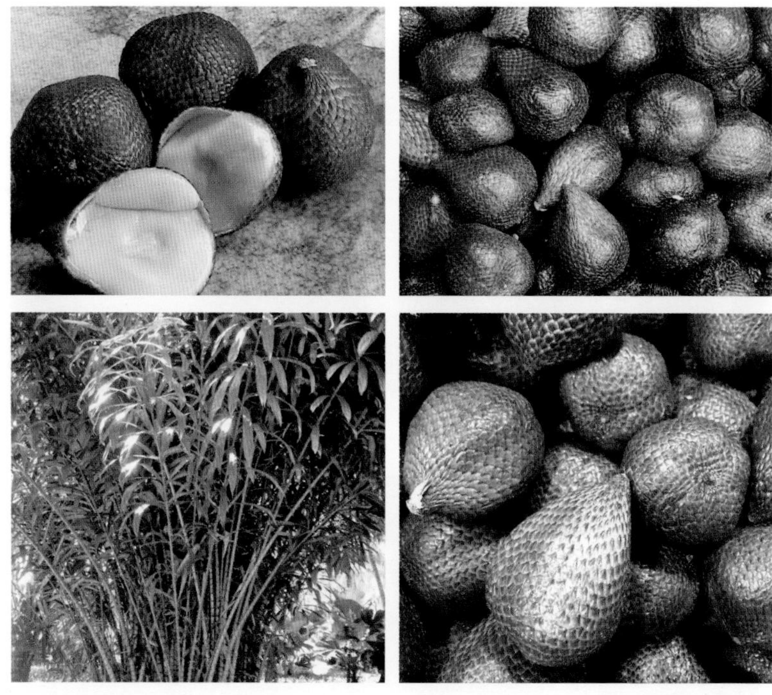

蛇皮果营养丰富，是水果中钾含量最高的品种之一，其果胶含量也很丰富，对人脑十分有益，有“记忆之果”的美誉。蛇皮果果肉含对人体皮肤有益成分，印度尼西亚女性经常将它作为美容水果食用。

[成分与药用] 蛇皮果的果肉中含有大量的热量和碳水化合物，同时脂肪和蛋白质的含量也很多，另外还有以铁和钙为主的多种微量元素。蛇皮果中果胶和钾含量居水果之首，对身体十分有益。其含有丰富的有机酸，可以美容护肤。蛇皮果还富含磷脂，有健脑的作用，常被称为“记忆果”。

[性味] 味甘，性平。

[功效与主治] 利水消肿，增强免疫功能，调节血糖，强健骨骼，排毒养颜，提高记忆力，促进消化，预防癌症、高血压、

中风。

［用法］生食或炖熟食。

［食用注意］肥胖症、高脂血症或脾胃虚寒者慎食；因虚热引起咳嗽者禁食。

94 黄晶果

［简介］黄晶果，又名雅美果、亚美果、黄金果、加蜜蛋黄果，为山榄科桃榄属多年生常绿乔木热带果树的果实。其果实成熟后甜而芳香，带有微黏之乳汁，呈半透明胶质状，甜度适中，多鲜食，亦可制成冰品或冰淇淋。

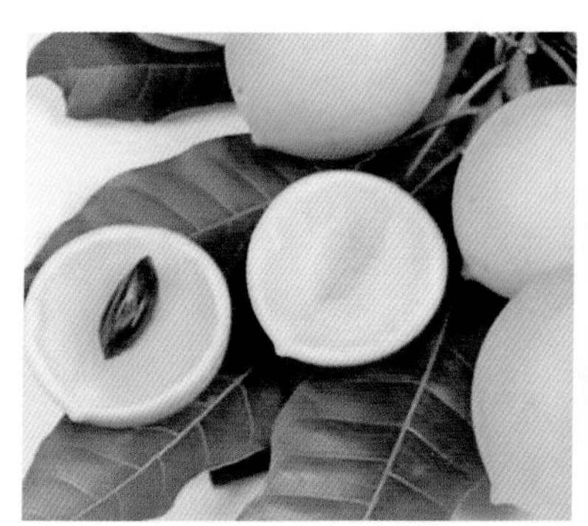

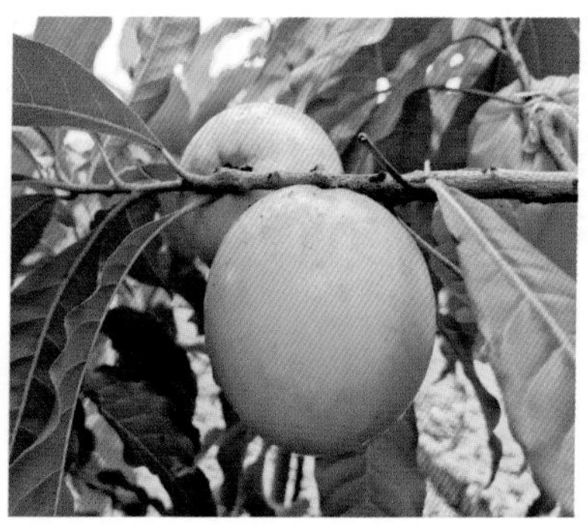

［成分与药用］黄晶果果肉含有丰富的蛋白质、碳水化合物、纤维素、果胶、钙、磷、铁及多种维生素等物质，具有美容养颜、助消化、止咳等作用。

［性味］味甘，性凉。

［功效与主治］排毒养颜，美容，助消化，止咳，驱虫。用

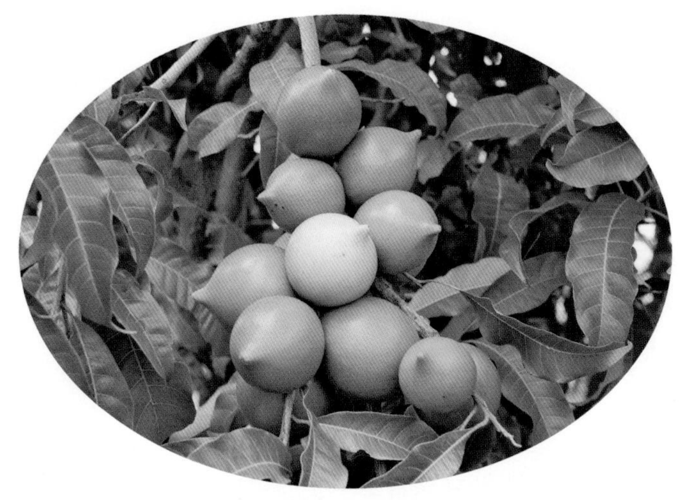

于肺热咳嗽，支气管炎，脓肿等。

[用法] 黄晶果果肉有清肺热、止咳、治支气管炎之效；乳汁可用作驱虫药、泻药，治疗脓肿。

[食用注意] 宜少吃或者不吃；因虚热引起咳嗽者禁食。

95 猴面包

[简介] 猴面包树，又名波巴布树、猢狲木或酸瓠树，为木棉科猴面包树属大型落叶乔木，猴面包为猴面包树的果实。猴面包树树冠巨大，高达20余米，树形壮观，树干内部组织中可贮水。因其硕大的果实果肉汁多味甜，形似面包，是猴子、大象和狒狒十分喜爱的食物，故而得名“猴面包”。

[成分与药用] 猴面包成熟果实含有蛋白质、脂肪、糖类、

纤维素、灰分等，其果肉含有丰富的维生素C，种子含油量高达15%，榨出的油为淡黄色，是上等食用油。植物化学调查显示，猴面包还含有黄酮、植物甾醇、氨基酸、脂肪酸、维生素和矿物质。猴面包树的果实、叶子以及树皮均可以入药。

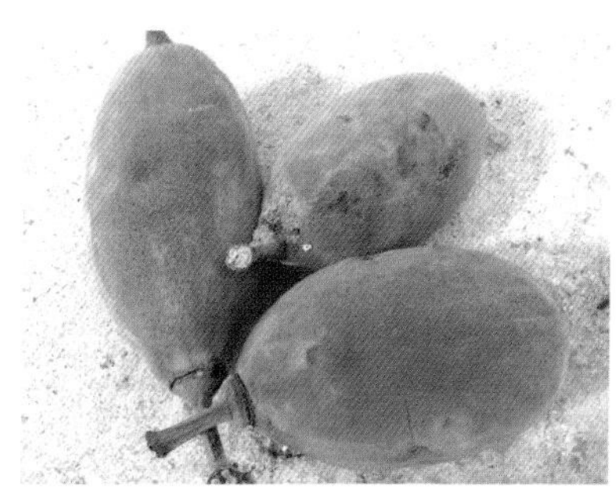

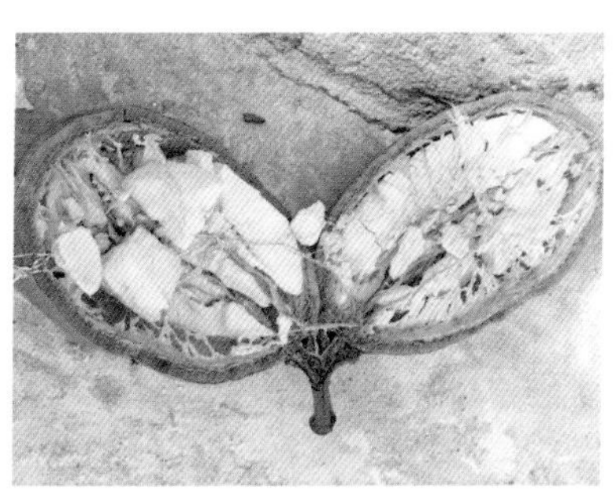

［性味］味甘，性凉。

［功效与主治］养胃利胆，清热消肿，抗菌，抗疟疾，止血止泻，镇静安神。用于疟疾，肾病，发热，气喘，腹泻，毒虫咬伤，炎症，贫血，哮喘等。

［用法］猴面包的果肉富含糖类，可烤食、煮粥、酿酒，制作饮料；种子可提炼食用油，作调味剂或直接食用；嫩叶可作为蔬菜制成凉拌菜、调味剂等。

［由来与传说］关于猴面包树，在非洲有两种说法。一种说法是，其是非洲土著人的称谓，意为“瓶状树”；另一种说法认为，其是从一个阿拉伯语词汇演变而来的。很早以前，此种树的荚果被贩运到埃及，当地人不知为何物。但是，他们发现，荚果多籽，就以“布

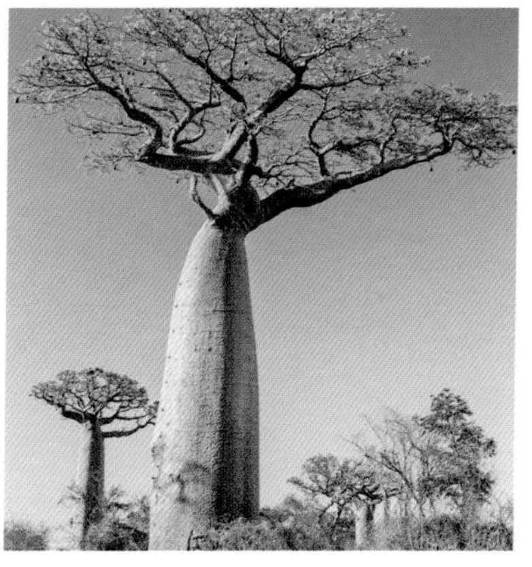

希波布”这个词名之，意为“多籽的水果”。后来“布希波布”演化成“包波布”。这种多籽的水果状似大面包，猴子和狒狒最爱吃，因此，其便有了一个最广为人知的名字，叫“猴面包树”。

96 糖棕

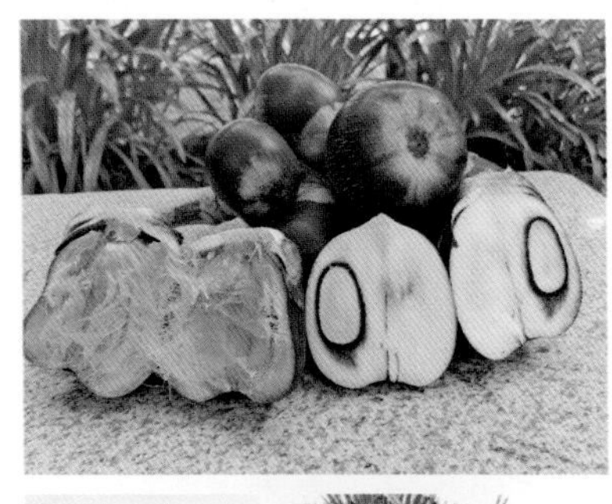

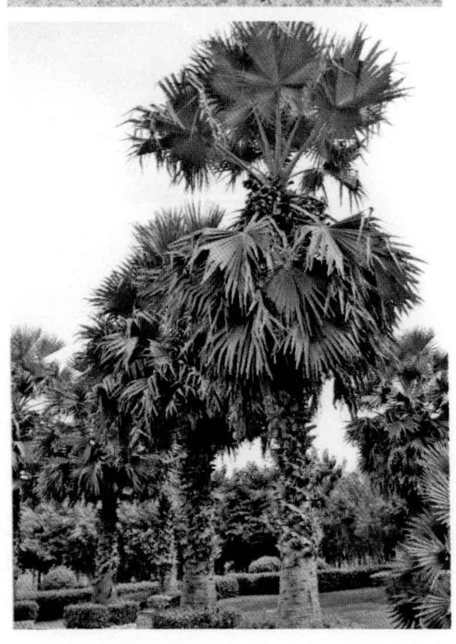

[简介] 糖棕，别名扇叶糖棕、扇椰子、扇叶树头榈，为棕榈科糖棕属热带常绿乔木的果实。其果实呈紫酱色，和广柑大小相仿，可生吃或做甜点；成熟的果皮壳榨取其浆汁，可作为甜点的香料；树根可入药。

[成分与药用] 糖棕里的雄花可以产糖，把雄花割开就会流出糖水。其含有较高的磷、氨基酸、膳食纤维及生物碱等活性物质。

[性味] 味甘，性平。

[功效与主治] 调补四肢、清火解毒，利胆退黄，抗菌，抗疟疾。用于腰膝冷痛，周身乏力，疟疾、性病、麻疹等。

[用法] 果实可生吃或做成

甜点、红糖食用。

[食用注意] 因其含糖量高，故糖尿病患者忌食。

[由来与传说] 糖棕树是柬埔寨的国树，早在西哈努克国王时代，柬埔寨就已经非常重视糖棕树的种植。

97 霹雳果

[简介] 霹雳果，别称比科尔霹雳果、蔓头萝，为桑科木兰属热带植物的果实。其为核果，外果皮光滑、皮薄、有光泽，成熟果实呈紫黑色；中果皮为纤维状，比较厚，呈黄绿色，与内果皮（硬壳）一起保护双子叶胚胎；内果皮（硬壳）的基端是钝尖形的，种子和内果皮之间是一个薄的褐色纤维状种皮，薄种皮通常紧紧地黏附在种子上。

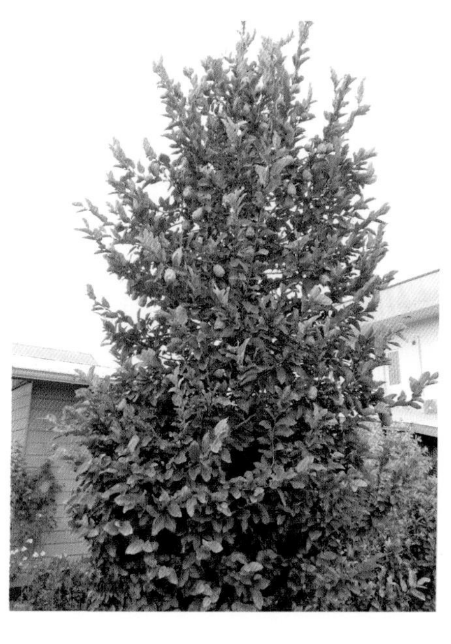

[成分与药用] 霹雳果含有包括人体必需的8种氨基酸在内的17种氨基酸，富含锰、钙、磷、钾等矿物质，维生素，胡萝卜素，蛋白质等多种成分。其中不饱和脂肪主要为油酸甘油酯和棕

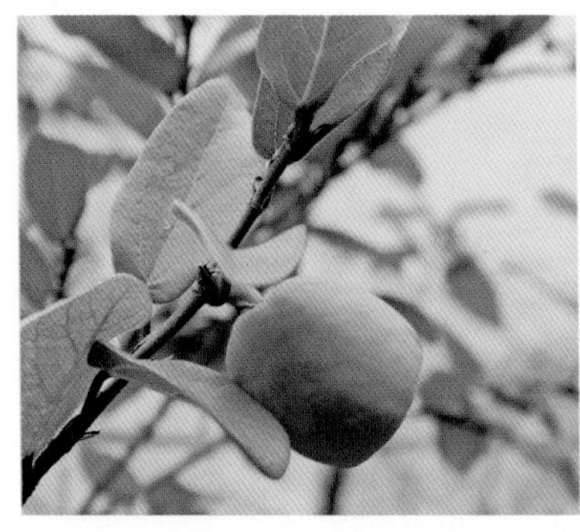
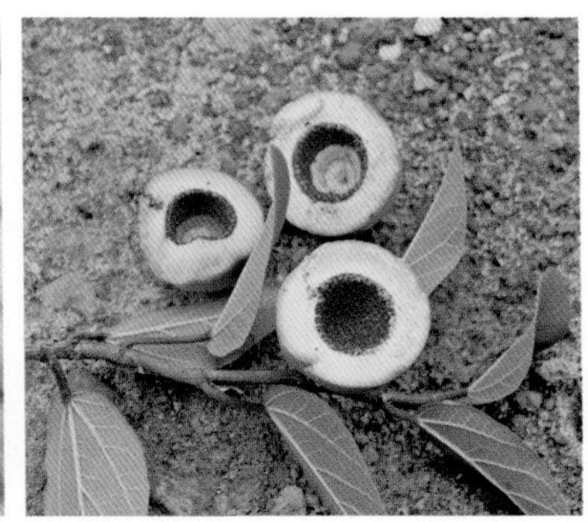

椆酸，容易被人体吸收消化，有益健康。

[性味] 味甘，性平。

[功效与主治] 补肾固精，清热利湿，活血通经，催乳，解消肿。用于肾虚遗精，痔血，久痢脱肛，疝气，闭经，乳汁不下，咽喉痛，痈肿，疥癣等。

[用法] 直接食用，或加工成食品食用。

[验方应用]

1. 治腰痛、关节痛：霹雳藤100克，酒水各半同煎，红糖调服，每日1剂。

2. 治风湿痛、手脚关节不利：霹雳藤15~25克，煎服。

3. 治尿血、小便不利、尿道刺痛：霹雳藤50克、甘草5克，煎服。

4. 治病后虚弱：霹雳藤150克，煮猪肉食。

[由来与传说] 霹雳果果树是菲律宾最重要的坚果果树之一，基本都是在火山地区自然生长的，不是人工商业化种植，这使得霹雳果的产量有限，其地理分布仍然限于距离起源地中心较近的地区，偶见于我国的华东、中南、西南等地。

98 鸡嗉子果

［简介］鸡嗉子果，别名野荔枝、山荔枝、山覆盆、山枇杷，为山茱萸科四照花属植物的果实，生长于海拔1300~3150米的混交林中，为常绿乔木、稀灌木，成熟时为紫红色。花期为5~6月，果期为9~10月。

［成分与药用］鸡嗉子果成熟果实味甜可食，可杀虫消积、清热解毒、利水消肿。

［性味］味甘、苦，性平。

［功效与主治］清热解毒，利水杀虫。用于蛔虫病，食积，肺热咳嗽，肝炎，腹水。

［用法］直接食用，或水煎服。

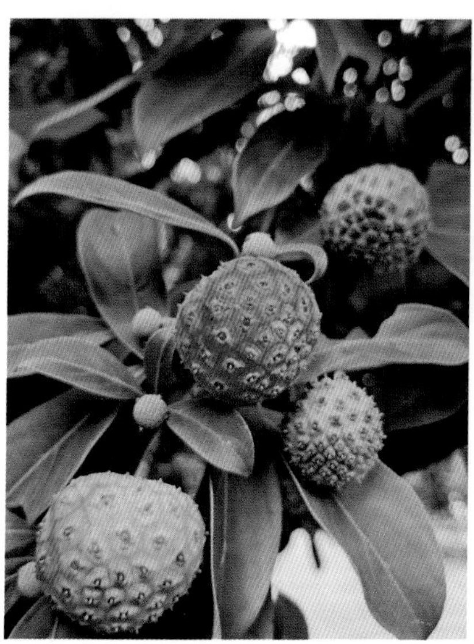

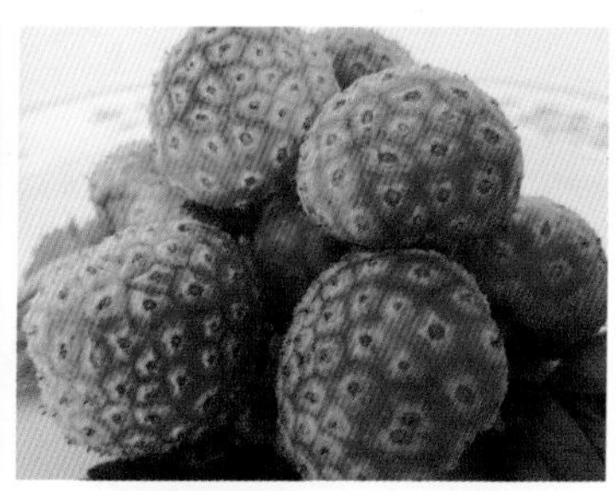

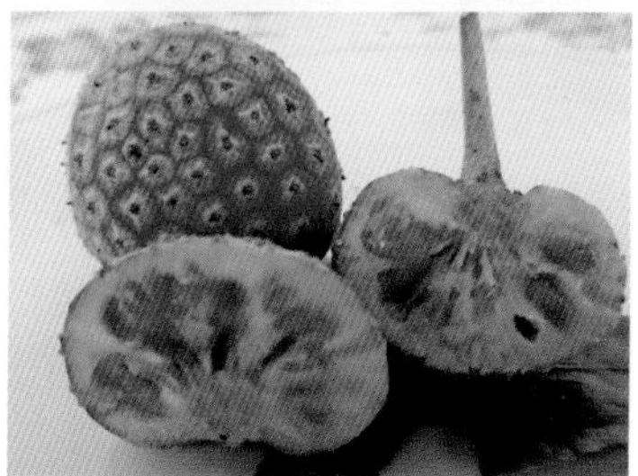

[验方应用]

1. 治肝炎、腹水：鸡嗉子果3～5钱，水煎服。

2. 治蛔虫症：鸡嗉子果或叶3钱，水煎服。

99 南酸枣

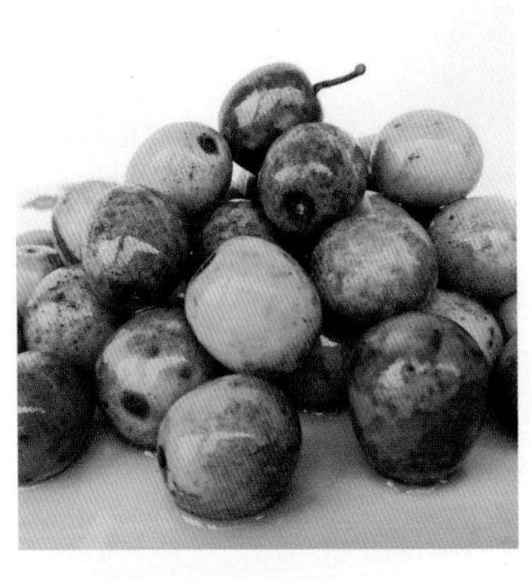

[简介] 南酸枣，别名四眼果、化郎果、鼻涕果，为漆树科南酸枣属植物的果实，主要生长于海拔300～2000米的山坡、丘陵或沟谷林中。其果实呈椭圆形或倒卵状椭圆形，成熟时为黄色，果核顶端具5个小孔，花期为4月，果期为8～10月。南酸枣生长快、适应性强，为较好的速生造林树种。

[成分与药用] 南酸枣果实中含有丰富的维生素C、黄酮、膳食纤维、蛋白质、微量元素及矿质元素等成分，具有助消化、增食欲，治疗食滞腹痛、便秘等功效；果皮有止血止痛的作用；果核有清热解毒、驱蚊蝇、杀虫收敛、治疗烫火伤等功效。从南酸枣果实中提取的黄酮有抗心律失常的作用，具有较高食用及药用价值。

[性味] 味甘、酸，性平。

[功效与主治] 行气活血，养心安神，消积，解毒。用于气

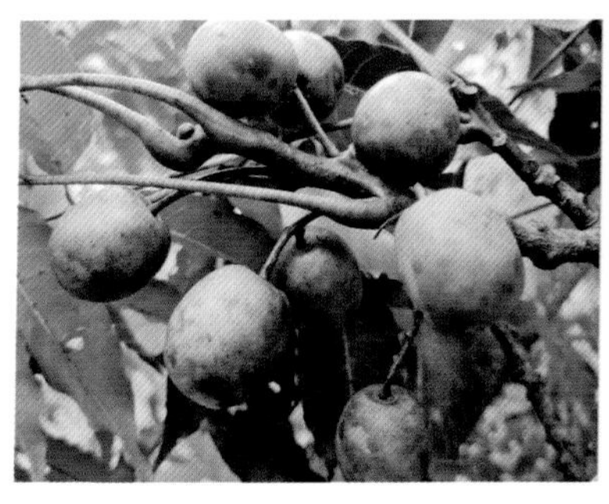
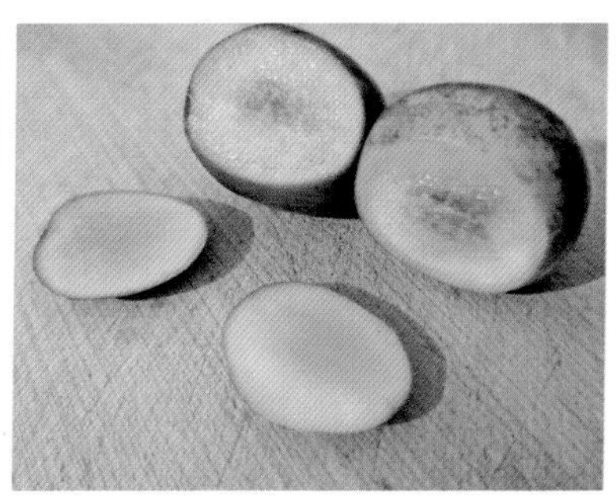

滞血瘀，胸痛，心悸气短，神经衰弱，失眠，支气管炎，食滞腹满，腹泻，疝气，烫火伤。

[用法] 内服：鲜果2~3枚，嚼食；果核煎汤，15~24g，消食滞，治食滞腹痛。外用：果核煎汤，5~8钱，煅炭研末，调敷，具有清热毒、杀虫收敛、治汤火伤的作用。

[食用注意]

1. 南酸枣忌与虾皮、葱、鳝鱼、海鲜、动物肝脏、黄瓜、萝卜等同食。

2. 内有实邪郁火及肾虚滑泄梦遗者慎食南酸枣，对酸枣过敏者、脾胃虚泄者不宜食用，否则容易引起不适。

3. 女性月经期间不宜食用过多的酸味食品，避免引起腹痛。

4. 有蛀牙者、牙齿不好者不能吃太多，吃了之后一定要注意清洁干净口腔。

100 粗梗稠李

[简介] 粗梗稠李，别名胭脂果、尼泊尔稠李、山李子，为

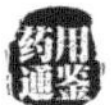

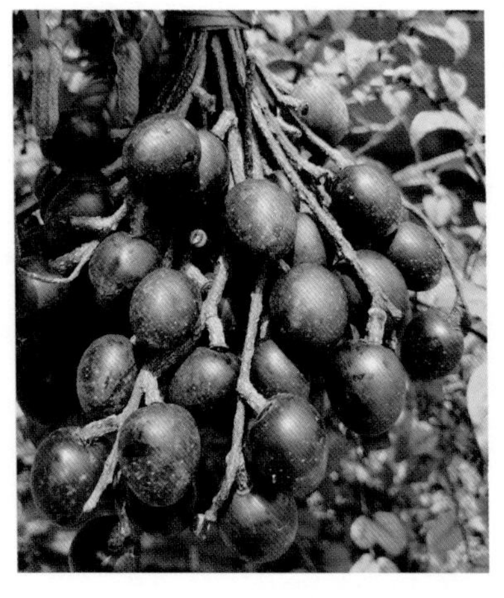

蔷薇科稠李属植物的果实，生长于海拔1200~2500米北坡常绿、落叶阔叶混交林中或背阴开阔沟边。其果实呈卵圆形，皮和果肉为紫色，有特殊香味，可以直接鲜食、酿酒或用冰糖水炖，味道爽口，颜色美观，具有开胃消食的作用。

[成分与药用] 粗梗稠李果实中含有丰富的花青素、多糖、有机酸、维生素、钙、磷和铁等微量元素和其他化学成分，可以增强人体的免疫力。其中，多糖是一类重要的生物活性物质，大量研究报道植物多糖具有抗氧化、降血脂、降血糖、抗肿瘤等功能。

[性味] 味甘、酸，性凉。

[功效与主治] 健胃消食，降血压，调节心血管功能，抑菌。用于消化不良等。

[用法] 鲜食或白糖炖煮。

[食用注意]

1. 孕妇、胃酸分泌过多者、病后体虚者、脾胃虚弱者不宜食。

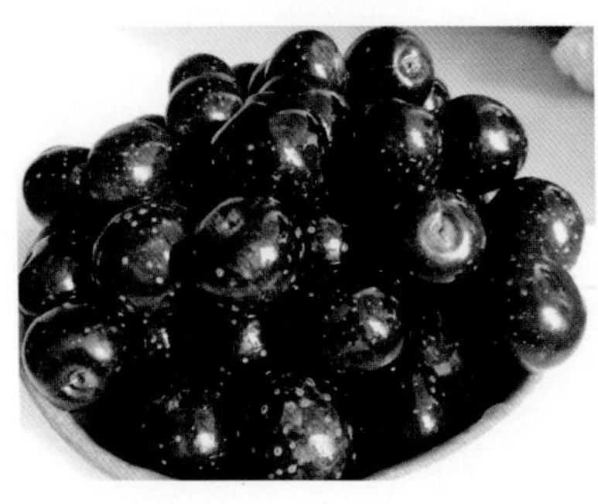

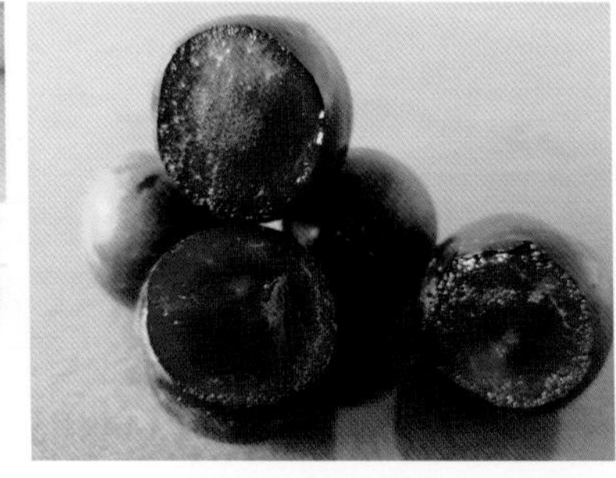

2. 儿童在牙齿发育的时候不适合长期食用，否则会影响牙齿健康。

3. 孕妇不宜吃，产后可以吃，有利于促进子宫恢复。

101 银杏

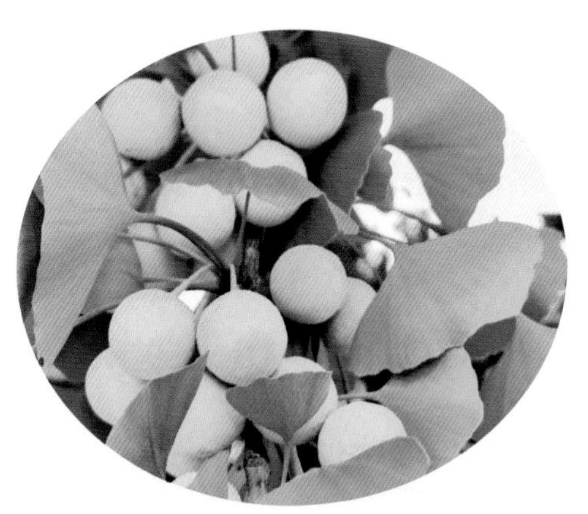

[简介] 银杏，别名白果，为银杏科银杏属落叶乔木的果实。其种子具长梗，下垂，常为椭圆形、长倒卵形、卵圆形或近圆球形；外种皮肉质，被白粉，熟时为黄色或橙黄色。银杏树生长较慢，寿命极长，自然条件下从栽种到结银杏果要20余年，40年后才能大量结果，因此有人把它称作“公孙树”，有“公种而孙得食”的含义。

[成分与药用] 银杏果含有多种营养元素，除淀粉、蛋白质、脂肪、糖类之外，还含有维生素C、核黄素、胡萝卜素，钙、磷、铁、钾、镁等微量元素，以及银杏酸、白果酚、五碳多糖、脂固醇等成分，具有益肺气、治咳喘、止带浊、缩小便、平皱皱、护血管、增加血流量等作用。西医学研究表明，银杏还具有通畅血管、改善大脑功能、延缓大脑衰老、增强记忆能力、治

疗阿尔茨海默病、改善脑供血不足等功效。银杏果还可以保护肝脏、减少心律不齐、防止过敏反应中致命性的支气管收缩，用于哮喘、移植排异、心肌梗死、中风、器官保护和透析。

[性味] 味甘、苦、涩，性平，有小毒。

[功效与主治] 抑菌杀菌，祛痰止咳，抗涝抑虫，止带浊，降低血清胆固醇、脂质过氧化水平，减少雀斑，润泽肌肤，美容养颜。用于疮疥疽瘤，乳痈溃烂，牙齿虫龋，小儿腹泻，赤白带下，慢性淋浊，遗精遗尿等。

[食用注意] 银杏有小毒，故食用时应注意食用方式。生银杏果应控制在一天10粒左右，过量食用会引起腹痛、发热、呕吐、抽搐等症状。

[由来与传说] 传说汉光武帝刘秀做太子逃难时，曾在八都岕内烤食银杏充饥。长兴人原叫银杏为白果，宋时进贡，皇帝赐名银杏。北宋皇帝的龙椅，由天下12块银杏木板材做成。

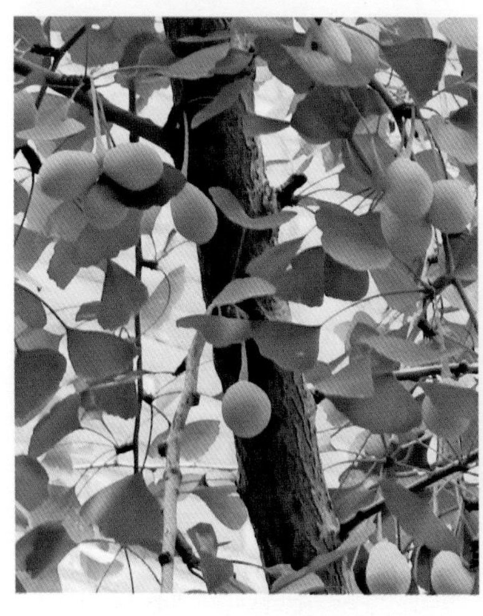

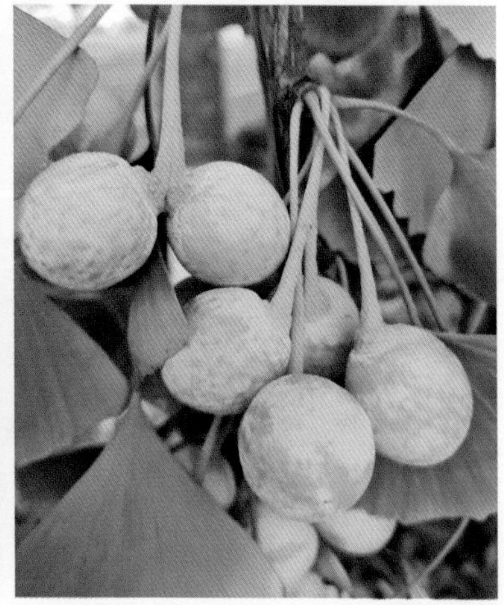

102 君迁子

［简介］君迁子，别名黑枣、软枣、丁香柿，为柿科柿属植物的果实，生长于海拔500～2300米的山地、山坡、山谷灌丛中，或在林缘。其为高大落叶乔木，果实近球形或椭圆形，成熟时为蓝黑色，常被白色薄蜡层。果实可食用、入药。

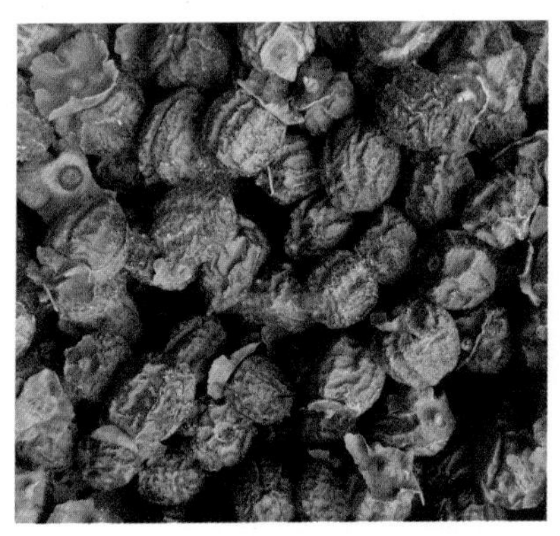
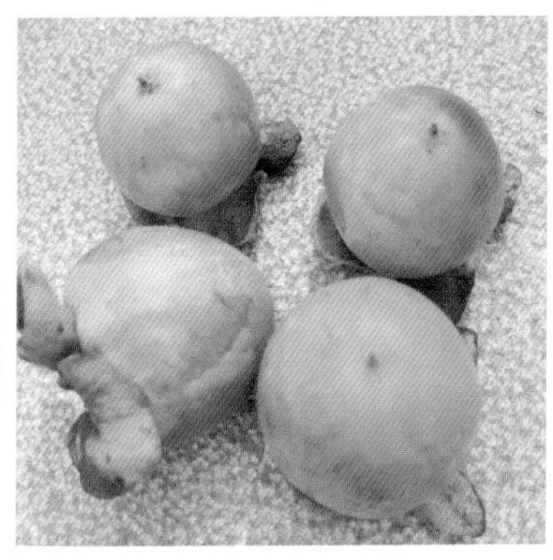

［成分与药用］君迁子的成熟果实含有丰富的膳食纤维、果胶、天然黄色素、维生素和矿物质，具有丰富的营养价值，可直接食用，亦可制成柿饼，或制糖、酿酒、制醋，入药可止消渴、去烦热；其果实、嫩叶均可供提取维生素C；未熟果实可提制柿漆，供医药和涂料用。

［性味］味甘、涩，性凉。

［功效与主治］清热止渴，除痰，补益脾胃，滋养阴血。用于烦热，消渴等。

［用法］煎汤，15～30克。

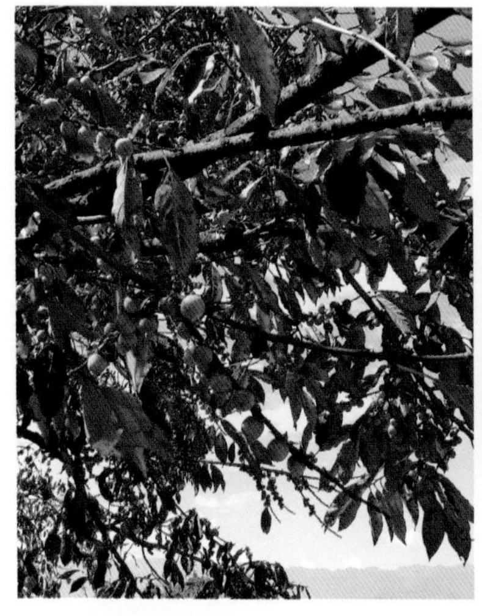

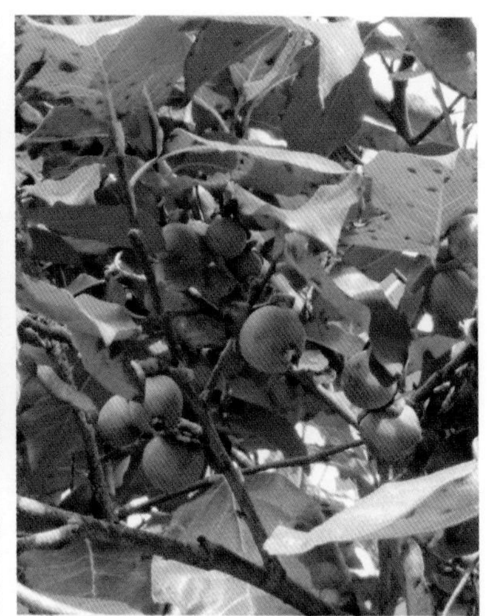

[食用注意] 不可多食，多食动宿病、益冷气、发咳嗽。

[用法] 直接食用，或水煎服。

[验方应用]

1. 黑枣茶：健脾胃，养气血，益气生津。黑枣5个、蜂蜜1大匙、水蜜桃原汁1盎司、红茶1包，热水冲服。

2. 黑枣人参鸡汤：取全鸡1只、黑枣75克、参须50克、水10杯、盐1小匙、味精0.5克小匙，一同煎服。

3. 黑枣猪心汤：取猪心1个、有核黑枣15克、莲子15克、姜5克、大葱3克、料酒3克、盐2克。猪心切成片，莲子压碎，油菜心洗净，姜切片，葱切葱花。锅内放高汤，放入莲子、猪心烧开后加黑枣、姜片、料酒等，猪心煮熟后，加菜心、葱花，以味精和盐调味即可。适用于心血不足之心慌、烦躁、失眠等。

4. 生地杞子黑枣瘦肉汤：滋阴养血，美发黑发。取猪瘦肉60克、生地黄30克、杞子15克、黑枣5个。猪瘦肉洗净、切件，生地黄、杞子、黑枣（去核）洗净，一同放入锅内，加清水适量，武火煮沸后，文火烫1小时，调味供用。适用于早衰属阴虚血燥者，症见发白发枯、面色不华、口干渴饮，或便秘、目赤肿痛、头晕目眩。

5. 紫苏黑枣饮：取紫苏叶3钱、黑枣8~10颗。将药材用水略冲洗净，用小火慢煮即可。可改善感冒初起的不适症状，在入睡前饮用。

6. 山斑鱼黑枣汤：取山斑鱼4条、黑枣30克、松仁10克，姜、盐、植物油各适量。山斑鱼去鳞、腮、内脏，洗净后放入热油锅内，煎至呈微黄色。松仁洗净，黑枣洗净去核，姜去皮切片。锅内注入适量清水，用旺火煮至水开，放入山斑鱼、松仁、黑枣、姜片，改用中火继续煮2小时，下盐调味即可。

7. 黑枣糯米粥：取黑枣7个、糯米40克。黑枣、糯米洗净，倒入小锅内，加清水2大碗，旺火烧开后，改用中火煮半小时，加红糖1匙、生姜末少许，再煮片刻，离火。可作为早餐或点心食用。具有补中除寒、温脾养胃之效。

8. 荸荠黑枣粥：取荸荠100克、黑枣12枚、大米100克、红糖50克。将荸荠洗净、去皮，切成小块；大米淘洗干净，备用。锅内加水适量，放入黑枣、大米煮粥，八成熟时，加入荸荠块、红糖，再煮至粥熟即成。每日1~2次，连服7~10天。荸荠性寒、味甘，有清热凉血、祛风解毒、补中益气、利湿化痰等功效，可用于治疗高血压、便秘、血尿、百日咳、妇人血崩等症；黑枣有补中益气、养胃健脾、养血安神等功效；红糖有补血、破瘀、缓肝、去寒等功效。可用于崩漏患者食用。

9. 淮山黑枣小米粥：取淮山药300克、黑枣30克、小米粥150克。淮山药切片，与黑枣、小米一同加水煮成粥即可。淮山药有健脾补气的功效；黑枣有平胃健脾、益气生津、养心安神的作用；小米具有健脾和中、益气补虚的功效。此粥可健脾养气，老少皆宜。

103 移㮕

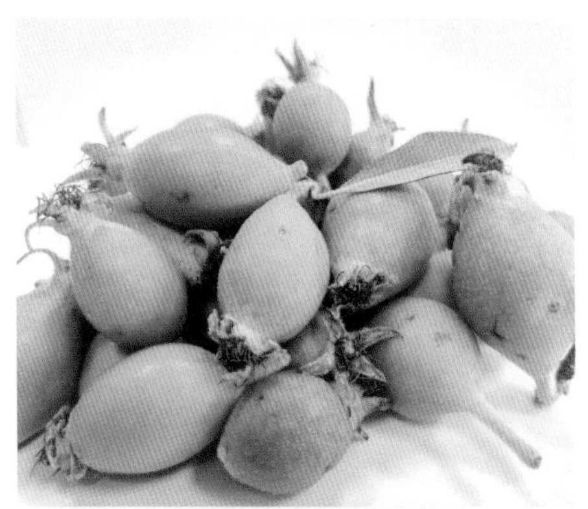

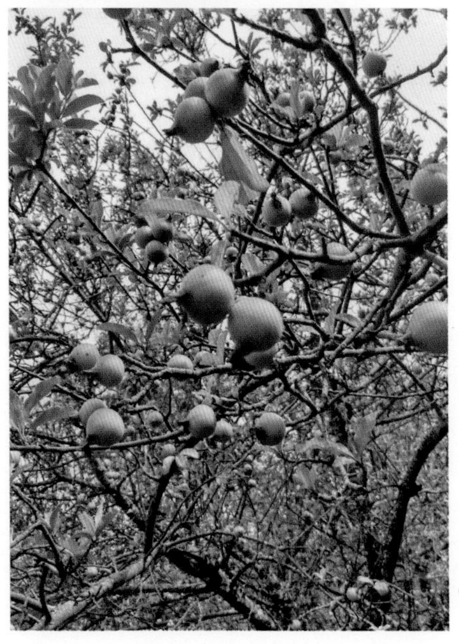

[简介] 移㮕，别名野山楂、红叶移㮕，为蔷薇科移㮕属常绿乔木植物的果实，生长于海拔1000～3000米的山谷、溪旁、灌丛中或路旁杂木林中。其果实呈卵形或长圆形，直径2～3厘米，黄色，幼果密被绒毛，成熟后微被绒毛或近于无毛，通常有长果梗，外被绒毛；萼片宿存，直立或合拢。花期为3～4月，果期为9月。

[成分与药用] 移㮕果营养丰富，食药两用。成熟的果实中含有生物碱、皂苷、糖、黄酮、强心苷，多种氨基酸和矿物质，具有通经活血、健脾燥湿、疏肝止痛、清暑消毒、降血糖及降血脂等

功效。

［性味与主治］味酸，性凉。

［功效与主治］助消化，降血脂、血压，抗动脉粥样硬化，调节心血管系统，抗氧化，抑菌。用于风湿性关节炎，脚气，湿痹，消化不良，腹泻，虫积。

［用法］煎汤，或浸酒。

［食用注意］果实味酸，加热后会变得更酸，食用后应立即刷牙，否则不利于牙齿健康。孕妇忌食，以免诱发流产，胃肠功能弱者更应该谨慎食用。

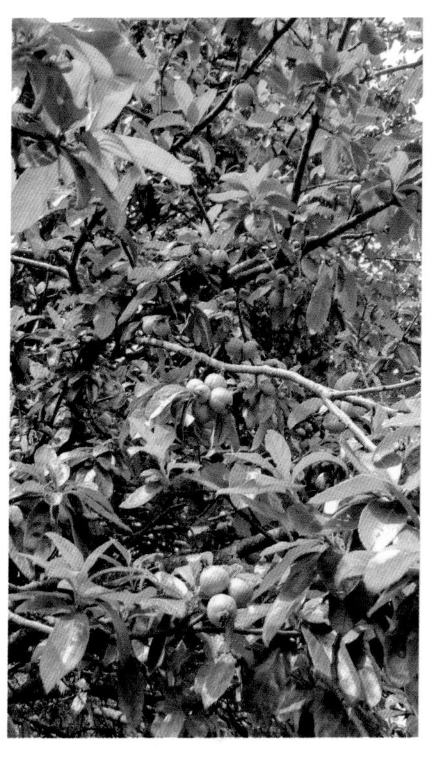

寒性水果

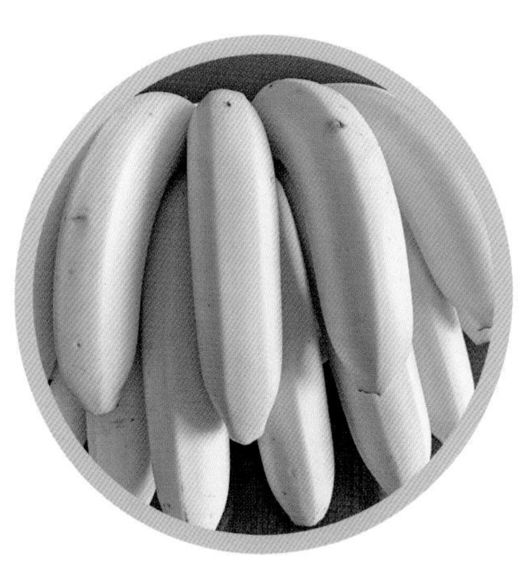

104 香蕉

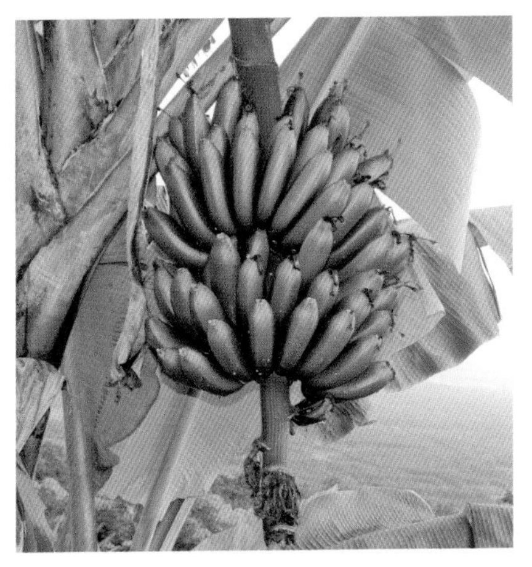

[简介] 香蕉，别名金蕉、弓蕉，为芭蕉科芭蕉属草本植物的果实。因其果肉具有润肠通便、提高机体免疫力、抗癌抗肿瘤、保护心血管、抗氧化、治疗抑郁症等功能，故被誉为“新的水果之王”。

[成分与药用] 香蕉具有较高的营养价值和药用价值。其含糖、蛋白质、果胶、多种维生素、胡萝卜素等营养成分，富含钾和镁等人体所需矿物质，能增进食欲，促进人体发育，增强对疾病的抵抗力，具有防止血压上升、肌肉痉挛，消除疲劳的作用。香蕉是高血压患者的首选水果，食用香蕉能滑大肠、通便、润肺。香蕉茎、叶可利尿，治水肿、脚气；根捣碎后可治疮毒、结热和痢疾；花和花苞可治吐血和便血。有研究表明，用香蕉可治抑郁和情绪不安，因其含有促进大脑分泌的内啡化学物质，能缓和紧张的情绪，提高工作效率，降低疲劳。

[性味] 味甘，性寒。

[功效与主治] 清热润肺，滑肠解毒。用于热病烦渴，肺燥咳嗽，便秘，痔疮。口干烦躁、咽干喉痛、大便干燥、大便带血

者食用香蕉，能够促进胃肠液分泌，润滑肠胃，对痔疮、上消化道溃疡、高血压、冠心病、动脉硬化患者具有较好的辅助食疗功效。

［用法］内服：生食或炖熟食，鲜品50～200克。外用：适量鲜品捣烂敷或捣汁搽患处。

1. 治中耳炎，取茎汁滴耳。

2. 常以食疗用于发热、口干渴、实热便秘、痔疮、肛裂、大便带血等病症。

3. 对上消化道溃疡、肺结核、高血压、顽固性干咳者也有一定辅助治疗作用。

4. 成熟香蕉之果肉甲醇提取物的水溶性部分有抑制真菌、细菌的作用，可捣烂外敷治疗痈、疖、肿毒、丹毒等。

［验方应用］治痔及便后血：香蕉2根，不去皮，炖熟，连皮食之。

［食用注意］脾胃虚寒、便溏腹泻者慎食；急、慢性肾炎及肾功能不全者忌食；不宜空腹食用。

［由来与传说］据历史考证，香蕉是世界上最古老的栽培果树之一，早在3000～4000多年前已被发现，并在4000多年前希腊已有文字记载。我国是香蕉原产国之一，也是世界上栽培香蕉历史最悠久的国家之一。据说，汉武帝起扶荔宫，收集天下奇花异木时，其中就有香蕉。晋人稽含记述香蕉："剥其子上皮，色黄白，味似葡萄，甜而脆，亦疗肌。"宋代陆佃所著的《埤雅》云："蕉不落叶，一叶舒则一叶蕉，故谓之蕉。"古印度和波斯民间认为，金色的香蕉果实乃是"上苍赐予人类的保健佳果"。传说，佛教始祖释迦牟尼由于吃了香蕉而获得了智慧，因而香蕉被誉为"智慧之果"。

［常见品种］

1. 巴西蕉：一般株高2.6～3.2米，假茎较粗，假茎中部粗56～68厘米，基部90厘米以上叶片较细长直立，梳型好，果穗均匀，长90～130厘米，果形较美。单株产量50～90斤，熟后果色淡黄色，甜度适中，香味浓，品质好，耐贮运。

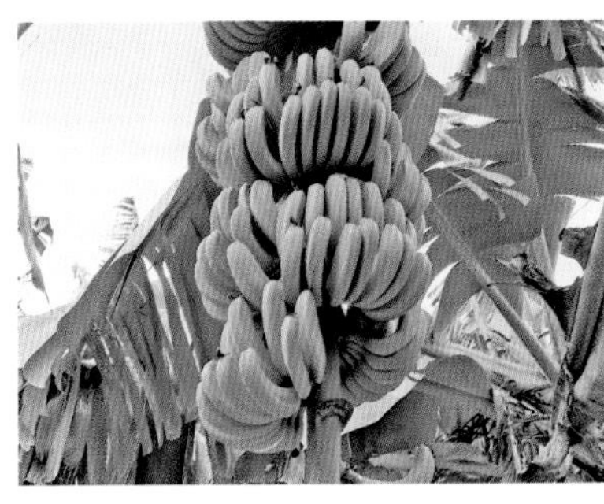
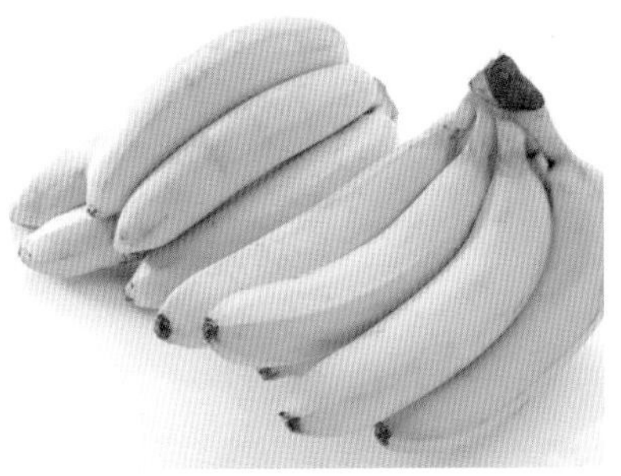

2. 桂抗2号：株高2.6～3米，茎粗89.5厘米，生育期为380～420天，单株产量23～25千克；果条、把型整齐、美观，果皮色泽好，抽蕾整齐；头把果指数22～26个，7～8把果指数16～18个；每穗果数130～150个。

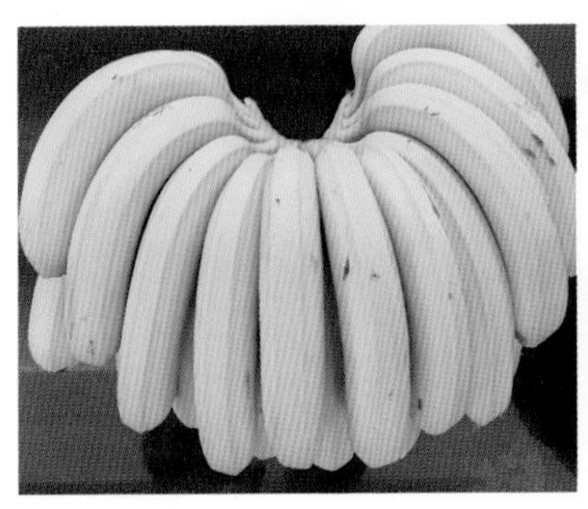
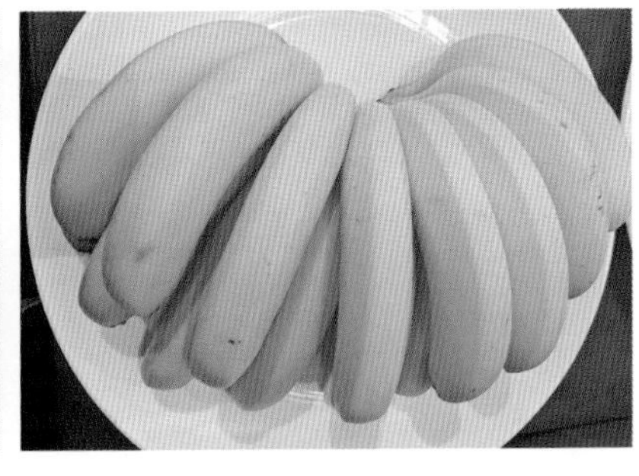

3. 南天黄：株高2.5～3米，生育期300～400天，产量18～35千克；外观颜色类似中杆大蕉，假茎内色为黄绿或淡粉红，叶色、幼苗紫斑色淡，吸芽为绿色，果实含总糖量24%，果肉质结实细滑，香甜，风味较巴西蕉好。

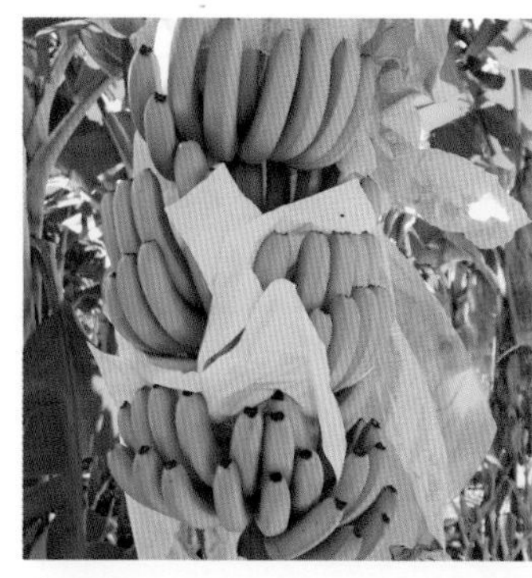

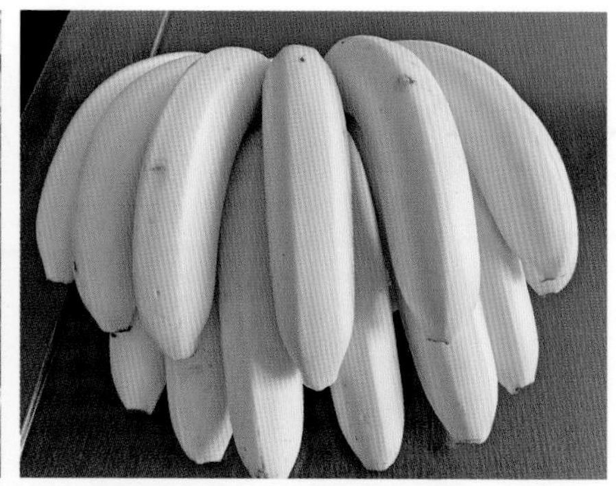

4. 红香蕉：又称红皮香蕉、红紫香蕉、红色达卡等，具有抗寒性强、生长旺盛、果实大、外观美、颜色粉红的特点。其果实未成熟时果皮为紫红色，略发黑，成熟后呈红色，具有很强的耐储存性，有特殊的兰花香味，果肉蛋黄色，肉质细腻、营养丰富，味清香、口感佳。

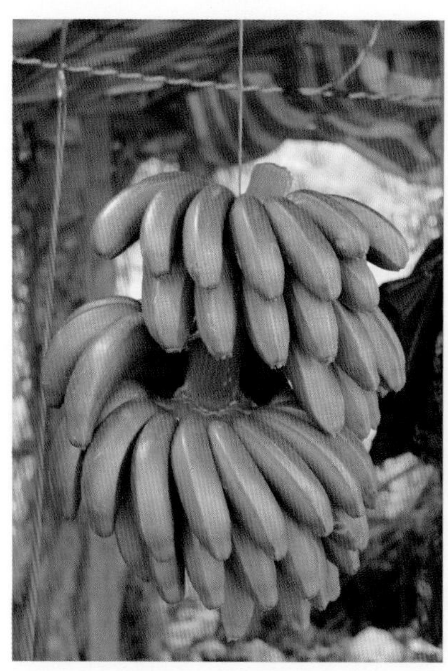

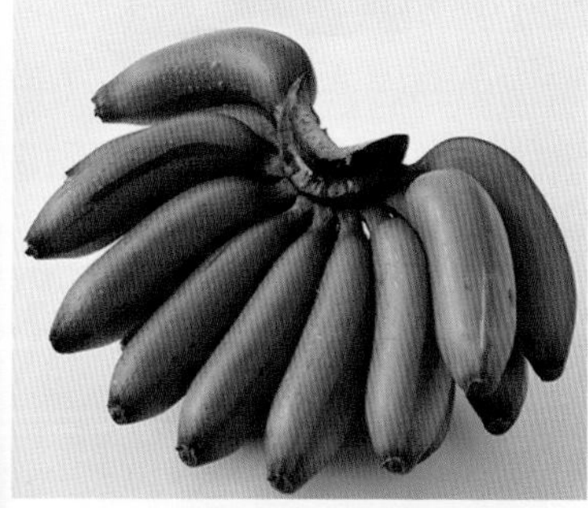

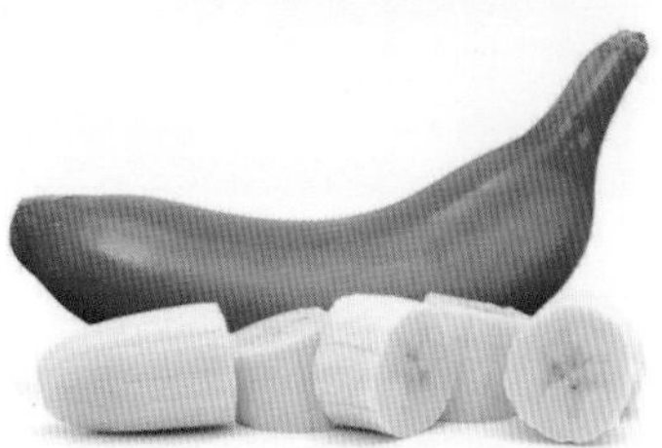

105 芭蕉

[简介] 芭蕉，别名芭苴、板焦、板蕉、大芭蕉头、大头芭蕉，为芭蕉科芭蕉属多年生草本植物的果实。其浆果呈三棱状、长圆形，长5~7厘米，肉质，内具多数种子。

[成分与药用] 芭蕉含有糖类、蛋白质、多种矿物质和维生素C等营养成分，可补充热量。芭蕉中还含有血管紧张素转化酶抑制物质，可以抑制血压升高；其果肉中的甲醇提取物对细菌、真菌有抑制作用，可以消炎解毒。芭蕉果肉、花、叶、根中均含有丰富的糖类、氨基酸、纤维素、多种矿物质、硒等微量元素及多种化合物成分，药食兼用，营养丰富。

[性味] 味甘，性寒。

[功效与主治] 清热，生津止渴，润肺滑肠，润肠通便，消炎解毒，缓解水肿，补充能量，抗癌，降血压。用于温热病，口烦渴，大便秘结，痔疮出血等。

[用法]

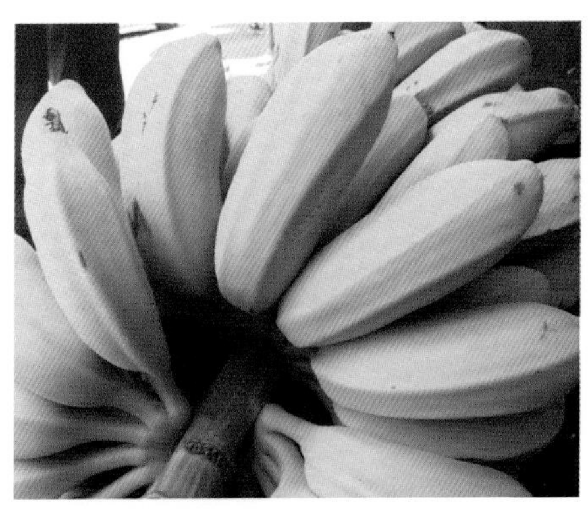

1. 芭蕉可以鲜食，芭蕉与香蕉的营养价值相当，都有润肠通便的功效，但香蕉性凉，芭蕉中性，故胃寒者不宜多吃香蕉，一般老年人宜吃芭蕉。其中芭蕉中的“大蕉”，有时被称为“烹饪香

蕉”，是热带国家常见的芭蕉品种，在非洲和南美洲大蕉是必不可少的主食，通常的吃法是煮熟或油炸。

2. 芭蕉叶：可清热、利尿、解毒，治热病、中暑、脚气、痈肿热毒、烫伤。内服：煎汤。外用：捣敷或研末调敷。

3. 芭蕉花：可化痰软坚、平肝、和瘀、通经，治胸膈饱胀、脘腹痞痛、吞酸反胃、呕吐痰涎、头目昏眩、心痛怔忡、妇女经行不畅。内服：煎汤，2～3钱；或烧存性研末。

4. 芭蕉根：可清热止渴、利尿解毒，治天行热病、烦闷、消渴、黄疸、水肿、脚气、血淋、血崩、痈肿、疔疮、丹毒。内服：煎汤，0.5～1两（鲜者1～2两）或捣汁。外用：捣敷、捣汁涂或煎水含漱。

[食用注意] 多服动冷气，胃弱脾弱、肿毒系阴分者禁用。一般老年人宜吃芭蕉，但糖尿病患者、脾胃虚寒、便溏腹泻者慎食。

[常见品种]

1. 热粉1号：为粉蕉的一种，是多年生丛生大型草本。其植株粗壮、根系发达，抗风、旱、寒能力较强，在高海拔地区也能正常生长、开花、结果；果实无种子，品质较好，果皮绿色，熟后果皮为淡黄色，果肉奶白色，还原糖含量和糖酸较高，肉质细腻，酸甜适中，口感好。

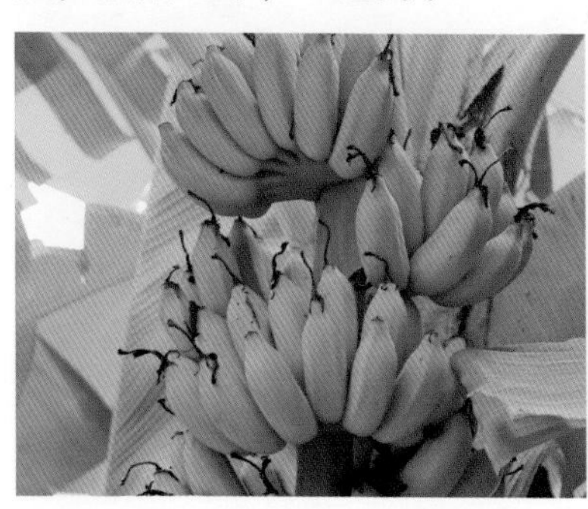

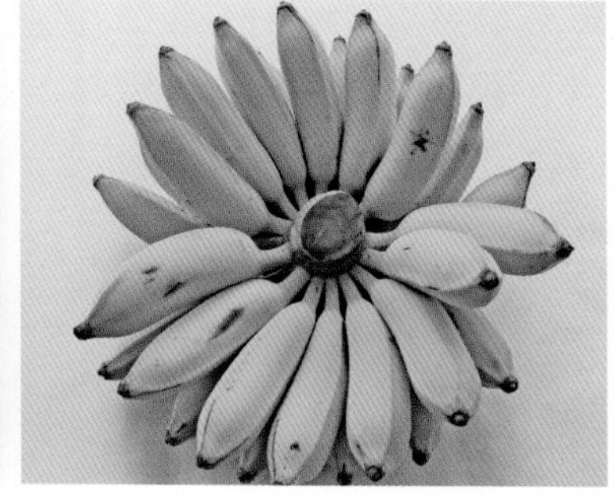

2. 三江大蕉：是优异的海南地方品种，属于典型的酸蕉类型，平均株高3.8米左右，生育期420～430天，单株平均产量为30千克。其果实含糖量高，糖酸比是目前推广品种‘金粉1号’‘粉杂1号’的2倍以上，总酸含量低于一般粉蕉、大蕉品种。与一般粉蕉或大蕉相比，其果质软糯，食用口感较一般的酸蕉好。

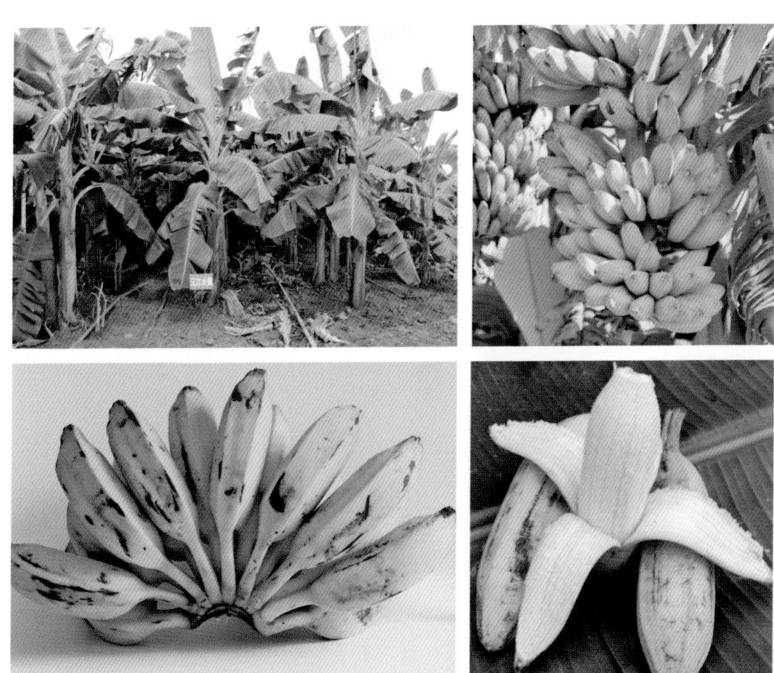

3. 贡蕉：俗称皇帝蕉，又名米香蕉、金芭蕉、麻蕉。其株高2.1～2.5米，茎中粗45厘米左右，茎杆较纤细，假茎黄绿或粉紫色，把头及叶鞘带黑褐色斑块，叶鞘内假茎带紫红色；叶片直立狭长，淡黄绿色，叶背披蜡粉较多，卷筒叶背绿色带紫红色，把头浅绿色披白粉；生育期为300～360天，喜温暖湿润气候，果实小巧玲珑，单株产量5～10千克；果实总糖含量为22.5%～

25%，皮薄，熟后呈金黄色，果肉橙黄，肉质嫩滑，清甜芬芳、香甜可口，外观色泽鲜艳，风味独特，是世界上公认的高档香蕉品种之一。

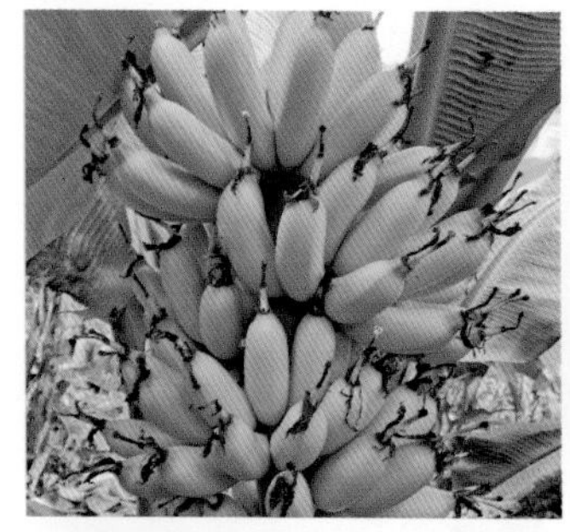

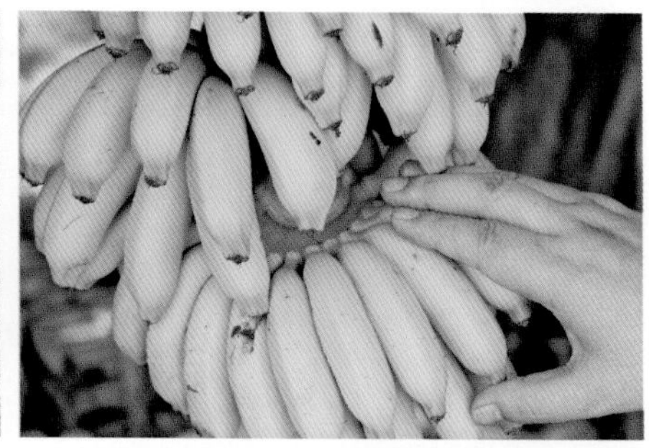

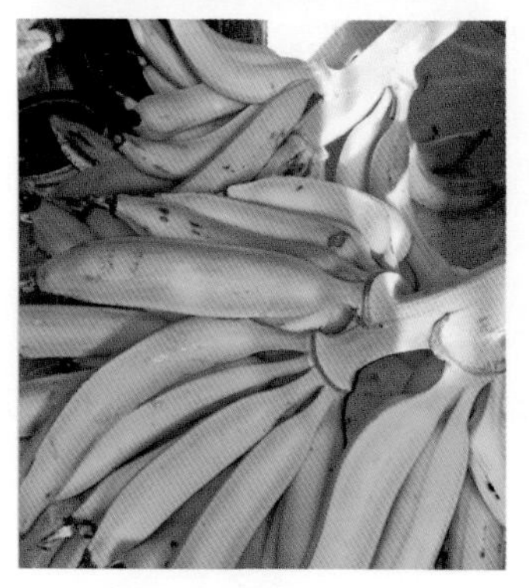

4. 大蕉：有时被称为“烹饪香蕉”，是香蕉四大品种之一。其果实较大，果形较直，棱角显著，果皮厚而韧，含有较多的淀粉、维生素C、维生素A、B族维生素、钾、叶酸、烟酸、核黄素、硫胺素，果肉杏黄色，柔软，味甜中带微酸，香气较少。

106 菠萝

［简介］菠萝，别名凤梨、草菠萝、地菠萝、黄梨、番菠萝，为凤梨科凤梨属草本植物的果实。菠萝味道可口，富有营养，酸甜多汁，深受人们喜爱，是岭南四大水果之一。

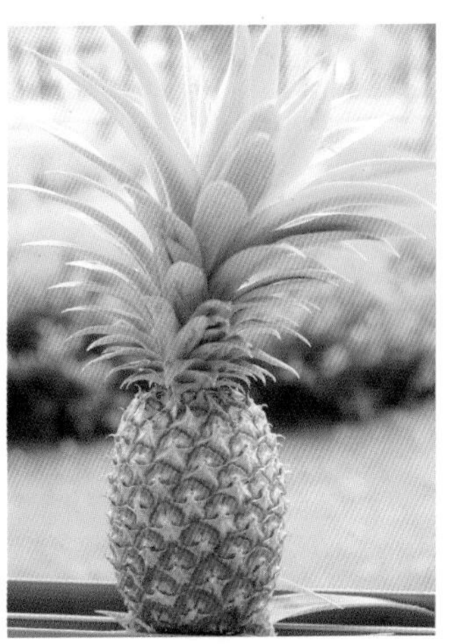

[成分与药用] 菠萝营养丰富，维生素C含量是苹果的5倍，其鲜果肉中含有丰富的果糖、葡萄糖、氨基酸、有机酸、蛋白质、脂肪、粗纤维、钙、磷、铁、胡萝卜素、烟酸等多种营养物质。同时菠萝还富含肮酶，可溶解阻塞于组织中的纤维蛋白和血凝块，改善局部的血液循环，稀释血脂，消除炎症和水肿，促进血循环。

[性味] 味甘、微酸，性微寒。

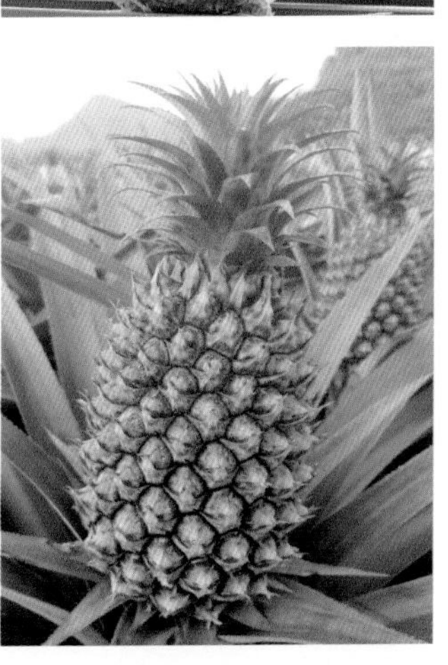

[功效与主治] 清暑解渴，消食止泻，补脾胃，固元气，益气血，消食，祛湿，养颜瘦身。用于中暑，身热烦渴，小便不利等。

[用法] 直接食用，或煎汤内服，或捣敷外用等。

[验方应用]

1. 治疗支气管炎：菠萝肉120克、蜂蜜30克，水煎后服用，每日2次。

2. 治疗痢疾：取菠萝1个，去皮后切成小块食用，每日3次。

3. 治疗消化不良：取菠萝1个、橘子2个；将菠萝去皮后切成小块榨取汁液，橘子去皮后榨取汁液，将两汁混匀后即可饮用。每次饮用20毫升，每日2次。

4. 治疗肾小球肾炎：菠萝肉60克、鲜茅根30克，水煎后代茶饮用。

5. 治疗糖尿病口渴：将菠萝榨汁后，以凉开水调服，代茶饮。对于糖尿病口渴、尿混浊有效。

［食用注意］ 溃疡病、肾脏病、凝血功能障碍者不宜食用，发热及湿疹疥疮患者不宜多食。

［由来与传说］ 菠萝原产于巴西，公元1492年哥伦布和水手们登上西印度群岛的一个岛屿时，就已看到岛上村庄有大片菠萝园。此后，菠萝逐步传播到印度、菲律宾、马来西亚、澳大利等60多个国家。我国的菠萝是在16世纪中期由葡萄牙传教士带到我国澳门，然后引种到华南和台湾等地。

［常见品种］

1. 巴厘菠萝：属于皇后种，又叫菲律宾种。该品种植株中等大，株型较开张，叶缘呈波浪形，并有排列整齐的刺；果实中等大，单果重750～1500克，中圆筒形，果肉金黄色，纤维较多，果眼锥状凸起、深，肉质较硬，香味浓，口感酸甜适度，是鲜食早熟品种，食用时需要将果眼挖去，浸泡盐水后食用，否则舌头会发麻。

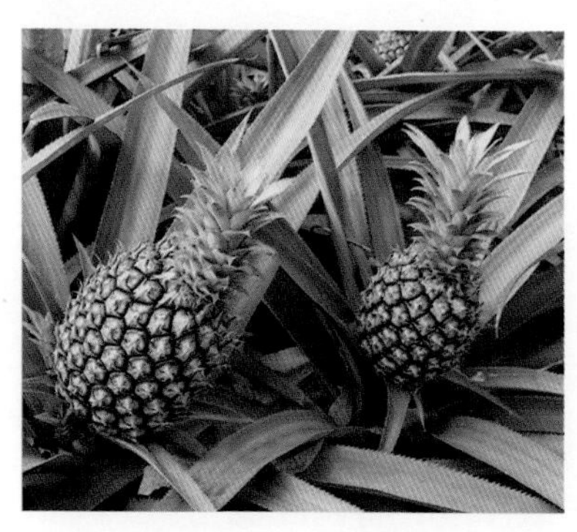 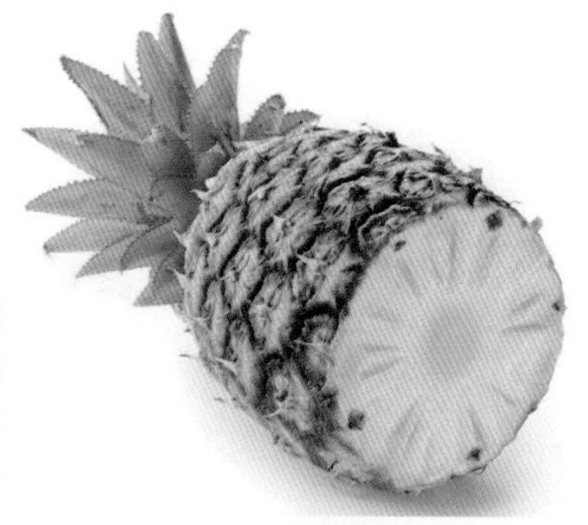

2. 金菠萝：叶色深绿，叶缘无刺，叶片细长表面光滑；果重一般为1～2千克，圆筒形，果皮薄，芽眼浅，果肉金黄，肉质细致，纤维适中，口感甜，富含维生素C，低酸、低纤维，果眼

浅，削切方便，无须盐水浸泡。本品较耐储运，是当前重要的鲜果贸易品种。

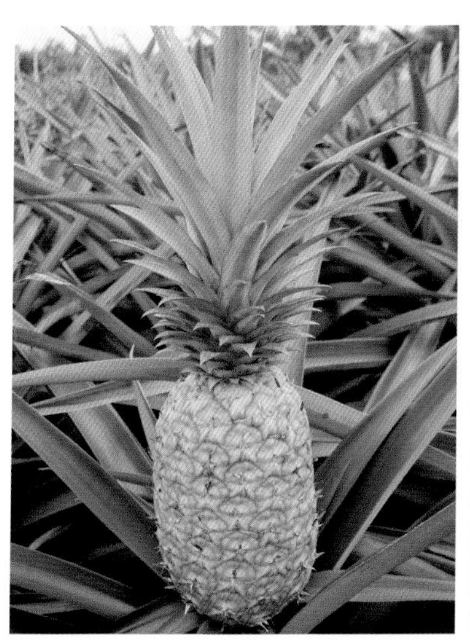

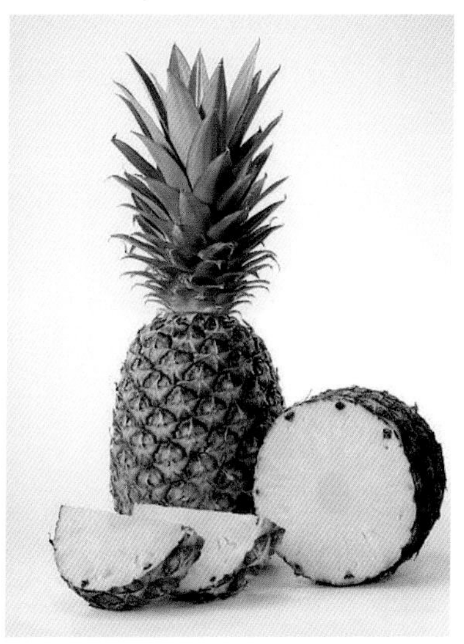

3. 金钻凤梨：又名台农17号、无眼菠萝，因其果眼少而浅而得名。其植株高大健壮，叶边无刺，便于栽培管理；果实大，果肉多而松软，纤维少，果汁丰富，果味芳香、酸甜适口。

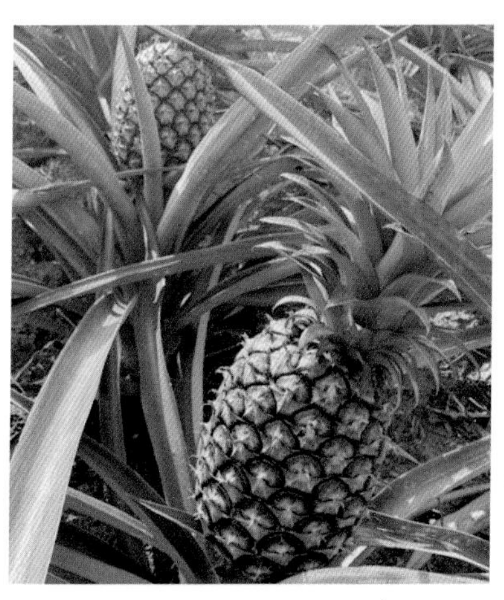

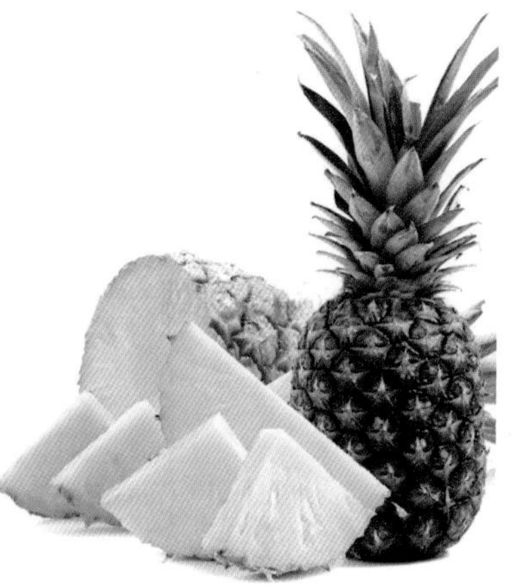

4. 香水菠萝：又名台农11号，果实呈金黄色，肉质爽脆清甜多汁，果肉特别香甜，甜酸适中，还有淡雅迷人的香水味，纤维嫩，入口化渣。其单果重达2千克，像切西瓜一样直接切开即可吃，是目前最受欢迎的鲜吃型凤梨品种，因其散发出一种独特香味而得名。

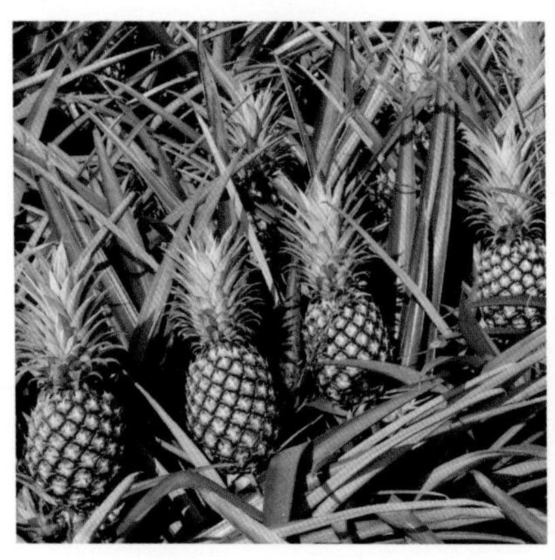

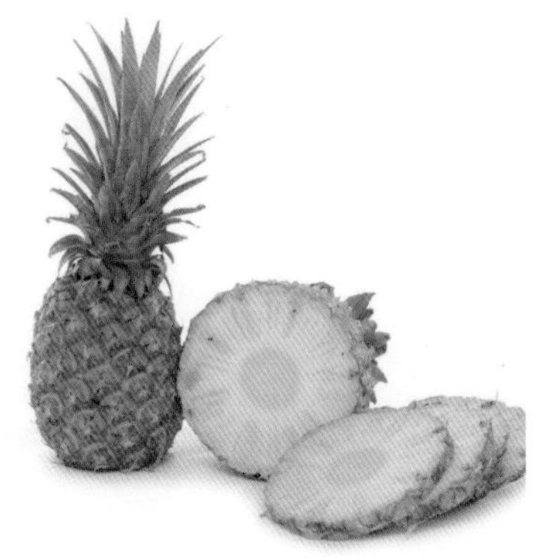

107 果桑

［简介］ 果桑，又叫桑椹、桑枣、桑泡儿，为桑科落叶乔木桑树的成熟果实，生于丘陵、山坡、村旁、田野、山林等处。其果为聚花果，由多数小核果集合而成，呈长圆形、长形，长1~10厘米，直径0.5~0.8厘米。黄棕色、棕红色至暗紫色，成熟的桑果质油润，酸甜适口。果桑具有极其丰富的营养和多种保健功能。1993年桑树被原国家卫生部定为“药食同源”植物，已逐渐成为开发功能性食品的优质原料。

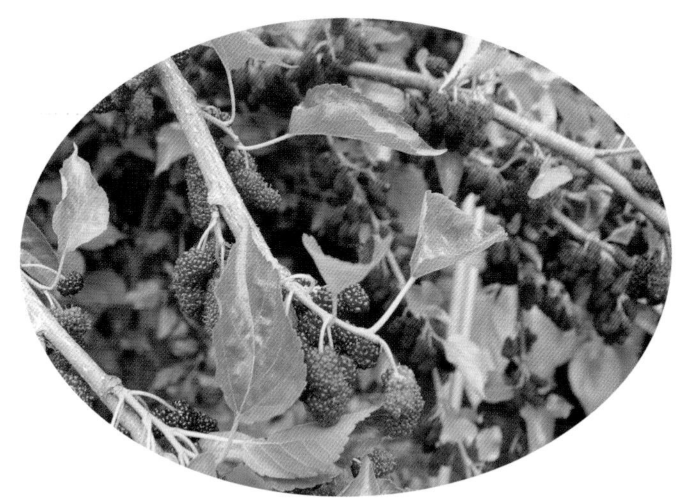

［成分与药用］成熟果桑的果实富含蛋白质、人体必需的氨基酸、总糖、游离酸、粗纤维、维生素、矿物质等成分，既可入食，又可入药，具有补肝益肾、滋阴养血、生津止渴、黑发明目、延缓衰老、润肤美容、调节免疫力等功效。

［性味］味甘，性寒。

［功效与主治］补血滋阴，生津止渴，润肠燥。用于阴血不足而致的头晕目眩、耳鸣心悸、烦躁失眠、腰膝酸软、须发早白、消渴口干、大便干结等。

［用法］直接食用，或水煎服。

［验方应用］

1. 辅助治疗贫血或关节炎：取新鲜熟透的桑椹500克，米酒1000毫升，浸泡1~2个月饮用，每日2次，每次1小杯。

2. 治疗肠燥便秘：桑椹50克，肉苁蓉15克，黑芝麻15克，炒贝壳10克，水煎服，每日1剂。

3. 滋养肝肾、养血明目：取桑椹30克（鲜者60克）、糯米60克，煮粥，待熟时调入冰糖少许服食，每日1剂。

4. 滋阴补血：桑椹、蜂蜜各适量，将桑椹水煎取汁，文火熬膏，加入蜂蜜拌匀饮服，每次10~15克，每日2~3次。适用于阴血亏虚所致的须发早白、头目晕眩，女子月经不调、闭经等。

5. 养阴利水：桑椹100克、黄酒500克，将桑椹置黄酒中密封浸泡1周后按量服用，适用于阴虚水肿、小便不利、关节作痛、口渴、发白等。

6. 桑椹40克、冰糖20克，用开水冲泡饮用。

[食用注意] 桑椹性质偏寒，故脾胃虚寒、大便稀溏者不宜食用。

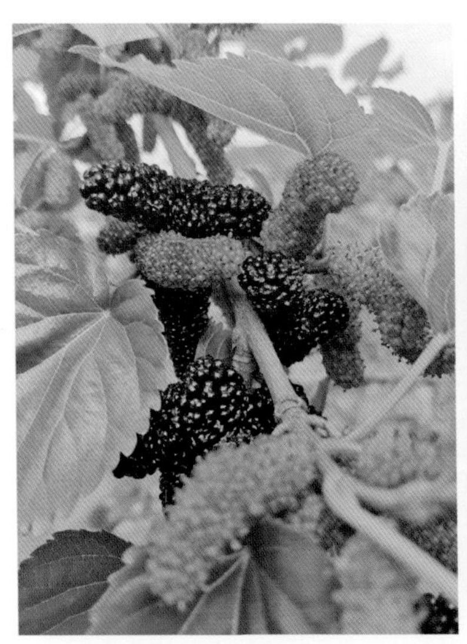

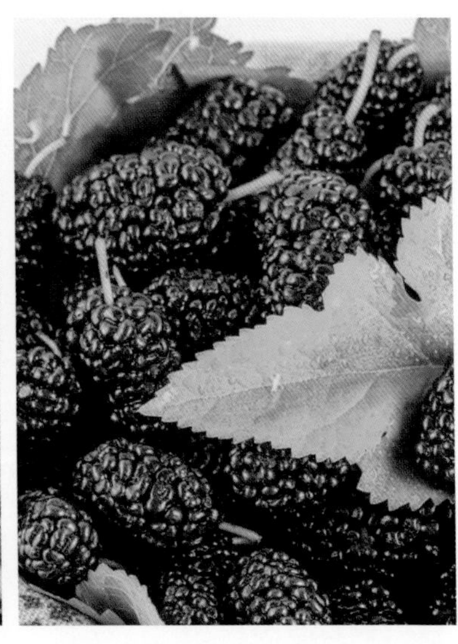

[由来与传说] 相传，明建文元年七月（公元1399年）燕王朱棣以“奉祖训，清君侧”的名义起兵反抗朝廷，后兵败退至桑树林，并以采桑椹充饥，吃了桑椹后觉得神清气爽。待他称帝后为了感谢桑树的救命之恩，特封桑树为将军树。

108 猕猴桃

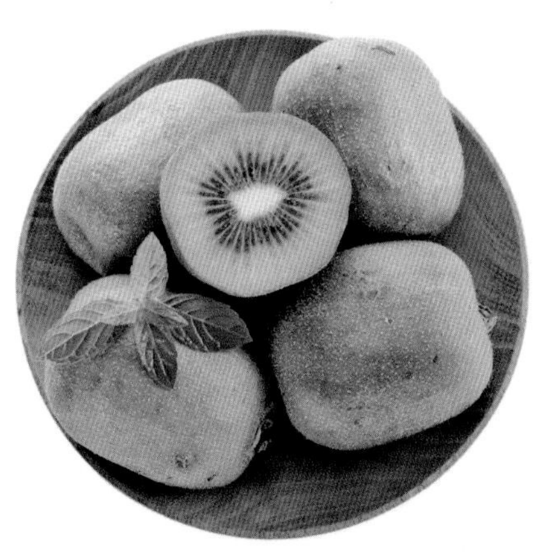

[简介] 猕猴桃，也称奇异果、猕猴梨、藤梨、猴仔梨、杨汤梨，为猕猴桃科猕猴桃属植物的果实。猕猴桃具备高营养、低糖分两大特点，并且含有奇异果酵素、丰富的膳食纤维，有助于人体增加肠内的微生物菌群，增进肠道与整体健康。其钙含量是葡萄柚的2.6倍、苹果的17倍、香蕉的4倍，维生素C含量是橙子的3倍，膳食纤维含量是菠萝的2倍，被誉为“水果维生素C之王”，是老年人、儿童、体弱多病者的滋补果品。

[成分与药用] 猕猴桃含有丰富的维生素C、维生素A、维生素E、钾、镁、纤维素、叶酸、胡萝卜素、钙、黄体素、氨基酸、天然肌醇等。其所含的果胶可降低血中胆固醇浓度，预防心血管疾病，抑制胆固醇在动脉内壁的沉积，从而防治动脉硬化、心脏病；维生素C作为一种抗氧化剂，可以起到美容、改善皮肤状况和斑点沉积的作用，有效抑制硝化反应，防止癌症发生；酸性物质性寒凉，具有清热、降血脂、提升免疫功能、增强体质等作用。

[性味] 味酸、甘，性寒。

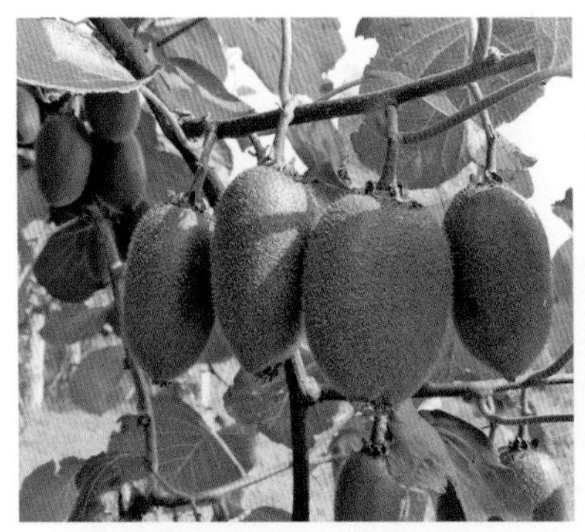
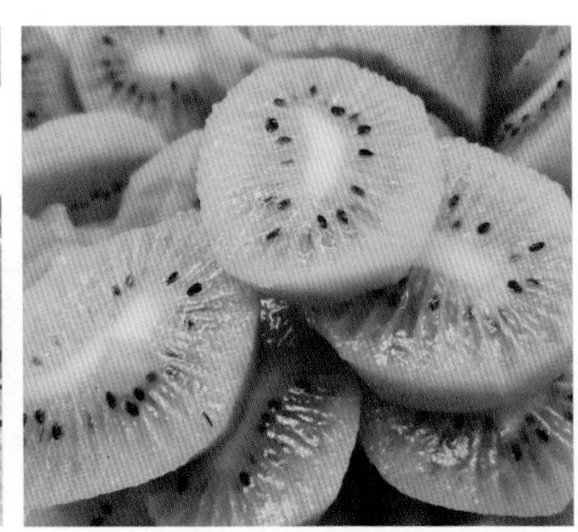

[功效与主治] 降低胆固醇、血糖水平，防癌抑肿瘤，增强体质，延缓衰老，促进新陈代谢。用于便秘，食欲不振，消化不良，高血压、冠心病等心血管疾病患者，在航空、高原、矿井等工作的人员。

[用法] 直接食用，或制作菜品。

[验方应用]

1. 食欲不振、消化不良：猕猴桃干果2两，水煎服。

2. 治偏坠：猕猴桃1两，金柑根3钱，水煎去渣，冲入烧酒2两，分2次内服。

3. 防癌抗癌：猕猴桃薏米粥，取猕猴桃40克、薏米100克、冰糖适量。将猕猴桃洗净，去皮，切成小丁；薏米淘洗干净，放入开水锅中，煮至米熟；放入冰糖，待冰糖化开后，放入猕猴桃丁搅拌均匀即可。

4. 解热除烦：猕猴桃沙冰，取猕猴桃2个、菠萝1/4个、冰块和樱桃各适量。削掉猕猴桃和菠萝的皮，并切成小块。把猕猴桃、菠萝、冰块放到榨汁机中，搅碎后倒入杯子里，樱桃放在上面点缀。

5. 清热生津、润燥止渴：猕猴桃蜂蜜煎，取猕猴桃1个，除去外皮，捣烂，加蜂蜜适量，煎熟食。也可加水煎汤服用。

6. 润肺生津、滋阴养胃：猕猴桃银耳羹，取猕猴桃100克、水发银耳50克、白糖适量。将猕猴桃洗净，去皮、核切片；水发银耳去杂，洗净撕片，放入锅内，加水适量，煮至银耳熟，加入猕猴桃片、白糖，煮沸出锅即可。

7. 生津养阴：冰糖猕猴桃，取猕猴桃2~3个、冰糖适量。将猕猴桃洗净，去皮核，切成小块，放在碗中，放入冰糖，上笼蒸至肉熟烂，取出即可食用。

[食用注意] 脾虚便溏、风寒感冒、疟疾、寒湿痢、慢性胃炎、痛经、闭经、小儿腹泻者不宜食用。

[由来与传说] 相传古代，南方林区有一种野生果树，每年8~10月果实成熟，呈椭圆形，果皮有黄褐色绒毛，外貌丑陋，人们认为其有毒，都蔑视之。有一年，山里人意外地发现，野果成熟时，一夜之间全被摘下了，只剩光秃秃的树干。人们顿感疑惑，心想："这么多野果哪里去了呢？"第二年，一等野果成熟，山里人为了探其究竟便日夜轮流值班。一天夜晚，正是夜深人静之际，在暗淡的月光下，人们发现一群群猴子从四面八方奔跑而来，纷纷往果树上爬，你抢我夺地摘采野果，边吃边摘，一时间把野果抢摘一空。人们纷纷议论："这种不经看的野果，猴子怎么如此爱吃？"到了第三年野果成熟时，山里人说："既然猴子能吃此野果，难道我们不能吃吗？"于是，大家前去摘了品尝，先剥去了果皮，只见肉色碧青如玉，送进嘴里尝试，竟酸甜可口，非常好吃。随即大家拿来大篮小筐，纷纷摘采，运回家中。山里人长期食用摘来的野果，数年后，大多数人的身体变得强壮了许多，于是大家把这种野果视为仙果、珍果。

109 甘蔗

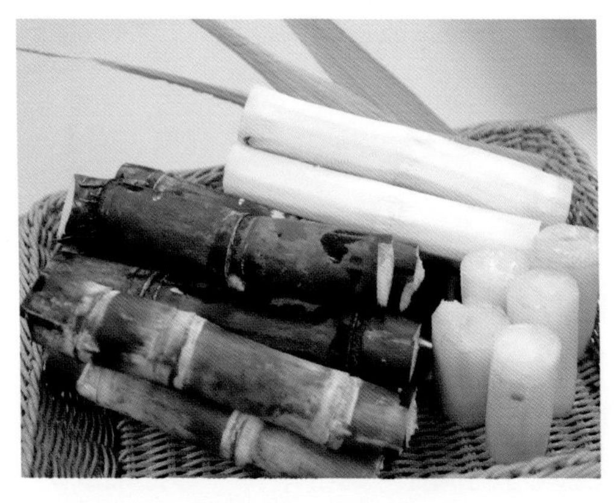

[简介] 甘蔗，别名糖蔗、红甘蔗、薯蔗、黄平果蔗，是甘蔗属多年生高大实心草本作物的果实，是制造蔗糖的原料，且可提炼乙醇作为能源替代品。甘蔗中含有丰富的糖类、水，还含有对人体新陈代谢非常有益的各种维生素、脂肪、蛋白质、有机酸、钙、铁等物质，具有广泛的应用前景。

[成分与药用] 甘蔗由蔗糖、葡萄糖、果糖构成，含有己酸、柠檬酸、己醇酸、甘氨酸、琥珀酸、10多种氨基酸、各种维生素、脂肪、蛋白质、有机酸、钙、铁等物质，其提取物含有总多酚、迷迭香酸、二苯乙烯苷、汉黄芩苷等活性成分，具有促生长、抑菌、抗氧化、抗病毒、抗应激、抗癌细胞增殖、增强免疫力和保肝护肝等生理功能。

[性味] 味甘，性寒。

[功效与主治] 清热生津，润燥，下气和中，助脾气，利大肠，消痰止渴，除心胸烦热，解酒毒，治呕吐反胃，宽胸膈。

[用法] 生食（嚼汁咽），或绞汁、煮粥。

[验方应用]

1. 治慢性支气管炎久咳、肺结核：新鲜甘蔗绞汁半碗，怀山药60克捣烂成粉，混合一起同蒸熟食用，每日2次。

2. 治高血压、尿血衄血：甘蔗500克（切片）、白茅根150克，水煎代茶饮。

3. 治妊娠恶阻：甘蔗汁1杯，加生姜汁少许，频频缓饮。

4. 治肺燥咳嗽、咽干痰稠：甘蔗汁50毫升，梨汁50毫升，两汁混匀服，每日2次。

5. 治发热口渴：甘蔗250克去皮食之，咽汁吐渣，每日2~3次。

6. 治烦热口渴、反胃呕吐、虚热咳嗽：甘蔗榨汁100~150毫升，大米100克。先煮粥，煮至半熟时，倒入甘蔗汁同煮熟食用。

7. 治疗胃贲门癌：甘蔗汁1000毫升，生姜汁120毫升，互相混匀，分3次服。有辅助治疗作用。

8. 防治食管癌：甘蔗汁、生藕汁、生姜汁、梨汁、萝卜汁、竹沥各1杯，蒸热后随意饮服。

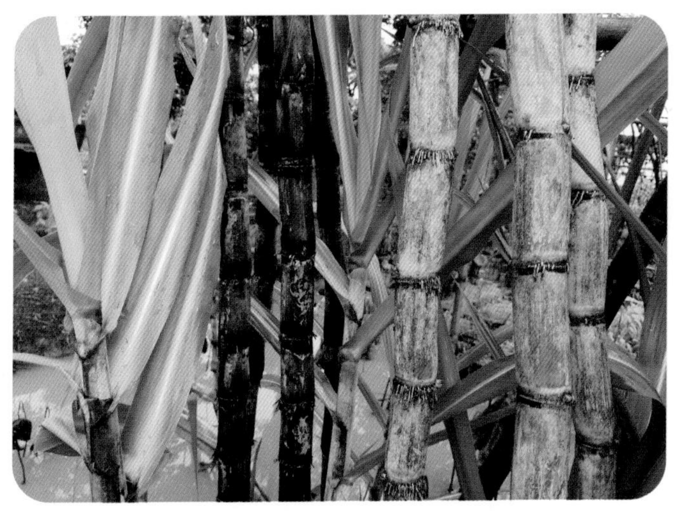

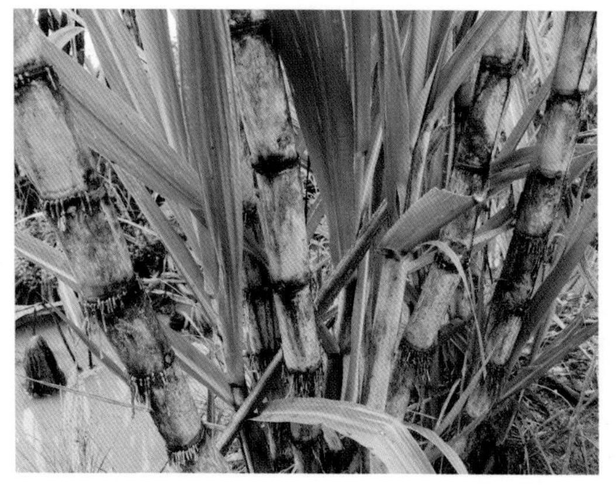

［食用注意］脾胃虚寒、胃腹寒痛者不宜食用，糖尿病患者忌食。

［由来与传说］相传，有一天，一位老樵夫在悬崖上饥渴难耐，就从一棵不知名的植物上吸吮体液，发觉其味甘甜，于是迫不及待地将它全部嚼了一遍。后来他将仅剩的吃过的残渣带回了村里，让家人子女以及众乡亲品尝了甘蔗渣，他们都为残渣中的甘甜味而着迷。看到这里，老樵夫又上山去了，但此次一去就没有回来。因此村里也没人再敢上山了，将甘蔗渣视为宝物，选派味觉和文笔表达能力最好的人，反复咀嚼并将感受用文字等形式描述下来以供众人“品尝”。数年后，甘蔗终于被人发现并且引种到平地上，之后又有人从甘蔗汁中提取出糖，以供人们食用。

110 番荔枝

［简介］番荔枝，别名佛头果、释迦果、赖球果、林檎，为番荔枝科番荔枝属半落叶小乔木的果实。其果实近于球形，成熟时颜色为黄绿色，外有菱状突起，当充分成熟时，菱状果皮会裂开，露出洁白、蜜甜、多汁的果肉，果肉细嫩香美，犹如柔滑的

奶脂，风味独特，营养丰富。

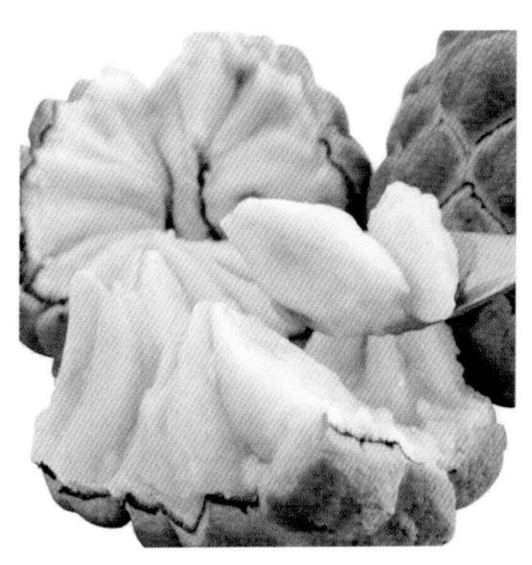

[成分与药用] 番荔枝果实是营养非常均衡的热带水果，成熟的番荔枝通常可直接食用。其果皮、种子、茎、叶中都含有丰富的番荔枝内酯（一种天然的抗氧化物质），具有较好的抗肿瘤活性和降血脂作用，对多种肿瘤细胞均有较强的抑制作用。

[性味] 味甘，性寒。

[功效与主治] 补脾胃，清热解毒，抑真菌，杀虫，抗肿瘤，调节血压，抗疟疾，降血糖。用于恶疮肿痛，肿瘤，寄生虫病，抑郁症，炎症，糖尿病等。

[用法]

1. 果实鲜食、榨汁食用，对结肠癌疗效显著，对乳腺癌、前列腺癌、肺癌、腺癌、糖尿病均有良好疗效。

2. 叶片煎水或泡茶常用于止泻，治疗尿路感染，减轻分娩疼痛，补脾补血，治疗结肠炎、发热、受凉、痢疾、高血压、消化不良、月经不调等。

3. 叶片捣碎用于伤口消毒，磨粉可以驱除虱子。将叶片直接系于额头可以缓解头痛。

4. 番荔枝叶片、罗望子叶片、愈疮树叶搭配，可用于修复皮肤过敏和退热效果。

5. 树皮可用作强效止泻药。

6. 种子具有调节血压的功效，并可用于制作抗抑郁药和广谱抗生素。

7. 番荔枝种子与印楝种子可用于制作生物杀虫剂。

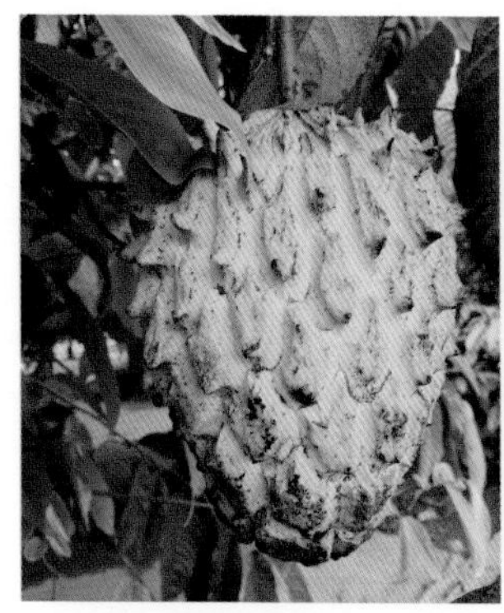 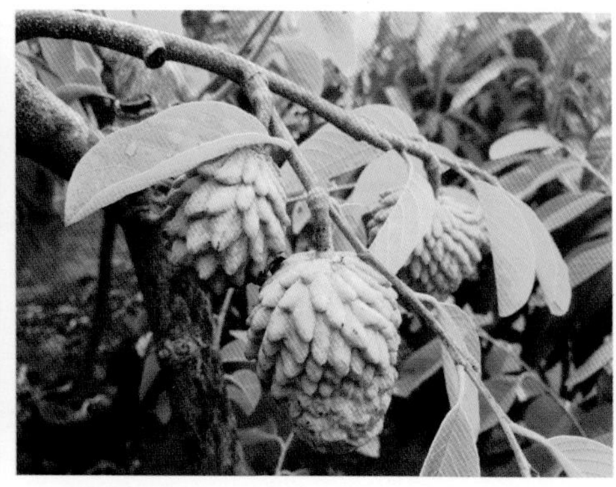

［食用注意］ 番荔枝含有较多的番荔枝辛，如食用过量会引起帕金森综合征。其果肉内含有鞣质，不宜与乳制品或高蛋白食品混食，以免生成不易消化的物质。番荔枝种子有生物毒性，应用时应避免接触眼睛，以免引起暂时性的眩目，还需防范种子中的有毒成分可能导致流产。

［由来与传说］ 番荔枝原产于美洲的热带地区，16世纪开始被西班牙人带到其他地方。早在1590年番荔枝引入到南亚各国种植，我国台湾也是最早从荷兰引入栽培的地区之一，迄今已有400多年的历史，广东、广西、福建、云南、海南于20世纪90年代始有生产性栽培。

111 牛心番荔枝

［简介］ 牛心番荔枝，别名牛心果、牛心梨、网脉番荔枝、网状番荔枝，为番荔枝科番荔枝属植物的果实。其果实由多数成熟心皮连合成肉质聚合浆果，呈球形，平滑无毛，有网状纹，熟

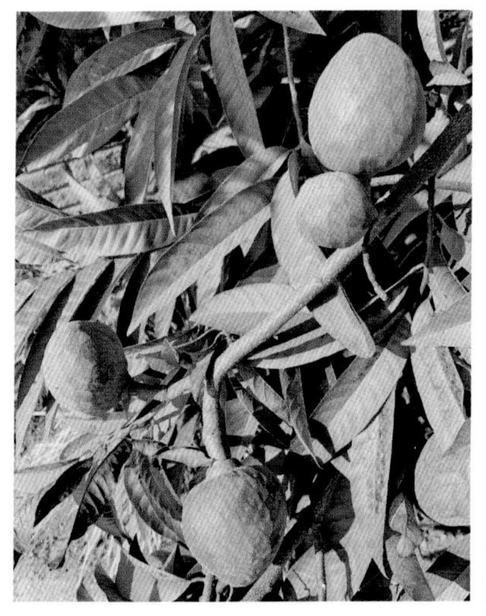

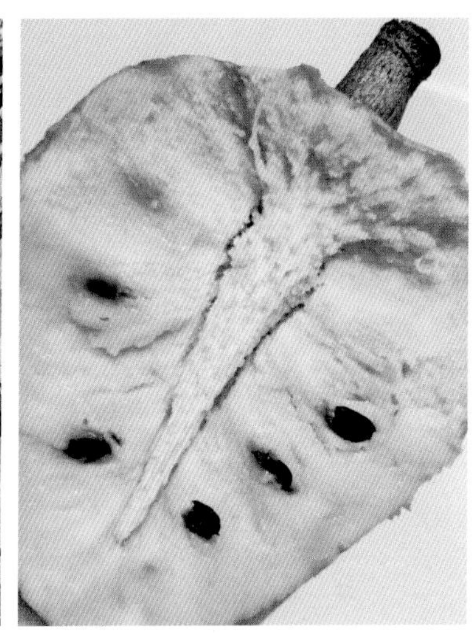

时暗黄色，种子长卵圆形，可食用，为热带地区著名水果。

［成分与药用］牛心番荔枝营养丰富，含有多种矿物质。相比番荔枝，牛心番荔枝的叶片抗氧化成分活性更高，杀虫性也更强。其叶片煎水内服还可治糖尿病、胃病和肾病并发症。叶片制成膏状外敷可以止血，治疗疮、脓肿和溃疡。牛心番荔枝的树干和茎的汁液可治疗刀伤或其他伤口，但需注意它对眼睛的有强刺激性；茎部可用于腹泻、痢疾、糖尿病、蛇咬、身体浮肿、锥体虫病；种子和树皮均用于止痢、杀（驱）虫、癫痫、抗癌；树皮捣碎敷牙床可以止牙痛；根部熬汁用于退热；根皮用于治疗肿瘤、惊厥、丝虫病，并能壮阳；煮熟的花朵可治疗眼睛发炎；花还可用于治疗肾炎。

［性味］味苦、甘，性寒。

［功效与主治］清热止痢，杀虫，抗菌，健脾，收敛，通肠排便，降血糖，延缓皮肤衰老，抗癌。用于热毒痢疾，肠道寄生虫病，顽癣疥疮，咳嗽等。

[用法]

1. 熟果鲜食，或煎汤15~20g内服，主治热毒痢疾。
2. 肠道寄生虫病者食用青果可以驱虫和止泻。
3. 未软熟果或干制果片可作止痢药。
4. 将叶、皮、青果一起煮水服用，其止泻和杀虫效果更强。

112 蜜释迦

[简介] 蜜释迦，又称凤梨释迦，为番荔枝科多年生果树的果实。其果肉为奶黄色，肉质软滑，甜酸适中，风味甚佳，具有凤梨和菠萝的香味，因其具有很强的抗肿瘤活性，故被喻为“抗瘤之星”。

[成分与药用] 蜜释迦的营养价值很高，含有丰富的蛋白质、多种维生素、碳水化合物、钙、磷、铁等多种营养元素。其果肉含有番荔枝内脂，具有很好的养颜美容、补充体力、清洁血液、健强骨骼作用，古人将其当成是上等的滋补品。有研究结果表明，蜜释迦的萃取物可有效对抗12类癌症的恶性细胞，其中包括结肠癌、乳腺癌、前列腺癌、肺癌和胰腺癌等。同时，蜜释迦还具有抗真菌和抗寄生虫的功效，帮助调节血压，也是一种抗抑郁剂和广谱抗生素。

[性味] 味甘，性寒。

[功效与主治] 益智健脑，补铁养血，延缓衰老，降低血糖，防癌抗癌。用于糖尿病，关节炎，腹泻下痢，恶疮肿痛，肠寄生虫病等。

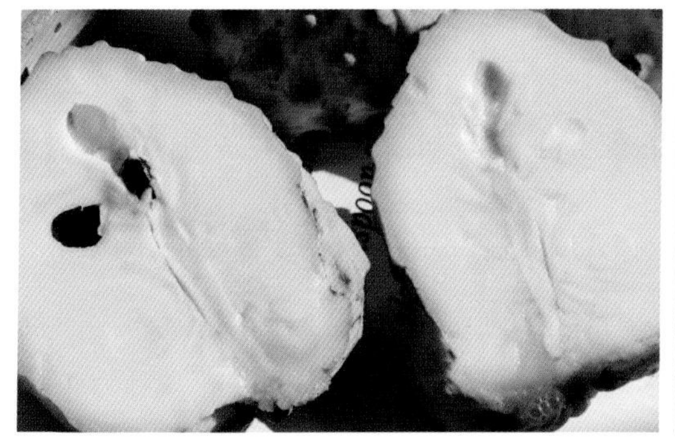

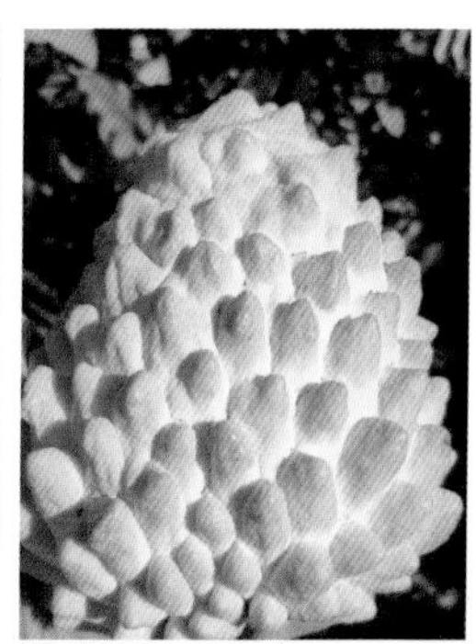

[用法] 内服：煎汤10～30克；也可作水果食用。外用：适量，捣敷。

1. 直接食用：蜜释迦一定要熟软才能吃，买回家后，若仍生硬，可用报纸包裹，喷些水，放1～2天，待变软后即可用刀剖开去皮食用，鲜美香甜，口味非常独特。也可以像吃西瓜一样，纵向剖开后切片食用。需要特别注意的是，熟软的蜜释迦可放进冰箱冷藏保鲜，但要防止冻坏；表皮青绿、未熟的蜜释迦不可放进冰箱，若放进一段时间后拿出来，就不会再自熟。

2. 榨汁：蜜释迦2个去壳、籽，切成小块；苹果1个洗净，去核，切小块。一起放入果汁机，加入蜂蜜20克，搅拌均匀即成。

3. 炒饭：蜜释迦50克去壳、籽，切成小块；香肠半根，虾仁5粒，笋角20克，太白粉1匙，胡椒粉、青葱花、虾皮、鸡粉各少许，米饭半碗。蜜释迦粘面粉过油，和前料炒匀即成。

[食用注意] 不宜与乳制品或高蛋白食品一起食用。减肥和糖尿病患者不宜多食。热性体质的人不宜多吃，易上火。

[由来与传说] 蜜释迦身上有一些均匀的疙瘩，看起来很像佛祖的发髻，因而有释迦果的名字。这种水果原产于热带美洲，由西班牙航海者传到东南亚，然后再经广东传入中国。

113 刺果番荔枝

［简介］刺果番荔枝，别名山刺番荔枝、红毛榴莲，为番荔枝科番荔枝属常绿乔木植物的果实。其果实为番荔枝类最大者，呈长卵形或椭圆形，表面密生肉质下弯软刺，随果实发育软刺逐渐脱落而残留小突体，果皮薄，革质，暗绿色，果肉乳白色，肉质多汁，微酸。

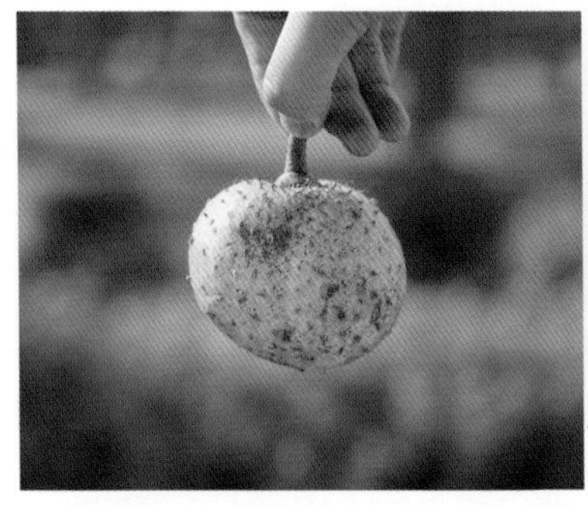

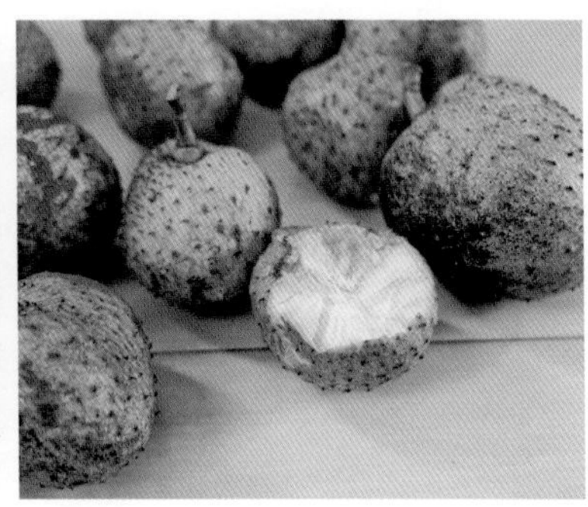

［成分与药用］刺果番荔枝果肉中含有蛋白质、脂肪、碳水化合物、纤维素、灰分、钙、磷、铁、维生素B_1、维生素B_2、烟酸、维生素C、色氨酸、蛋氨酸、赖氨酸等营养物质。其特有的番荔枝素和番荔枝内酯化合物具有抗肿瘤活性，被誉为“明日抗癌之星”。

［性味］味甘、酸，性寒。

［功效与主治］祛风，活血止痛，抗癌，抗寄生虫病，抗疟，食用鲜果还可催乳。用于坏血病，赤痢，疟疾，寄生虫病，风湿病，关节炎等。

[用法]

1. 果实鲜食、榨汁，用于治疗糖尿病、坏血病、赤痢、风湿病、关节炎、神经痛等。

2. 以刺果番荔枝的果、叶为主要成分的天然保健片剂和果茶，有保护胰腺、降血糖、增强免疫力、助于精神放松等功能。

[食用注意] 帕金森综合征患者忌食鲜果或叶子煮的水。

114 梨果仙人掌

[简介] 梨果仙人掌，又称仙人掌、霸王树、火焰、神仙掌、印度无花果，为仙人掌科仙人掌属肉质灌木或小乔木的果实。其树高可达5米，分枝多数，浆果呈椭圆球形至梨形，长5~9厘米，先端凹入，有红、紫、黄或白色，因品种而异，肉质灌木或小乔木可食用，但以浆果果实食用为主，味美可鲜食。

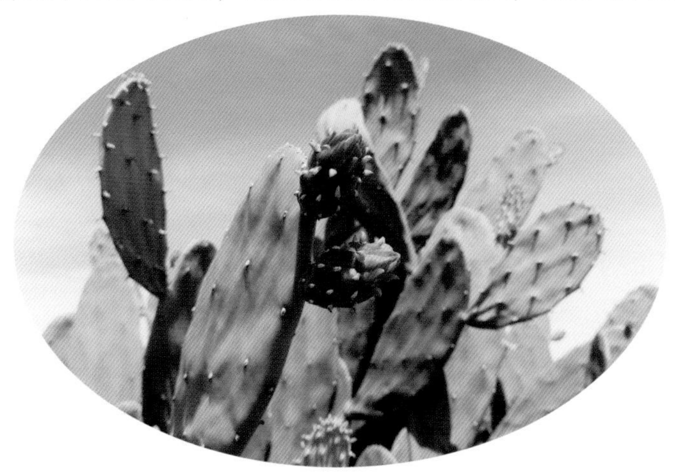

[成分与药用] 梨果仙人掌果实富含氨基酸、有机酸、维生素、多糖、多种矿物质，还含有大量的黄酮类、色素及玉芙蓉、包碧莲和角蒂仙等，是一种营养价值、经济价值较高的水果，具有抗氧化、抗衰老、抗癌、降血脂、降血糖和养颜护肤等作用。其提取物可作为着色剂与抗氧化剂用于食品行业，也可以用于化妆品与保健用品。

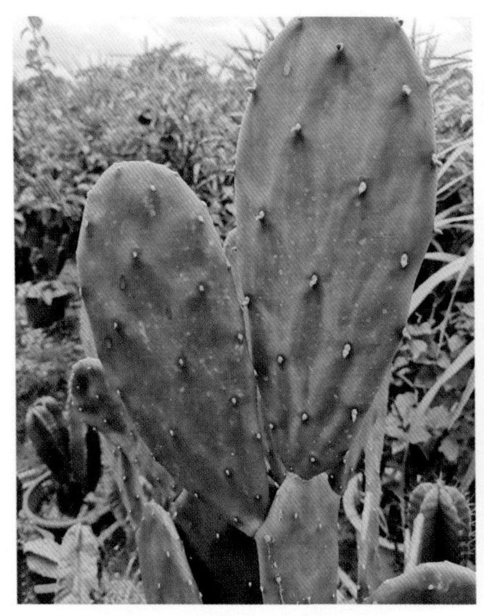

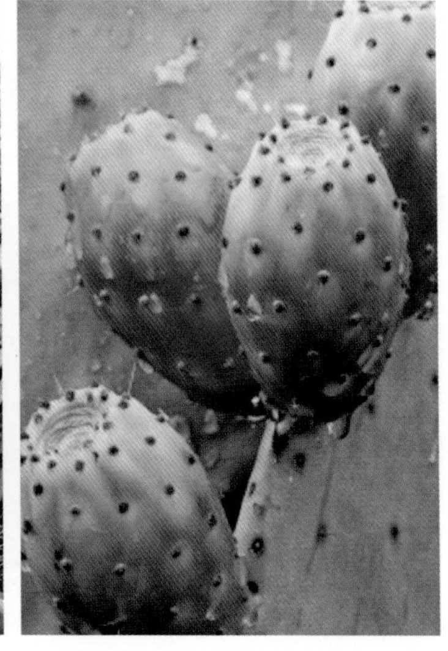

[性味] 味苦，性寒。

[功效与主治] 清热凉血解毒，散瘀消肿，健胃止痛，清肺止咳，外用可治流行性腮腺炎、乳腺炎、痔疮、蛇咬伤、烧烫伤等。

[用法]

1. 间接食用：梨果仙人掌果实去掉表皮和尖刺可间接食用。

2. 掰开果皮，将果肉与蜜糖、温开水冲服，效果更佳，鲜甜可口。

3. 梨果仙人掌可用于炼糖和酿酒。

4. 榨果汁：把梨果仙人掌果挖入搅拌机内打碎，果汁倒入过滤网去籽，直接饮用或调入牛奶饮用。

5. 利用其提取物可制成着色剂、调料、净水剂、高级纸张等，亦可加工成果酒、蜜饯、果酱、果汁、奶酪及果料夹心面包等。

[食用注意] 梨果仙人掌果头部分有一枚八角刺，食用时要小心，尽量不让儿童单独食用。

[由来与传说] 仙人掌的产地分布很广，种类很多。据统计，全世界约有2500多种仙人掌类植物，其中约一半生长在墨西哥，因而墨西哥被称为“仙人掌之国”。在阿兹特克人的神话中，仙人掌被认为是生命之树，因为它枯死之后，会产生新枝，永生不灭，因此仙人掌在墨西哥是祖国的象征，在墨西哥的国旗、国徽和货币上，都有仙人掌的图案。

115 酸木瓜

[简介] 酸木瓜，别名木梨、光皮松，为蔷薇科木瓜属植物的果实。酸木瓜的营养价值、保健价值、药用价值已引起人们越来越多的关注。

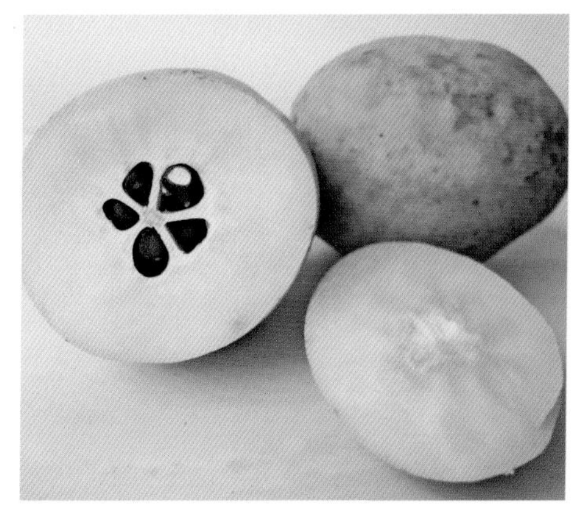

[成分与药用] 酸木瓜中蛋白酶、酵素、木

瓜碱、维生素C、维生素A较为丰富，还含有钾、钙、锌、硒等多种微量元素，使其兼具丰富的活性物质与药用价值，具有开胃、治疗腹胀和风湿痛等作用。有研究表明，常食用酸木瓜及其制品的人群，不但可以补充维生素，还可以达到平肝和胃、祛湿舒筋、抗痨杀虫、祛除邪毒、润肤去皱等作用。

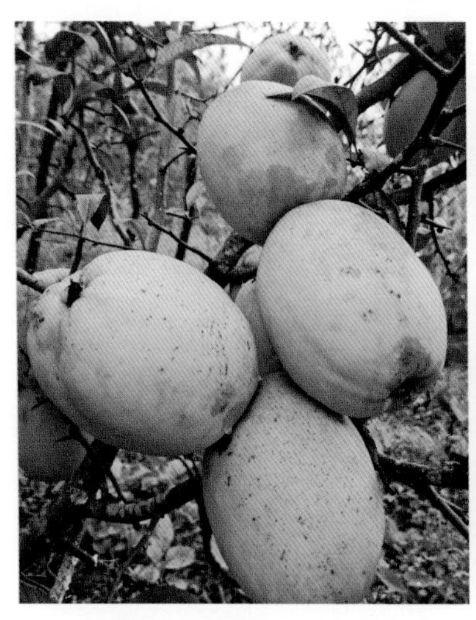

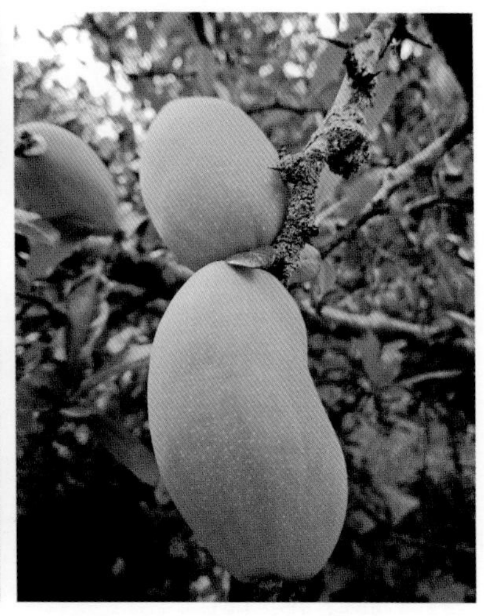

[性味] 味酸，性微寒。

[功效与主治] 平肝和胃，舒筋通络，活筋骨，降血压。用于吐泻转筋，湿痹，脚气，水肿，痢疾等。

[用法] 生食，或绞汁、炖煮，每次1/4个左右。

[验方应用]

1. 治食欲不佳、腹胀：酸木瓜、小茴香、蔓荆子、甘草各等量，共为细末。成人每日3次，每次1克，小儿酌减。

2. 治霍乱吐泻：酸木瓜、藿香叶、陈皮、肉豆蔻（生）、半夏（制）、青皮、甘草（微炙）各15克，石菖蒲6克。每服3克，加生姜3片、紫苏3叶，水煎服。

3. 治风湿麻木：酸木瓜泡酒服。每次1小盅，每日2次。

4. 治小儿行迟：真五加皮50克，牛膝25克，酸木瓜（干）25克，共研末。每服5克，粥饮调服。

［食用注意］精血虚、真阴不足者不宜食用，湿热偏盛、小便淋闭者慎食。

［由来与传说］据宋代许叔徽的《普济本事方》中记载，安徽广德顾安中外出，偶然腿脚肿痛，不能行走，只好乘船回家。在船上，他将两脚放在一包装货的袋子上，下船时突然发现腿脚肿胀疼痛好了许多，他感到十分惊奇，就问船家袋中装的是何物？船家回答说是木瓜。顾安中回家后，就买了一些木瓜切片，装于袋中，每日将脚放在其上面，不久他的腿脚疾病就痊愈了。这一记载说明，木瓜确有治疗风湿痹痛的功效。研究也发现，酸木瓜提取物具有较好的抗炎镇痛和祛风湿作用。

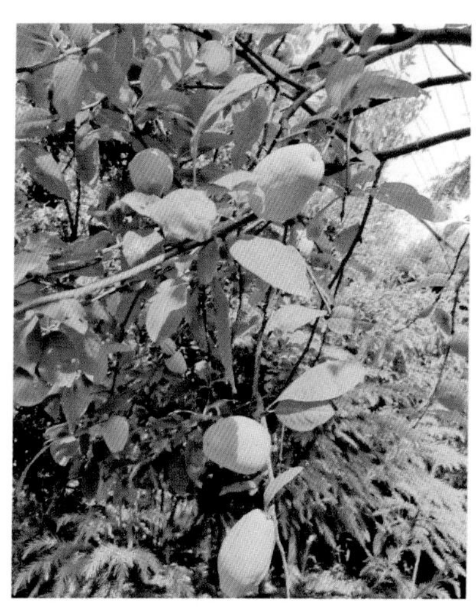

116 荸荠

［简介］荸荠，别名凫茈、乌芋、地栗、芍、马蹄等，为单子叶莎草科荸荠属植物的果实。荸荠营养丰富，被视为“地下雪梨”“江南人参”。

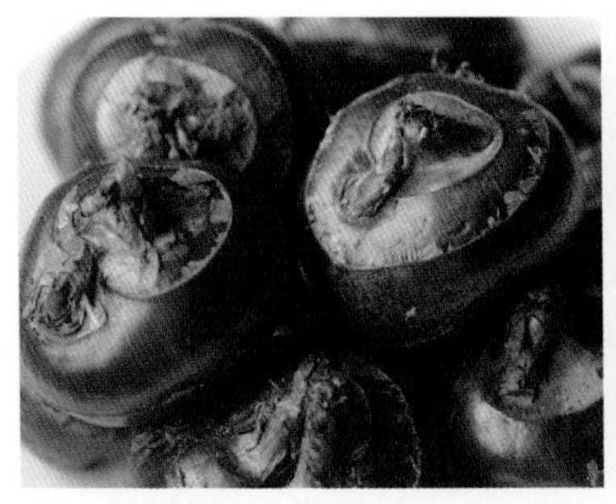

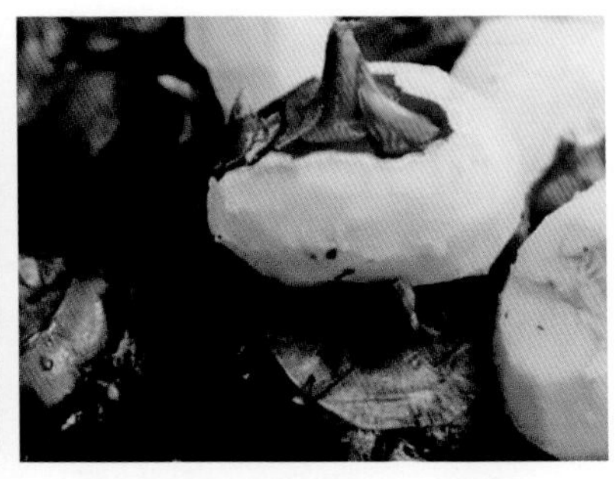

［成分与药用］ 荸荠中含有碳水化合物、蛋白质、脂肪、粗纤维、钙、磷、铁、胡萝卜素、维生素B_1、维生素B_2、维生素C、烟酸等。其还含有多糖、多酚、黄酮类、甾醇等诸多活性成分，具有抗氧化、清除自由基、降血糖、降血压、降血脂、抗癌、镇痛消炎等功效。

［性味］ 味甘，性寒。

［功效与主治］ 清肺热，生津润肺，化痰利肠，通淋利尿，消痈解毒，凉血化湿，消食除胀。用于黄疸，痢疾，小儿麻痹，便秘等。

［用法］ 直接食用，或水煎服。

［验方应用］

1. 治津液亏损、大便秘结：生荸荠20枚（洗干净，并用温水烫）榨汁，然后加入半杯甘蔗汁混匀饮用，每日1～2杯。

2. 治痰核、瘰疬：荸荠100克、海蜇100克，煮汤服，每日2～3次。

3. 治阴虚肺燥、痰热咳嗽：鲜荸荠150克打碎绞汁，加入藕汁100毫升、梨汁60毫升、芦根汁60毫升同服，每日1～2次。

4. 治咽喉肿痛：将荸荠洗净去皮，绞汁冷服，每次150克。

5. 治鼻出血：取荸荠250克、生藕150克、白萝卜100克，洗净切片，煎水代茶饮服。

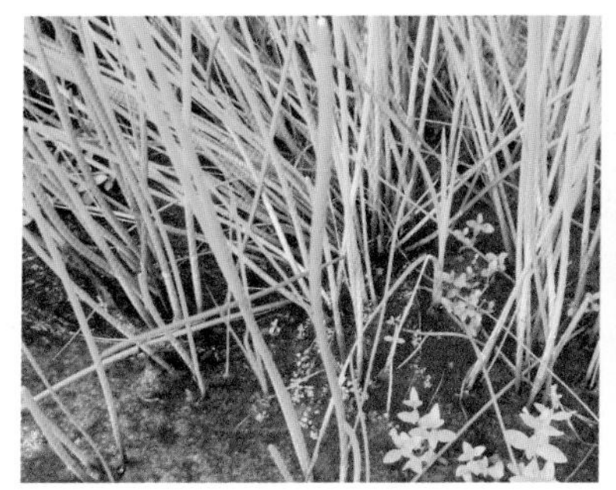
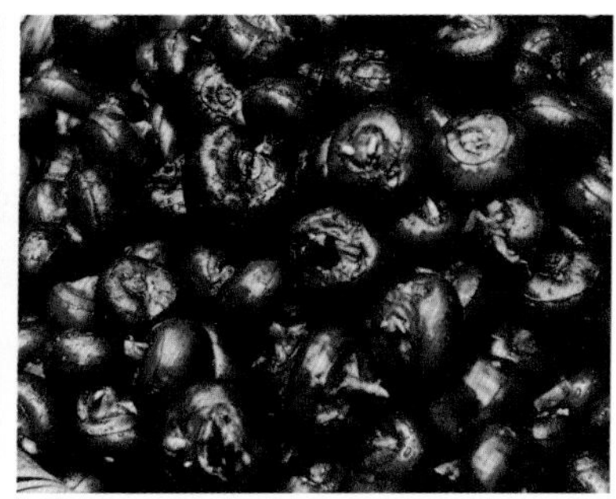

6. 治痔疮出血：取荸荠500克洗净打碎，地榆30克，加红糖150克，水煎约1小时，每日分两次服，效果佳。

［食用注意］脾胃虚寒者不宜食。

［由来与传说］相传兰溪江东蒲家村有两亲兄弟，弟弟叫蒲超，哥哥叫蒲齐。蒲齐吃饭总先让弟弟吃，日子久了，哥哥因身高太矮反而像弟弟。女娲见了很心疼，便奖赏两兄弟两个仙鸭梨。蒲齐双手接过梨后先分给弟弟1个。弟弟两口吞下肚，还想吃哥哥手上的梨。蒲齐不是舍不得，而是想着留给远方的父母，半夜弟弟睡得香时，蒲齐悄悄将梨藏到家中冷水田的泉眼里。为了让父母容易找到，他插了一根水草当标记。女娲听说后，吹了一口仙气到水田，水草便化成一片，长出了很多仙梨。乡亲们也都品尝了仙梨，为了感谢蒲齐，便将仙果取名叫“荸荠”。

117 少花龙葵

［简介］少花龙葵，别名白花菜、扣子草、七粒扣、五地茄、乌点规，为茄科茄属一年生直立草本植物的果实，多生长在

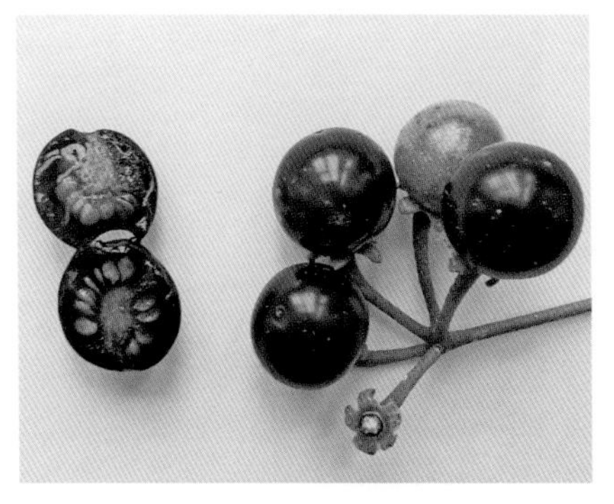

山野、荒地、埔园、路旁、屋旁、林边荒地、密林阴湿处及溪边阴湿地。其嫩叶、果实均可食用，是我国华南地区营养丰富的野菜及重要的药用资源。

［成分与药用］ 少花龙葵全草含有生物碱、皂苷、黄酮类；其果实能当水果供人们食用，可补充人体营养，还能入药防病治病；其叶可供蔬食，具有清热利湿、凉血解毒功效，常用于治疗痢疾、高血压、扁桃体炎、肺热咳嗽、牙龈出血、眼疾及呼吸道疾病。

［性味］ 味微苦，性寒。

［功效与主治］ 清热解毒，利尿，散血消肿，抗癌，预防高血压、癌症，稳定血糖，清热去火。用于感冒发热，痢疾，淋证，目赤，咽喉痛，疔疮及狂犬咬伤等。

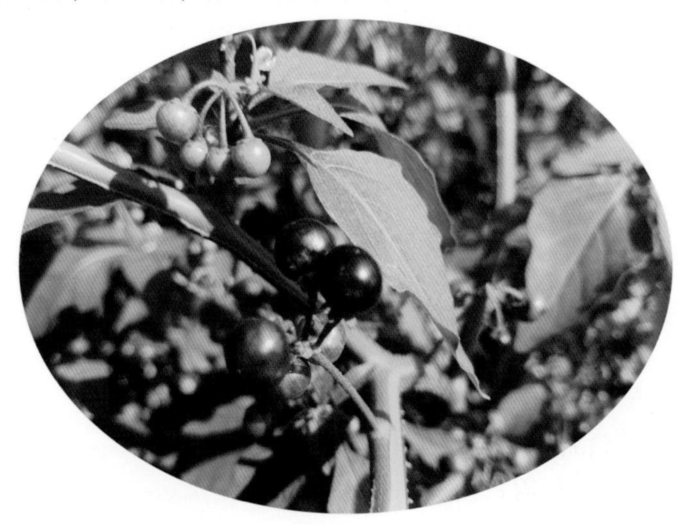

[用法] 内服：煎汤，3~6钱（鲜者1~2两）；或捣汁服。外用：捣敷。

[验方应用]

1. 治痢疾、热琳：鲜少花龙葵2~4两，水煎服。

2. 治咽喉肿痛：鲜少花龙葵4~6两，捣烂绞汁，调第二次米泔水，加盐或醋少许，每次汤匙，每日服3~4次。

3. 治高血压：鲜少花龙葵1~3两，水煎服。便溏者不宜服用。

4. 治疔疮：鲜少花龙葵1~3两，水煎服；另用鲜叶捣烂，蜜调敷患处。

[食用注意] 脾胃虚弱者勿服。

118 长角豆

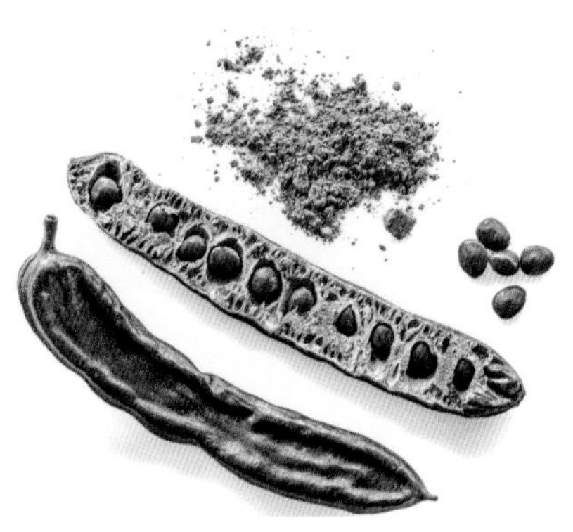

[简介] 长角豆，别名角豆树、蝗虫树、圣约翰面包，为豆科角豆树属常绿乔木的果实。其植株高约6米，羽状复叶，常绿，光滑，小叶厚，花红色；荚果扁平，革质，果肉甜，可食，内含5~15粒坚硬的棕色种子。长角豆用于食品加工替代可可粉，是巧克力的甜美健康替代品。

[成分与药用] 长角豆的果实为荚果，含糖量达40%以上，

另含有脂肪、淀粉、蛋白质、维生素及鞣质，可以制糖和角豆胶。角豆子可加工角豆粉，其蛋白含量为17%～65%，低糖、低脂肪，为减肥者、糖尿病患者的理想减肥食品和膳食补充。由于其天然纤维素含量较高，如维生素A和维生素B_2，且不含咖啡因，因此非常适合高血压患者食用。

［性味］味苦，性寒。

［功效与主治］有泻下作用，但果肉的煎剂能止泻，帮助清除和减轻肠道内的刺激，树皮也是较强的收敛剂。用于伤暑发热，痈肿，跌打骨折，毒蛇咬伤等。

［用法］内服：煎汤，9～15克。外用：适量，捣敷；或煎水洗。

［食用注意］对坚果和豆类过敏者慎用。

［由来与传说］古希腊人是最早种植长角豆的人，如今从印度到澳大利亚，长角豆已经遍布世界各地。在古埃及，长角豆的豆荚与粥、蜂蜜、蜡调和在一起，可治疗泄泻，也用在驱虫、治疗视力下降和眼睛感染的处方中。长角豆有减轻胃痛和帮助消化的作用，其果肉长期作为一种甜食，用于含酒精饮料中，也可制成粉末作为有可可味道饮料的主要成分。

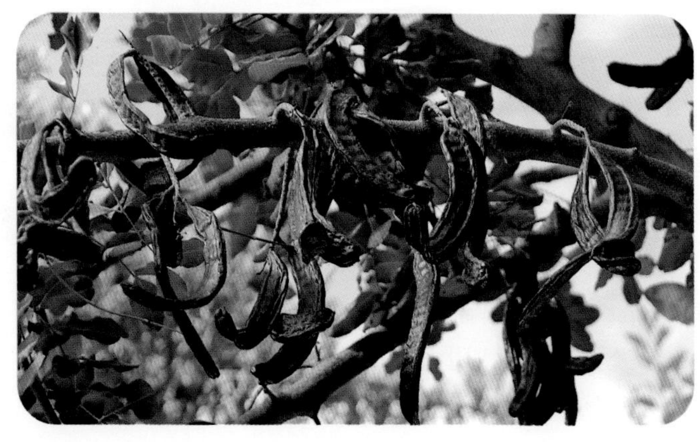

119 乳茄

[简介] 乳茄，别名黄金果、五指茄，为茄科茄属直立草本植物的果实，喜温暖、土壤肥沃的环境。乳茄形状美丽，多以栽培供赏。

[成分与药用] 乳茄果实含有龙葵碱、澳洲茄碱、澳洲茄边碱、澳洲茄胺、谷甾醇、豆甾醇、菜油甾醇和微量胆甾醇等，有消炎镇痛、散瘀消肿的功效，主治淋巴结炎、疮疖肿痛、心胃气痛、淋巴结核、腋窝生疮等症。

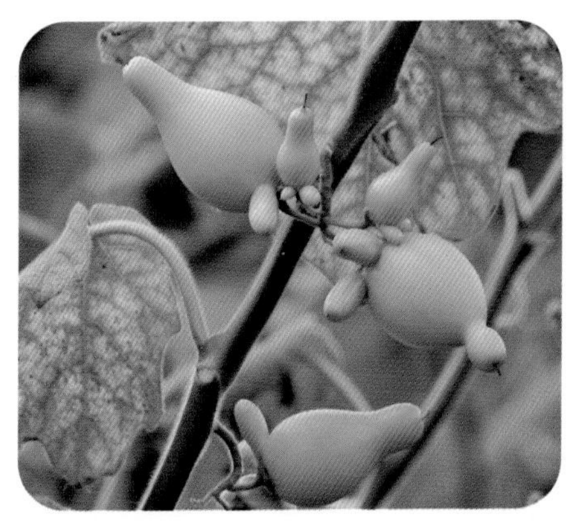

[性味] 味苦、涩，性寒，全草有毒。

[功效与主治] 消炎镇痛，散瘀消肿。用于淋巴结炎，疮疖肿痛，心胃气痛，瘰疬等。

[用法] 煎煮泡脚、烘烤外敷。

1. 乳茄果实切碎，加水煎煮泡脚，对足癣和脚气有良好的治疗作用。

2. 乳茄果实切片烘烤，外敷在足癣和脚气部位，每天2次，连续3天后疼痛、瘙痒感觉会缓解。

3. 消炎镇痛、散瘀消肿：鲜果切为两半，火烤热外敷。

4. 清热解毒：鲜果少量泡茶。

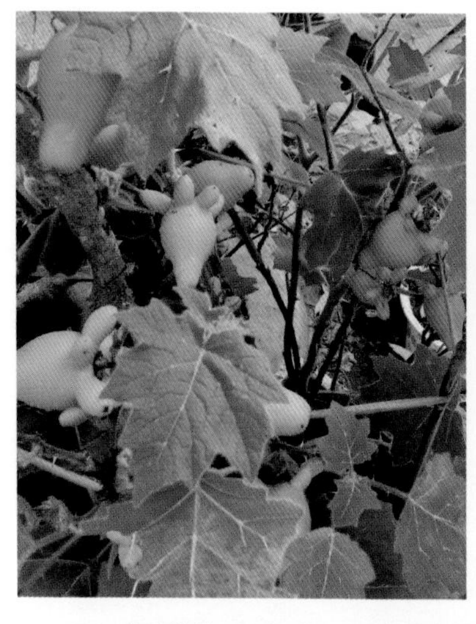

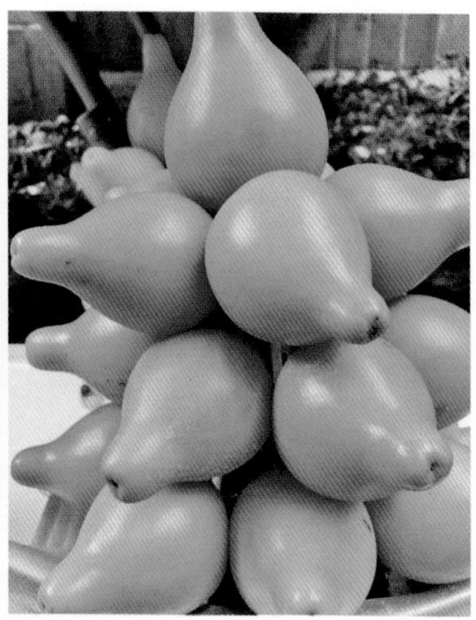

5. 促进伤口愈合：乳茄含有较多的龙葵碱，有收敛、杀菌、促进伤口愈合的作用。

[食用注意] 果实含有微毒，直接食用会产生呕吐、恶心等症状，忌直接食用。

[由来与传说] 相传在民间，乳茄是一种吉祥的植物，象征五福临门、金玉满堂、富贵发财，又因取名“五代同堂”，寓意有“子孙繁衍不息、代代相传”之意，因此人们常把乳茄果实摆供在神案上。

我国热区水果汉语拼音索引

参考文献

[1] 王意成. 药用的仙人掌植物 [J]. 江苏中医杂志, 1980 (02): 54-57.

[2] Buckley W. Method of controlling blood sugar level susing Coccolob auvifera: 2000,US patent: US 6103242A.

[3] Povi, LawsonEvi, Batomayena, Bakoma, Hodé, TitrikouAfi, et al. Phytochemical screening, anti oxidant and hypogly cemic activity of Coccoloba Uvifera leaves and Waltheria Indica roots extracts [J]. international journal of pharmacy&pharmce utical sciences, 2015, 7(5): 279-283.

[4] 刘建福, 黄莉. 澳洲坚果的营养价值及其开发利用 [J]. 中国食物与营养, 2005 (02): 25-26.

[5] 焦云, 邹明宏, 曾辉, 等. 澳洲坚果营养特性及营养诊断研究进展 [J]. 广东农业科学, 2009 (01): 33-34.

[6] 谈如蓝, 孙海军. 荸荠的药食研究进展 [J]. 临床医药文献电子杂志, 2016, 3 (34): 6904.

[7] 伍淑婕, 黄双全, 聂辉, 等. 荸荠皮活性成分提取分离研究进展 [J]. 食品科技, 2018, 43 (10): 289-293.

[8] 胡献国. 补益肺肾食腰果 [J]. 长寿, 2019 (11): 39.

[9] 陈海强, 杨公明, 梅为云, 等. 不同品种香蕉果实成熟期主要营养与功能成分含量变化 [J]. 广东农业科学, 2014, 41 (22): 24-28.

［10］陈建白．亦果亦药的刺果番荔枝［J］．云南热作科技，2002（02）：36-42.

［11］陈显双．柬埔寨糖棕的主要特性及苗木繁育技术［J］．广西热带农业，2006（06）：48-49.

［12］陈鑫辉，陈清智．碧叶含珠林那果［J］．植物杂志，2001（05）：24.

［13］陈永康，张雪映，陈煜，等．刺果番荔枝根化学成分研究［J］．广东化工，2018，45（08）：48，67.

［14］楚海云，张文高．巴西莓（阿萨伊果）国内研究进展及其食疗药膳应用探索［C］．中国药膳研究会．2016年中国药膳学术研讨会论文集．中国药膳研究会：中国药膳研究会，2016：125-127.

［15］夏仕青，张爱华．刺梨的营养保健功能及其开发利用研究进展［J］．贵州医科大学学报，2018，43（10）：1129-1132，1153.

［16］代正福，彭明．海南中药资源［M］．北京：中国农业出版社，2009：42.

［17］戴晓军．蕉园村的明代五月茶［J］．国土绿化，2016（08）：43.

［18］牛凤兰，李晨旭，董威严，等．东北菱中氨基酸和无机元素含量分析［J］．食品科学，2001（03）：84-86.

［19］董朝菊．卡姆果能延缓小鼠体重增加［J］．中国果业信息，2019，36（06）：64-65.

［20］杜丽清，帅希祥，涂行浩，等．水剂法提取澳洲坚果油的化学成分及其抗氧化活性研究［J］．食品与机械，2016，32（10）：140-144.

［21］程志华，龚霄，刘洋洋，等．番荔枝生物学特性及其研究进展［J］．农产品加工，2018（15）：85-88，93.

［22］刘建林，夏明忠，袁颖．番石榴的综合利用现状及发展前景［J］．中国林副特产，2005（06）：60-62.

［23］温靖，徐玉娟，肖更生，等．番石榴果实的营养价值和药理作用及其加工利用［J］．农产品加工（学刊），2009（06）：11-13，17.

［24］方桂红，董春波，詹达谋，等．蛋黄果的营养成分分析［J］．湖北农业科学，2018，57（07）：111-113.

[25] 刘友接，刘荣章. 福建省番荔枝产业发展现状及展望 [J]. 东南园艺，2018，6（06）：45–47.

[26] 付菲，郭天鹅，李瑜，等. 神秘果成分 生物活性及加工应用研究进展 [J]. 农产品加工，2019（11）：83–85，88.

[27] 王彬，李延森，李春梅，等. 甘蔗提取物的活性成分与生理功能研究进展 [J]. 畜牧与兽医，2018，50（01）：137–139.

[28] 项昭保，陈海生，何从林. 橄榄的化学成分与药理作用研究进展 [J]. 时珍国医国药，2006（11）：2299–2300.

[29] 何志勇. 橄榄果肉营养成分的分析 [J]. 食品工业科技，2008（12）：224–226.

[30] 韩静，余述，周春权，等. 橄榄药用价值研究进展 [J]. 中国民族民间医药，2014，23（06）：29.

[31] 刘威葳. 个头不大、营养不少的荸荠 [J]. 农村百事通，2018（12）：50–51.

[32] 国家药典委员会. 中华人民共和国药典临床用药须知中药饮片卷 2015年版 [M]. 北京：中国医药科技出版社，2015：258.

[33] 国家中医药管理局《中华本草》编委会. 中华本草，上海：上海科学技术出版社，1999：517.

[34] 江式邦，海南腰果种质之来源及利用价值 [J]. 热带作物科技，1992（02）：26–30.

[35] 郝娟娟. 乌饭树种质资源收集与利用的初步研究 [D]. 南京林业大学，2010.

[36] 何明霞，胡庭兴，费世民. 西印度樱桃的引种栽培和开发利用研究 [J]. 四川林业科技，2007（02）：90–93.

[37] 何舒，胡福初，王祥和，等. 黄晶果在海南的引种表现及栽培技术要点 [J]. 中国南方果树，2012（05）：92–93.

[38] 何月秋，李顺德，杨定发，等. 浅谈毛叶枣的综合利用 [J]. 云南农业大学学报2002（4）：411–413.

[39] 李铁庄. 河南省梨果产业发展趋势 [J]. 河南农业，2020（13）：9–10.

［40］胡建湘，郑玲丽．西双版纳引种栽培蛇皮果初报［J］．亚热带植物科学，2004（03）：48-50.

［41］胡鸥，许传俊，许文江，等．巴西樱桃化学成分及生物学活性研究进展［J］．福建农业科技，2017（09）：51-55.

［42］张宏达．华夏植物的区系的起源与发展［J］．中山大学学报，1980（01）：89-98.

［43］黄成就．中国芸香科植物资料（V）柑桔属植物种的问题［J］．广西植物，1990（04）：273-282.

［44］黄润铖．阳台上的美味灯笼——红果仔［J］．花卉，2019（11）：52-53.

［45］冯文星，徐雪荣，雷新涛．极具开发潜力的热带干果果树资源——苹婆［J］．中国种业，2007（03）：67-68.

［46］张东华，普燕萍，张健，等．极具开发潜力的热带水果——番荔枝［J］．资源开发与市场，2000（06）：354-355，372.

［47］姚继霞．梨的药用价值［J］．东方药膳，2018（12）：16.

［48］藤元文，柴明泉，李秀根．梨属植物分类的历史回顾及新进展［J］．果树学报，2004（3）：252-257.

［49］李安平，谢碧霞，王森，等．人心果、星苹果和曼密苹果抗氧化活性比较［J］．园艺学报，2008（2）：175-180.

［50］李德宇．刺果番荔枝化学成分的研究［D］．中国协和医科大学，1999.

［51］李玫，廖宝文，陈玉军，等．引进树种海葡萄的种子育苗试验初报［J］．防护林科技，2015（10）：1-2.

［52］贾照志，周晖．荔枝的药用价值［J］．大家健康，2013（02）：7.

［53］陈衍斌，武可泗，顾宜，等．荔枝核化学成分及药理研究概况［J］．中国中医药信息杂志，2007（05）：14.

［54］葛如意，卢文菊，张萃．荔枝核抗肿瘤及其作用机制研究进展［J］．广东药学院学报，2012（06）：12.

［55］盛占武，孙志高，鄀晋晓．菱角的保健功能及其产品开发进展［J］．食品研究与开发，2006（9）：160-163.

[56] 刘宁，李正芬，陈蓉蓉．贵州省杨梅属药用植物资源调查 [J]. 中国医药学报，1998 (03)：74-75.

[57] 刘晓东，陈全友．柑桔果实药用品种药效成分分析 [J]. 中国柑桔，1988 (01)：36-37.

[58] 刘扬，李宏杨，陈冠铭，等．猴面包树研究进展 [J]. 热带农业科学，2018，38 (08)：53-58.

[59] 刘育梅．羊奶果各器官显微结构、化学成分以及胚胎发育和固氮研究 [D]. 福建师范大学，2003.

[60] 王立，练伟佳，李言，等．乌饭树资源开发利用研究进展 [J]. 中草药，2018 (17)： 49.

[61] 林娴．龙眼的开发与利用 [J]. 海峡药学，2014 (03)：26.

[62] 李升锋，刘学铭，吴继军，等．龙眼果肉的研究与开发 [J]. 福建果树，2004 (02)：12-15.

[63] 卢圣楼．神秘果叶营养价值和挥发油化学成分分析及其总黄酮提取纯化与药理活性评价 [D]. 海南师范大学，2013.

[64] 陆俊，刘如如，赵雪萌，等．黑老虎活性成分及生理活性研究进展 [J]. 食品研究与开发，2018，39 (02)：219-224.

[65] 谈建成，曾思恩．罗汉果药用功能研究与进展 [J]. 中国继续医学教育，2019 (13)：147-149.

[66] 罗文扬，罗萍，雷新涛．珍稀热带水果——金星果 [J]. 中国热带农业，2007 (05)：46-47.

[67] 罗文扬，雷新涛，罗萍，等．极具开发前景的水果——羊奶果 [J]. 资源开发，2008 (1)：38-39.

[68] 吕小兰，麦曦，郭惠，等．乌饭树根化学成分研究 [J]. 中药材. 2012 (6)：917-919.

[69] 马金爽，盛明安，王林祥，等．蛋黄果种子营养成分分析与评价 [J]. 热带作物学报，2019，40 (02)：166-170.

[70] 马金爽．蛋黄果多糖分离纯化及生物活性研究 [D]. 海南师范大学，2019.

[71] 马源．柬埔寨的宝树——糖棕 [J]. 世界知识，1979 (2)：25.

［72］刘义武，王碧．柠檬皮中果胶提取工艺研究［J］．内江师范学院学报，2011（10）：14-17.

［73］张纬，黄海，孙晓明．柠檬提取物抑菌、杀灭病毒作用机制研究［J］．中国微生态学杂志，2009（5）：430-434.

［74］农仲文，于立梅，曾晓房，等．柠檬营养成分及其综合利用研究进展［J］．农产品加工，2018（10）：73-76.

［75］彭海燕，章永红，韩英，等．牛心番荔枝提取物抗肿瘤作用的实验研究［J］．浙江中医杂志，2003（12）：539.

［76］潘丽萍，余丝莉，李海航．变味蛋白神秘果素研究进展［J］．科技导报，2009（03）：101-103.

［77］潘葳，刘文静，韦航，等．不同品种百香果果汁营养与香气成分的比较［J］．食品科学，2019，40（22）：277-286.

［78］彭日欣，唐清苗，吴子佳，等．夏威夷果的营养价值及加工制品研究现状［J］．农产品加工，2019（20）：77-79.

［79］黄丽君，卢艳春，徐冬英．苹婆的栽培现状及发展对策［J］．中国热带农业，2014（03）：36-37.

［80］钱学射，张卫明，黄晶晶，等．鳄梨油在化妆品中的应用及配方［J］．中国野生植物资源，2012，31（5）：72-74.

［81］林燕文．热带名果——番荔枝及其在食品工业中的应用现状和开发前景［J］．江苏食品与发酵，2004（04）.

［82］任二芳，牛德宝，刘功德，等．澳洲坚果仁营养成分分析与其加工副产物的综合利用研究［J］．食品研究与开发，2020，41（06）：194-199.

［83］鲁煊．山黄皮的营养保健及在烹调中的运用研究［J］．广西农学报，2019（05）：54-57.

［84］邓汝铭，黄瑞松，苏青，等．少花龙葵的生药学研究［J］．广东药学院学报，2009（02）：44-47.

［85］生吉萍，孙志健，申琳，等．无花果的营养和药用价值及其加工利用［J］．农牧产品开发，1999（03）：10-11.

［86］许玉华，刘素英．食用仙人掌的医药功效［J］．大众医学，2002.（08）：25.

[87] 世界香蕉主产国香蕉产业发展综述 [J]. 世界热带农业信息，2019（12）：27-29.

[88] 郑淑娟，罗金辉. 世界腰果产销发展概况及前景 [J]. 广东农业科学，2012（24）：50-52，61.

[89] 甘秀海，张燕，王超英，等. 酸木瓜总生物碱的提取及其抗菌活性 [J]. 贵州农业科学，2015（08）：241-245.

[90] 孙毅. 西印度樱桃 [J]. 北方园艺，1987（01）：45.

[91] 田丹丹，李艳，梅晓宏. 牛油果中植物甾醇的鉴定及抗氧化、抑菌活性 [J]. 食品科学，2019，40（03）：30-35.

[92] 王丹，袁小红. 费约果营养、生物活性成分及应用研究进展 [J]. 食品与生物技术学报，2015，34（04）：337-347.

[93] 王立. 乌饭树资源开发利用研究进展 [J]. 中草药. 2018（17).

[94] 王洋，姜卫兵，魏家星，等. 枇杷的文化意蕴及其在园林绿化中的应用. 江苏农业科学，2014，42（02）：127-130.

[95] 魏静. 猴面包树引种栽培及其应用前景 [J]. 热带农业科学，2011，31（7）：16-21.

[96] 温放，高波，Edward 西南大学. 卡姆果 [J]. 环球人文地理，2012，(9)：157-157.

[97] 黄小英. 我国澳洲坚果产业发展存在的问题及对策 [J]. 乡村科技，2019，(1)：42-43.

[98] 戴蕃瑨. 我国桔类植物由来的初步探索 [J]. 西南师范学院学报（自然科学版），1979（01).

[99] 吴刚，杨逢春，闫林，等. 尖蜜拉在海南兴隆的引种栽培初报 [J]. 中国南方果树，2010（05）：65-66.

[100] 吴仁山. 广西荔枝志 [M]. 广州：广东科技出版社，1986：10-45.

[101] 吴永. 杨梅的药用 [J] 山东农机化，2001，(4).

[102] 胡继红，李俊儒. 仙人掌果成分研究进展概述 [J]. 现代食品，2018（14）：3-5，24.

[103] 张静，刘菊花. 香蕉的价值 [J]. 热带农业科学，2011（12）：

95-98.

[104] 赵兰珍. 香蕉的药用 [J]. 开卷有益（求医问药），2014（02）：63.

[105] 赵国建，鲍金勇，杨公明. 香蕉营养保健价值及综合利用 [J]. 食品研究与开发，2005（06）：175-178.

[106] 梁水连，吕岱竹等. 香蕉中5种矿物质元素含量测定及营养评价 [J]. 食品科学，2019（24）：241-245.

[107] 刘威生，章秋平，马小雪，等. 新中国果树科学研究70年——李 [J]. 果树学报，2019（10）：1320-1338.

[108] 林顺权. 新中国果树科学研究70年——枇杷 [J]. 果树学报，2019（10）：1421-1428.

[109] 许海棠，廖华珍，张金彦，等. 百香果叶提取物的体外抗氧化活性和抑制α-葡萄糖苷酶的作用 [J]. 食品科技，2019，44（07）：256-261.

[110] 许玲，钟秋珍. 山榄科两种新兴果树介绍 [J]. 福建果树，2003（4）：27-28.

[111] 严仲铠，丁立起. 中华食疗本草 [M]. 北京：中国中医药出版社，2018：204.

[112] 杨翠凤，杨丽涛，李杨瑞. 甘蔗的起源和进化 [J]. 南方农业学报，2014，45（10）：1744-1750.

[113] 杨燕燕，李承想，袁德义，等. 菲油果引种培育技术研究进展 [J]. 安徽农业科学，2017，45（10）：159-161.

[114] 蓬明洪，赵忠云. 叶奇味美金星果 [J]. 植物杂志，2002（01）：25.

[115] 陈建白. 亦果亦药的刺果番荔枝 [J]. 云南热作科技，2002（02）：36.

[116] 藤蔓. 营养密度高低糖低热量夏季热恋奇异果 [J]. 商场现代化，2013（22）：59.

[117] 张建军，陈绍红，朱映黎，等. 南美草药阿萨伊的中药性能与功用探析 [J]. 中国中药杂志，2015，40（11）：2258-2264.

[118] 张宇，杨雪飞. 超级植物糖棕 [J]. 人与生物圈2018（2）：46-50.

[119] 罗文扬，罗萍，雷新涛. 珍稀热带水果——金星果 [J]. 中国热带农业，2007 (05)：46-47.

[120] 郑文炉. 枇杷文化与产业发展 [D]. 福建农林大学，2010.

[121] 夏雨，徐勇，李燕杰等. 中把大蕉淀粉的稳定性及酶解动力学 [J]. 食品科学，2010 (09)：74-79.

[122] 中国科学院中国植物志编辑委员会. 中国植物志. 第47卷（第一分册）[M]. 北京：科学出版社，1985：2.

[123] 杨立香. 腾冲市树番茄生产现状与发展对策思考 [J]. 南方农业 2019 (05)：113-114.

[124] 国家药典委员会. 中华人民共和国药典 [M]. 北京：中国医药科技出版社，2010：197.

[125] 徐苏丽. 中药橄榄化学成分及药理作用研究进展 [J]. 海峡药学，2011 (10)：16-19.

[126] 钟利文. 毛叶枣的研究进展及产业发展对策 [J]. 中国南方果树，2011，40 (4)：27-31.

[127] 锺志明. 海葡萄的栽培介绍 [J]. 技术服务，2010，21 (2)：5-8.

[128] 周可涌. 中国蔗糖简史——兼论甘蔗起源 [J]. 福建农学院学报，1984 (01)：69-83.

[129] 庄馥萃. 异军突起的热带水果——雅美果 [J]. 世界农业，1993 (11)：38-39.

[130] 最新研究证实新西兰奇异果对胃肠健康有益 [J]. 中国食品学报，2016，16 (10)，244.

[131] 赵溪竹，赖剑雄，李付鹏，等. 我国可可产业发展现状与前景 [J]. 中国热带农业，2018 (05)：4-5，51.

[132] 刘金莲，张睿，刘晔斌，等. 诺丽的文献研究及中药药性理论探讨 [J]. 中国中药杂志，2020，45 (05)：984-990.

[133] 陈珂，房以凌，吴伟民. 多种果形葡萄品种果实品质分析与比较 [J]. 中外葡萄与葡萄酒，2019 (02)：7-13.

[134] 王丽. 诺丽果的营养与保健功能 [J]. 中国妇幼健康研究，2017，28 (S4)：139-140.

后 记

东晋史学家干宝的《搜神记》开篇撰载："神农以赭鞭鞭百草，尽知其平毒寒温之性，臭味所主，以播百谷，故天下号神农也。"《淮南子·修务训》称："神农尝百草之滋味，水泉之甘苦，令民知所避就。当此之时，一日而遇七十毒。"可见神农时代药与食不分，无毒者就可食用，有毒者当避之。《黄帝内经太素》中"空腹食之为食物，患者食之为药物"反映出"药食同源"的思想。中国古代医学家将中药的四性、五味理论运用到食物之中，认为每种食物也具有四性、五味，故有"药食同源"之说。

"药食同源"是中华民族中医学的重要理论，其认为许多食物既是食物也是药物，食物和药物同样能够防治疾病。在古代原始社会中，人们在寻找食物的过程中发现了各种食物和药物的性味和功效，认识到许多食物可以药用，许多药物也可以食用，两者之间很难严格区分。这就是"药食同源"理论的基础，也是食物疗法的基础。

正是基于药食同源的思想，聪明、勤劳、勇敢的炎黄子孙为了达到健康之道，除了非常注意调整日常生活习惯外，也非常重视调整饮食而达到养生的目的。炎黄子孙几千年来的生活体验，经历了《神农本草经》《食疗本草》《本草纲目》等，已经将食物及医药溶成一体，演化出“药食同源”之文化。中医学在发展过程中首重预防，而预防之道在于遵循自然治疗之原则，因此食疗须求其所宜、其所忌，且中医治病重视“对证下药”，所以在选择适当的中药进行食补前应先了解体质。

我生于农村，长于农村，当时农村经济不发达，得小病皆是自行解决，因而从小跟随父亲认识了很多草药。小时候除了吃草药治病，大便难解时，父亲总是让多吃香蕉；咳嗽时多吃梨，有时还用梨煮冰糖水喝；腹泻时会用番石榴叶煮水喝。这些做法，当时虽然不明其理，但有时的确管用。我大学选择了农学专业，工作后几十年都在农业教学和科研单位工作，可以说是一辈子的“农人”。也许这是一种缘分，是我对“农”的热爱、对大自然的眷恋，是一种总想去探究植物花、果、叶奥秘的冲动，也是“大道自然”的另一种理解与升华。正因如此，我们组织编写了此书。但是，由于此书涉及面广，专业性强，笔者水平有限，书中疏漏之处在所难免，恳请读者批评指正。

张以山

2020年8月